你不可不知的另類健康法

Alternative Health Care

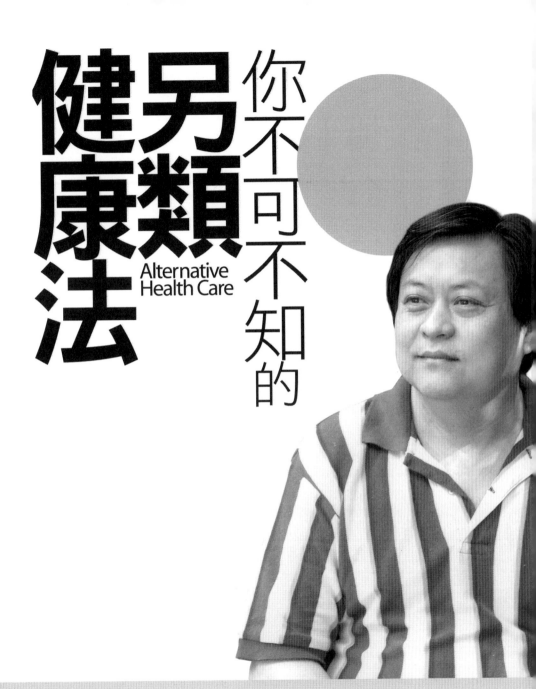

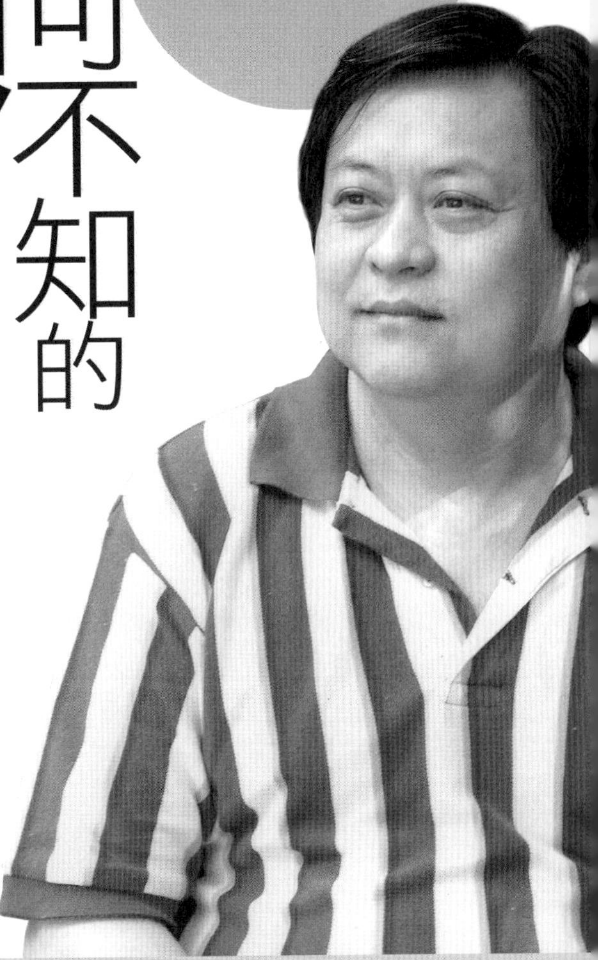

書泉出版社 印行

【推薦序二】

救人的方法越多越好

中華民國中醫師公會全國聯合會名譽理事長

劉醫師為醫界的一朵奇葩，並已綻放出美麗的花朵，杏林花圃更為精采繽紛。

前總統府資政恩師陳公立夫先生，於生前曾云「救人的方法越多越好」；因此，渠於一九七二年接任中國醫藥學院（即改制後中國醫藥大學）董事長時，即大力倡導中西一元化的理念，推動醫學系的學生研習中醫課程，中醫系的學生研修西醫的課程。個人有幸於就讀中醫學系時，吸取現代醫學的新知，開拓了醫療的視野，由宏觀的中國醫學殿堂，跨入了微觀的西方醫學領域。在跨越中西醫學藩籬後，個人對醫療更有超然的立場，從此在往後的講學、研究及醫療，皆秉持恩師的理念，推動中西整合，並由國內推廣到國外，提倡中西結合，冀能造福世人健康。

面對現代疾病的複雜化及多元化，以及患者的年輕化，治療疾病已非單一醫學可以解決的，爲突破現代醫療的瓶頸及節省醫療資源，世界衛生組織（ＷＨＯ）於二〇〇二年開始倡導各國政府重視傳統醫學的研究及發展，發表〈二〇〇二～二〇〇五ＷＨＯ傳統醫藥全球策略〉，鼓勵各國將傳統醫藥納入醫療政策，期能提供人類更佳的醫療照護。

第十四屆國際東洋醫學學術大會（ＩＣＯＭ）於二〇〇七年十二月一至四日在台北市召開，有來自十二個國家及超過兩千人與會，外國人士即有一百五十餘人，本人爲籌備會推舉爲主任委員及學術大會會長。本次大會論文主題涵蓋東洋醫學（有別於西方醫學）之教育普及化、管理策略、健康促進、實證研究。除涵蓋各國傳統醫學，如：中醫藥、針灸、印度醫學草藥之外，還有氣功、瑜珈、順勢療法、能量醫學、酵素療法、螯合療法、芳香療法、光照療法、大腸水療等爲國際醫學界歸類的另類醫學。大會發表的論文頗爲豐富，可見由中西醫學的結合，及另類醫學輔助主流醫學，匯聚而成之整合醫學的時代已經來臨。

每一種醫學都有其優點，亦有其盲點，建立以病患爲中心的醫療模式，使用整合醫療，已成爲全球醫療界主流價值與努力的方向。劉大元醫師於接受嚴謹的主流醫學之西醫教育訓練，然具備專科醫師身分後，有感學之不足，遂再進入中國醫藥大學研習中醫，又到國外研究另類醫學，將近二十年的時間浸淫於主流醫學與另類醫學互補的醫療世界，焉然有成，遂成立「中華民國另類醫學醫學會」，推動整合醫學，並將所學提供病患優質的醫療照護。

劉醫師爲醫界的一朵奇葩，並已綻放出美麗的花朵，杏林花圃更爲精采繽紛。爲造福廣大的病患及嘉惠醫界同道，劉理事長更將其二十年青春歲月鑽研的另類醫學集結成專書，名曰《你不可不知的另類健康法》，提供醫界參考應用，誠爲難能可貴，功德無量。

時值劉大醫師佳作《你不可不知的另類健康法》出版前夕，特爲文祝賀，並對劉理事長二十年來默默耕耘的付出深表敬意。

【推薦序二】

一種很棒的預防醫學

拿到這本書的讀者是有福氣的，因為你已經接觸了另類醫學的第一步。

國策顧問暨明華園首席台柱

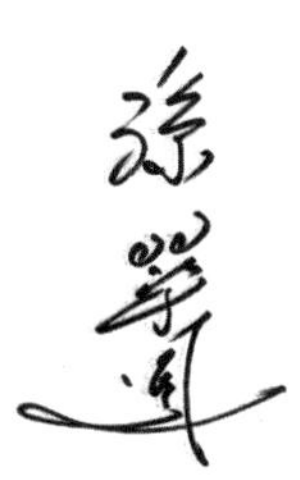

我一直覺得，我和劉大元醫師的認識是一種緣分。大前年七月，一位曾經幫我治療皮膚過敏問題的醫生，在看到我又因爲老問題而回到診所找他的時候，忍不住向我介紹：「要不要試試看另類醫學治療？」那時候，我因從未聽過「另類醫學」這個名詞而一臉困惑；後來經由這位專業皮膚科醫生的介紹，我認識了劉大元醫師。

劉醫師先爲我做電針測試，而後診斷了我的狀況，他說：「妳皮膚的過敏除了體質問題之外，一方面也是因爲舞台演出化妝太多，沉澱累積了重金屬在體內；再加上主皮膚的肺和主排毒的腎功能也不好……」劉醫師讓我明瞭，在我們生活中有很多吃的、用的東西都含有毒素，我們常常吸收了很多毒素並且積存體內而不自知。

診斷之後，我以爲劉醫師要開藥方了，沒想到他卻拿出一本書來，書名是《你的醫療選擇權》。他要我拿這本書回去看看，先了解另類醫學，再來進行醫療。劉大元醫師獨特的醫療觀念，讓我拿到的第一個藥方是——「讀書」。讀完劉醫師這本書之後，我深深肯定劉醫師的醫療方式，不僅是因爲他本身的學醫經歷——先學西醫、再學中醫；更因爲他在發現兩者之間還是有盲點之後，又再學習另類醫學，形成一個整合醫療的用心。

在接受幾次治療之後，我覺得許多原因不明的病症，例如：頭痛、肩頸容易疲憊的毛病都改善了許多；最明顯的就是皮膚，不僅膚質改變，而且「更健康」了。雖然過敏體質以及一些不明原因的老毛病已經明顯改善，不過有空的時候，我還是會去找劉醫師繼續進行另類醫學的治療；因爲我覺得，這是對身體健康很棒的預防醫學，而且可以多了解自己的身體健康，不但對自己，對家人也很有幫助。

劉醫師的《你不可不知的另類健康法》出版，承蒙他的信任，邀我寫下自己這三年多來接觸另類醫學的見證。我很開心能夠有機會和大家分享我的心得，也相信這本書一定能夠造福更多有需要的人。拿到這本書的讀者是有福氣的，因爲你已經接觸了另類醫學的第一步！

【推薦序三】

養兵千日　預防至上

陽明大學附設醫院院長
（簽名）

劉醫師利用各種不同的治療及輔助療法，在病情危急前防止或延緩器官衰竭，甚至加速康復，應是未來醫學的趨勢。

作爲一個加護病房的醫師，面對的是立即死亡的挑戰，生死交關，就是這麼嚴酷！因爲病人一旦脫離維生設備就無法存活，此時很難相信另類療法或中醫的固本強身理念。但是在工作十幾年後，我發現有的病人就是比較強、比較耐命，可以早日脫離呼吸器；有的病患則是出乎預料的病情急轉直下，沒有明顯原因。

近年來，知道「遺傳」扮演了一些角色；而似乎病患之前的生活習慣，尤其是曾經調養過的病患，在受到外傷、感染等重大生命威脅時，更有餘力來度過難關。

自己的生活經驗及體會，讓我慢慢對養生等另類療法有了新的看法。傳統醫療固然在病患器官衰竭、生死存亡之際幫助有限，然而我相信，劉醫師利用各種不同的治療及輔助療法，在病情危急之前所進行的努力，應可防止或延緩器官衰竭的發生，甚至加速其康復。這一切，都有待我們及劉醫師利用科學方法來證實。

【推薦序四】

濟世救人及無私精神

國際醫學科學研究基金會祕書長

崔玖

他把所有熟知的「武林祕笈」都詳列出來，鼓勵大家試用，這種對學術的奉獻、濟世救人及無私的精神，是極難能可貴的。

初識大元醫師是在民國八十二年左右，當時正是他在省立雲林醫院，熱中於學習中醫的時代。經過榮總的針灸訓練後，他更熱心的遠渡重洋，從我在夏威夷研究並開發傳爾電針的夥伴——弗來德．蘭姆（林）醫師那裡，見習了傳爾電針、同類療法及其精粹集成的藥物測試法。所以當我們年後有機會見面細談的時候，他已津津有味的談論他在雲林醫院門診處看病時解決不了的「疑難雜症」，都能在與病家結爲朋友之後，在家裡免費運用傳爾電針這一套系統，補充了白天開的西藥之不足。不幸的是，這種愛護患者並努力鑽研新療法的舉動，竟引起了院方的誤會，還受到警告。

當時這席話給我的印象極深，因爲早在民國七十六年我第一次由美國回國，就是因爲應聘爲國立陽明醫院客座教授，負責籌設開辦傳統醫藥學研究所，爲中西醫整合盡力。當時的牽線人是提倡以電子工業帶領企業界起飛的國內經濟大老李國鼎政務委員，他因爲在檀香山看到我正在試驗的「傳爾電針」系統——那是用電子儀器在中醫經絡系統的穴位上，測出患者確切病因、病源的一種方式；他親身受測的經驗，印證了測試結果竟與他出國前才在台北榮民總醫院三天體檢的結果完全相符，包括西醫必須要用X光顯影劑才看得出來的「大腸憩室」，也竟然在手指上的大腸穴檢測出來；因此他熱心的爲我安排一切，讓我能回到十八年前我第一次回國就參與的陽明大學榮民總醫院團隊。十八年前我帶回來婦幼保健家庭計畫的新觀念，但卻學到了針灸的奧妙。

在後來回到美國的十四年中，我帶出來的針灸研究，幫助夏威夷州成爲全美第二個針灸合法化的先進州。在不斷的研究過程中，又得到德國傅爾醫師二度親臨培訓的機會，使夏威夷成爲傅爾電針在德國境外少有的幾個研習地，進而成爲由傅爾電針學理及實踐所研發「生物能訊息醫學」的發源地。這就是爲什麼大元醫師能夠具體的在那兒、在短時間內窺見這套醫學系統原貌的主因。

事實上，在我回台後已快十年的經歷中，眞正能得心應手用到病人身上的西醫還眞不多見。所以民國八十七年，我禮聘到三軍總醫院剛退休的核子醫學部主任陳維廉醫師，來主持我們基金會爲臨床觀察所設的圓山診所時，他代我也邀請了大元醫師，我眞是欣喜萬分！因爲我的理想中，還眞是樂見一般在社區中執業的學院派醫師，在日常的業務中能眞正整合中西醫、傳統與現代醫學，從基層就能解決現代醫療上許多解不開的瓶頸。可惜我組織的圓山診所當時限於基金會的規格，也只能用「研究計畫」來刻板的執行一些有限的服務。一年後，陳、劉兩位醫師都轉向了另外的空間發展，但是因爲同屬於「另類」服務，不時還能聽到大元醫師在各種另類研究中的宏論；直到看到本書的初稿，更讓我耳目一新，從心裡讚賞他的用心良苦和鍥而不捨的努力。

細讀之後，發現這本書有許多特點：本書是以故事性敘述個案報告爲主，尤其最重要的病源及治療方式，皆是以作者自身及家人的親身經驗來報導，兼具了醫者及病家兩方的立場，自然生動且易取信。在本書中算是「主軸」的病，又正是占台灣及世界多數國家十大死因第二名的心臟血管病變。大元自己接受了心導管和支架的手術，父親中過風後，又得了免疫功能異常所致的高白血球症，連同哥哥也得了溶血性貧血；基於這些病的需要，促使他運用「另類醫學」中另一項重要的武器「螯合療法」。在本書中，他特別介紹這個作爲基本「清洗循環系統」的主將，也是補充所有營養素的最速管道。事實上，早在民國八十一年，我們的基金會就請了在美國推行螯合療法最有力的艾默爾．寬登（Elmen Granton）醫師（《再見吧！心臟繞道手術》一書作者）來台，爲圓山診所制訂了螯合療法的施行辦法；而在推行的那兩年也確實有不少顯著的業績，但終因成本太貴而終止。

見到大元醫師單槍匹馬堅持這種療法，還能不斷地改良作法，使其成爲更簡易可行、安全而副作用少的良方；更能以「清洗水溝汙泥」的理論，說服心生疑慮的患者去接受它。這處方事實上是結合了中醫「袪邪扶正」的原理，而與西醫螯合重金屬、排毒及營養療法與幹細胞理論的結合重組，再以有療效的實例來證實他的理論。

擁著傅爾電針系統、同類療法製劑，大元醫師得以縱橫於所有「另類療法」的領域，並定性、定量的找出適於患者的治療工具及藥物；在螯合清毒後的新組織系統上，培養免疫功能，達到患者身心環境平衡的效果。這樣的醫療如何不會成功呢？大元醫師在他每一個成功的病案敘述中，都周到的加入了他對病情的解釋及治療的原則，更趁機介紹了中西醫對病案的理論基礎。

最後提到「推薦」的師、友、患者群，從他們所寫的字裡行間，我看到大元醫師的努力已經得到眞正「醫療工作者」的矚目及肯定。我還得指出他可貴的熱誠，他在後段的附錄中，把他所有熟知的「武林祕笈」都清楚地列了出來，鼓勵大家去試用，這種對學術的奉獻、濟世救人及無私的精神，是極爲難能可貴的。願介紹給所有有心在醫療上求新求進的醫療工作者，希望大家都有機會仔細閱讀這本難得的好書。

【推薦序五】

中西醫學整合先驅

中國醫藥大學副校長暨教授　張永賢

劉大元醫師有著自己及家人的疾病治療經歷，有著學習的艱辛過程，廣納百川，確實是中西醫學整合的先驅。

很高興看到學醫的朋友，就讀醫學大學，取得醫師執照及專科醫師；醫療服務多年，在國際熱潮時學習針灸醫學，然後又進修中醫學分，試圖走向「中西醫一元化」的境界。

美國雖然是世界上醫藥最發達的國家，可是在一九九二年哈佛大學埃森伯教授（Dr. David Eisenberg）所做的全國調查中，發現美國人有36％的成年人使用傳統醫學，以致美國衛生研究院（NIH）在參議院要求成立「另類醫學辦公室」（Office of Alternative Medicine, OAM）。當時只撥款一年兩百萬美金作爲研究經費，他們認爲「另類醫學」是醫學大學未教授的課程，經過幾年研究可證明傳統醫學無效，即可以此證據來做把關。但是到了一九九八年又做了一次全國調查，發現成年人使用傳統醫學的人數自36％增加至42％，以致美國國家衛生研究院自原有「另類醫學辦公室」，擴大爲「國家互補與另類醫學中心」（National Center of Complementary and Alternative Medicine, NCCAM）。雖仍是「另類醫學」，但已進展到「互補醫學」；顯示醫學界學習謙虛，接受廣大民衆使用的「傳統醫學」進入「互補醫學」。二〇〇五年，研究經費成長至一年一億二千三百萬美元，著名大學或附設醫院，如哈佛大學、史丹佛大學、加州大學、馬利蘭大學、德州大學等，紛紛成立NCCAM中心。美國接續發行《另類及互補醫學雜誌》（*The Journal of Alternative and Complementary Medicine*）及《美洲中醫雜誌》（*American Journal of Chinese Medicine*）等SCI醫學期刊。

世界衛生組織（WHO）在一九七九年發表觀點，建議可用針灸來治療四十三種疾病。一九八九年公告〈國際標準針灸穴名方案〉（Standard Acupuncture Nomenclature），將針灸醫學推廣至國際應用，促進國際針灸學術共同語言拓展交流大道。一九九五年發表〈針灸臨床研究規範〉（Guidelines for Clinical Research on Acupuncture），一九九九年發表〈針灸基本訓練及安全規範〉（Guidelines on basic training and safety in Acupuncture），二〇〇〇年發表〈傳統醫學研究和評估的方法論一般規範〉（General Guidelines for Methodologies on Research and Evaluation of Traditional Medicine），二〇〇二年五月十六日第五十五屆世界衛生大會發表〈二〇〇二～二〇〇五世界衛生組織傳統醫學全球策略〉（WHO Traditional Medicine Strategy 2002～2005）。二〇〇七年發表〈WHO傳統醫學國際標準術語〉（WHO International Standard Terminologies on Traditional Medicine in the Western Pacific Region），共計有三千五百四十三個傳統醫學術語的定義及解釋。世界衛生組織今年亦將公布〈WHO國際針灸穴位定位標準〉（WHO Standardization of Acupuncture Points Location）。

劉大元醫師爲國立陽明大學醫學院醫學系第二屆畢業，在台北榮總醫院學習針灸醫學，在中國醫藥大學學習中醫學分，多年從事中西醫結合。自述家族多病，甚至自己自小病痛，以致抱著學醫信念進入醫學殿堂。由於是公費生，畢業後服務鄉村衛生所工作達六年之久，每月求診病患七千人次——即爲一天有兩百位以上看診人數的名醫。當公職服務期滿，突然感到自己平日辛苦診療服務只是做「症狀治療」，以致在自己及家人生病時，開始探尋各種醫療方式。首先嘗試學習傳統醫學，開始時抱著半疑半信的態度，然後越學習越深入，也踏入佳境，領悟學海無涯；爾後成爲「另類醫學」醫師，進而組織「另類醫學醫學會」，甚至寫出大作要與大家分享。看到劉大元醫師的身歷旅程，以及對於各種傳統醫學的詳盡介紹，讓人由衷感佩。

醫學從二十世紀的「疾病醫學」走入二十一世紀的「病人醫學」，即是「以病人爲中心的醫學」。邁入二十一世紀揭開人類基因體的密碼，「個人化醫學」的時代來臨。「西醫」其實不是所有西方醫學的簡稱，主要是指近代的西方醫學，融入近代現代科學範疇的醫學。近數百年所指「西醫」走出「自然哲學醫」的懷抱，走向解剖、實驗和分析爲主導方法的近代科學行列，以解剖學、生理學、病理學等爲基礎，以生物醫學模式爲特徵，能夠及時吸收其他科學技術的成果來豐富、充實自己，並隨著科學技術的發展而成長。特別是到了二十世紀以後，西醫所提的現代科學技術革命的成就，得到突飛猛進的發展，一躍成爲「現代醫學」的主體。所謂「現代醫學」即成爲主要指「現代西醫」，而其他醫學則成爲「傳統醫學」、「另類醫學」或「互補醫學」，或是「另類互補醫學」。醫學原以蛇杖爲代表，也源於自然醫學。傳統醫學的現代化，仍然需要更多醫者來發揚光大。

劉大元醫師今出版大作《你不可不知的另類健康法》，有著自己及家人的疾病治療經歷，有著學習的艱辛過程，廣納百川，作爲中西醫學整合的先驅，也成就了以病人爲主的醫學。樂見大作早日出版，以「人人享有醫療保健」（health for all）爲目標，寄望人人都能擁有健康的身體。

【推薦序六】

另類醫學的總和

劉醫師融合並精通各種國內外醫學專業於一身，可說是醫界的一朵奇葩。

行政院衛生署技監

「另類醫學」在醫學上被歸類爲「另類療法」或「輔助性療法」，係在西醫正統療法有盲點或缺憾時，被用來作爲醫療輔助之用；但有時，它的功效甚至超過正統的方法。六十年前，西德傅爾醫師發明傅爾電針，他將人體穴位的能量加以量化，用來作爲人體疾病治療及藥物選擇的參考，奠定了現代能量醫學的基礎。在「能量醫學」的檢測下，舉凡「花精療法」、「同類療法」等相傳數百年的西方傳統醫學，再度獲得印證與發揚。

中華民國另類醫學醫學會理事長劉大元醫師，以一位接受嚴格西醫訓練的醫師，因著「悲天憫人」的情懷，投入另類醫學領域達二十年之久；同時，劉醫師又前往中國醫藥大學修學中醫，其融合並精通各種國內外醫學專業於一身，可說是醫界的一朵奇葩。

劉醫師這本《你不可不知的另類健康法》談及各種主流醫學結合另類醫學的醫療方式，可說是集其行醫二十餘年的經驗總和，值此出版之時，特以此序爲之道賀。

【推薦序七】

醫學禪者劉大元

中央健保局國會聯絡室主任

劉省作

在醫病的互動中學習、摸索，實有賴如禪者般的願力；而患者的痊癒，正是他最大的報償。

涉獵醫療領域，純是公職生涯的一個偶然；而認識大元兄賢伉儷，則是情治經驗的大驚喜！也因著這段緣分，讓我認識到這麼一位孜孜矻矻於探究傳統醫學、琢磨中西合璧，從而連結先人智慧之結晶、拓展另類療法的領域、取精用宏施以造福無數病患之現代醫道禪者。

誠如陽明大學何院長所言，實證醫學結合經驗法則是現代醫學的慣例。而在宛如瀚海的人類醫學領域，吾人現今能夠處理的，泰半仍以疾病之治療爲主；至於在多數傳染病與預防醫學方面，囿於對造物者奧祕之解析不易，另類療法不但沒有隨著時代的演進褪色，反而成爲今日醫學的寄望之一。傳染病如此，癌症之治療亦復如是。

劉醫師自醫學院畢業後，在臨床實習、歷練，取得專科醫師證書後，仍然戮力於造福患者的工作。在醫病的互動中，「另類醫學」的理論與實務，適時引起了他的興趣。而在此後的學習、摸索，實亦有賴如禪者般的願力，方得以在實證醫療中逐步建立起信心，弭平一些過去的缺憾；而患者的痊癒，正是最大的報償。

醫學是精密的科學，也是一門神聖的、內外兼修的哲學。個人無意對大元兄的藝業有備至的推崇；但是，近二十年的了解與無盡地受惠，後學對於大元兄賢伉儷在傳統醫學中融入另類療法，並結合成「另類醫學」的苦心與進境，實難不生肅然起敬之心。科學是日起有功的學問，岐黃之道，倍加需要專業、經驗與愛心，用以鎔鑄視病猶親的初衷。人生逆旅，得有此一亦師亦友亦醫的禪者眷顧，眞是一大樂事。

另類療法，系出多門，甚且有著種族與地域的差別。因此，因爲人的體質、生活習慣及遺傳等等因素，在成分、劑量、療效及安全性等方面，有待驗證之處所在多有；唯此皆必須仰仗杏林諸賢植基於前輩的成果上，做百尺竿頭更進一步的堅持與努力，用以落實痌瘝在抱的天職。

目前，劉醫師的努力已然小有成就，且願以無私的襟懷將心得公諸於世，備供參採或驗證；然禪者志在自渡渡人，祈願業界先進共勉之。茲逢大元兄之大作出版，歡祝之餘，謹贅述數語，聊供卓參。

【推薦序八】

仁心仁術，自然流露

中華民國能量醫學學會創會會長

主流醫學的思維模式沒有限制到他，反而激發他從另類醫療體系中去尋求到幫助自己、幫助病人的方法。

一位醫生的成長，最好是什麼病都親自罹患過，這樣他才能深切地去體會各種病人的感受，才更會從病人的立場去思考疾病。大元有幸從小多病，體會多、感受也多，是他成爲一位好醫生的機緣。

大元好學，每逢星期三我在台北榮總時的教學門診，他都從斗六搭飛機前來跟診，風雨無阻，使我印象深刻！聽到哪裡有奇異的療法，只要吸引了他，不論國內、國外都會前往研習，好學不倦。主流醫學的思維模式沒有限制到他，反而激發他從另類醫療體系中去尋求到幫助自己、幫助病人的方法，也從他身上隱約地看到一些自己年輕時的影子。

要成爲一位成熟、能受到病人歡迎的醫生，關鍵不在於他的知識有多廣博，和懂得適度放鬆自己、苦中作樂或擅於引經據典說故事；而在於他能否謹守醫生格言，遵行醫者的職業道德，嚴謹地保護病患隱私。對所有的病人，不論地位高低皆能一視同仁，不自以爲醫師是上帝或神仙，也不裝腔作勢，敢於承認錯誤，不會死要面子，行醫時能多一點「人味」，少一點「藥味」。

從大元診療病患的經驗記述中，不難看到他尊重病患醫療選擇權的作法，仁心仁術，自然流露，樂爲之序。

【自序】

這是我用生命寫的一本書

我以二十年的醫療臨床經驗，耗時兩年多的時間，才得以將這些資料集結成冊出版。我希望藉由這本書，可以讓讀者們一窺另類醫學的奧秘。

劉大元

「救人的方法，越多越好」是我不斷學習、整合、研發各種另類醫學的核心理念；而「方法越多，效果越好」則是我從事另類醫學近二十年的實際心得。

我是一個受過主流醫學訓練的專業醫師，在執醫的過程中，我肯定主流醫學存在的價值，但我同時也相信，一個好的醫生絕對不能故步自封、劃地自限；他必須比別人更具有前瞻的觀點、開創性的思考，以及更多元、更靈活運用的能力，能夠在諸多醫療方法中，爲患者選擇最適合、最有效的醫療方法，並且排列優先順序，逐步協助病患往康復的路上邁進。所以我認爲"Nothing is everything, Everything can be something"，每一種醫療方法都有其存在的意義與價值。一個醫師學會的醫療方法越多，對疾病處理的方法就越多元，治癒病患的速度與效果就越快、越有效；所謂「同病異治，異病同治」就是這個道理。

在將近二十年的另類醫療路上，主流醫學無法醫治的死角或無可避免的副作用、家人親友難解的病痛，以及臨床治療患者時的無力感，都是激發我不斷學習、研究、發展不同另類醫療方法的最大動力。這條路走來雖然孤獨坎坷，但是「每位患者都是我的導師，更是我的教科書」，因爲有著他們對我的信賴與支持，我才能一路走來，不去在乎四面八方湧現的異樣眼光，也不會被横擋在前的困難和挫折給打倒，這些都是我心中最最感謝的。

許多主流醫學的醫師認爲，只有西醫是科學的，而另類醫學則是不入流的醫療方法，我實在無法苟同如此封閉的觀點。我認爲，主流醫學與另類醫學的整合是「量身訂做的醫學」，也是「醫學藝術化」的極致。我受過完整的西醫醫學教育，也在臨床上使用西藥爲患者治病，西醫以「統計」作爲醫學成效的依據，在公共衛生與流行病學上是毋庸置疑的！然而生命是「個別化」的，醫療不該只是依據「統計」的結果來運作，而是應該在尊重生命的前提下，用心體認每個生命個體的獨特性與差異性，在不同個體疾病的處理上，併用另類醫學多元的思考與治療方式，這才是現代醫者眞正應該服膺的「醫學倫理」。

常看到一些所謂的專家學者或自稱博士者，一年就能寫出數本書，令人折服！直到最近接二連三被爆料，許多人只是購買學歷證明，以不實抬頭魚目混珠、欺騙社會大衆，運用媒體行銷手法來行騙，讓人心生隱憂！而在台灣的另類醫學界更有許多號稱博士、自然醫學的醫師們，以極爲昂貴的收費販賣證書，讓許多有心從事另類醫療者，耗費數十萬甚至數百萬，卻購買了臨床上無用的證書和產品，嚴重影響到另類醫學的推廣與形象，讓人深以爲憾。

爲了避免惡性循環，我和一群有志於另類醫學的醫師們，共同成立了「中華民國另類醫學醫學會」與「中華民國螯合療法醫學會」，以眞正尊重生命的態度從事另類醫學的推廣教育，並運用在臨床醫學上，希望能彌補主流醫學的不足與限制，促進國人身心健康。在研發各種另類醫療方法的過程中，我更不惜投入人力、心力、財力與時間，不斷研發新的治療處方、調劑方式，以治癒患者、預防疾病的發生爲目標，讓以利益爲導向的「不肖經商者」或「黑心產品」完全沒有存在的空間。

整合我二十年的醫療臨床經驗，耗時兩年多的時間整理、編輯，才得以將這些資料集結成冊出版。爲了讓一般讀者也能一窺另類醫學的奧祕，因此在文字表達上盡量簡明易懂，期盼每一位讀者在讀過這本書之後，可以了解更多的醫療方法，在保養自己與家人的身體或治療疾病時，享有更多元的「醫療選擇權」。

感恩爲我寫序的前輩醫師們、分享另類醫學臨床經驗的醫師群，以及所有親如家人的患者鉅細靡遺地分享他們的治病歷程與心得。同時，我要特別感謝楊慧華小姐、卓俐君小姐、曾玉珍小姐及林淑文小姐費心的整理文字，最後謝謝家人無條件的陪伴與支持。未來我將再針對本書未能詳盡探討的部分，例如：醫學芳療、花精療法、磁玉色三合一療法、傅爾電針與低頻療法……等再著作專書。最後，本書如有疏漏，還請各界予以指教。

CONTENTS

推薦序（依姓名筆劃排序）

自序

CHAPTER 1

另類醫學學思歷程

CHAPTER 2

另類醫學簡介

CHAPTER 3 重金屬汙染與螯合療法

CHAPTER 4 另類整合醫學臨床案例與診治

CHAPTER 5

群醫的見證與推薦（依姓名筆劃排序）

身心靈整體觀照的未來醫學／奇美醫學中心神經內科主治醫師　**張嘉祐**　279
牙醫在整合醫學的角色／中壢弘恩牙醫診所院長　**許毅豪**　281
重整身體防禦機制／員林時代牙醫診所院長　**陳信利**　284
開拓新視野的另類醫學／泰達牙醫診所院長　**彭年達**　286
看見未來醫療趨勢／署立台中醫院中醫部主任　**楊士樑**　288
分享、創新與研究／中華民國能量醫學學會副理事長　**楊奇峰**　289
創造一個自癒的可能／高雄靜和醫院精神科主治醫師　**謝佳峰**　290
二十一世紀神農氏／高雄韓大夫診所院長　**韓天木**　292

附錄一　四十種另類療法總覽　295
附錄二　低頻療法治病頻率總覽　297
附錄三　二十八個針灸、磁療常用穴位　299
附錄四　三十種有效改善病症的中藥　306
附錄五　磁玉色療法臨床取穴標準　310

參考書目

CHAPTER 1

另類醫學學思歷程

初見另類醫學

我希望「解決疾病」，但過往的學習讓我只知道如何「處理症狀」，加上自身與家人的病痛，在在讓我產生另闢蹊徑的動力。

回首來時久病成醫

當初學醫，除了自己身體不好之外，更多的是「家人期待」的成分。

我的原生家庭經歷戰亂與逃難來到台灣，稍稍穩定下來後，家人第一個想到的是「活著」，接著期盼的是「健康的活著」；再考慮讓子女接受好的教育，讓我們「有尊嚴的活著」。在那個年代，金錢是用來維護家人健康，與讓下一代接受良好教育的重要資源。生命很重要，可是健康的生命才堪稱完美。尤其在我出生之後，父親中風，接著外公去世、舅舅精神異常，「健康的生命」更成為我們家族追求的唯一目標。

從小，扁桃腺發炎化膿對我來說是家常便飯，雖然扁桃腺腫得不大，可是習慣性的咽喉痛、高燒到四十度、頭痛……讓我渾身痛苦不堪。母親見我燒得厲害，每回至少得帶我打過兩、三次的盤尼西林（抗生素的一種）才能退燒；而注射盤尼西林後，屁股上的疼痛更讓我永難忘懷。那種自孩提時期就伴隨著我、周而復始的疼痛經驗，讓我深深覺得無奈且厭倦。

母親自彼岸渡海來台後，同窗好友都轉而就讀台北護專，她也想和她們一樣去當護士；可是我那在大陸聲望顯赫的外公總說：「當護士幹什麼？等我們回大陸，讓妳去唸醫學院。」就這麼等、等，等到兒子大了，她也只能將這個希望寄託在子女身上。

我的父親在四十一歲時不愼中風，沒多久，外公也因肝癌過世，母親一個人帶著五歲和三歲的哥哥以及一歲的我，在民國四〇年代，生活得很辛苦。也因爲父親及外公的原因，我們家對疾病的敏感度比一般家庭來得高，對身體健康的重視，也較一般家庭更爲注意。家族病史的困擾與自己的病痛長相左右，因此我的確充滿了對健康的疑問和與疾病對抗的鬥志，想在醫學的殿堂裡一窺究竟，讓自己和家人的身體更好。在這樣的信念下，我終於如願考上國立陽明大學醫學系成爲醫學院的公費生。

非「拿掉」不可嗎？

原以爲扁桃腺的問題在長大後可獲得改善，所以小時候才遲遲未動刀摘除，誰知道直至我唸醫學系二年級時，它仍如影隨形；而且年紀越長，發炎時所產生的症狀越發令人不適。在忍無可忍的情況下，我只能選擇聽從專業醫師的建議，拿掉扁桃腺，終止了它對我將近二十年的折磨。

摘除扁桃腺的手術是由口腔內側進行，所以開完刀之後，我只能吃冷的流質食物，如牛奶、果汁，以防傷口發炎，同時促進傷口癒合及減少流血。我是一個愛吃「冰流質」的人，就是——冰淇淋。天氣熱的時候來個一、兩球冰淇淋，的確是很暢快的享受，而且我是個極度喜愛吃各式冰淇淋的人；可是開完刀後，每一餐「只能」吃冰淇淋，而且連續吃兩週，還眞是一種莫名的煎熬。

身爲醫學院的學生，我不免要想，雖然醫師說：「身體裡某些『沒有用的器官』，像扁桃腺、盲腸、不再懷孕的女性子宮、部分的腸和胃……如果留著是禍害，就把它切掉沒關係。」可是眞的沒有關係嗎？爲什麼上天會造給我們沒有用的器官？會不會以後發生什麼症狀是因爲切除器官所引起的？那麼，我們能不能用「不切除」來解決？

老實說，即使我現在已成爲臨床經驗二十多年的專業醫師，對上述這些問題的答案依然是很現實而殘忍的——「不知道」。因爲到目前爲止，醫學上並沒有任何數據可明確表示「什麼器官摘除，會導致什麼樣的疾病」；而未來結論如何？相信誰也不敢妄下斷語。

病患越多挫敗越大

總之，我懷著這些疑問唸完了醫學院，經歷了醫院受訓實習的過程，並比照所有醫學系公費生須下鄉服務六年的規定，被分發到南部某個衛生所。

在民國七十年初，那是個相當偏遠的鄉下小衛生所，轄區內登記不過兩萬多人。在我還未派駐到衛生所前，那裡已二十多年沒有主任醫師，僅由人事員代理主任行使一般公共衛生與行政工作；可是當我在衛生所內開辦群體醫療中心後[1]，每個月求診的病患竟高達六、七千人次！一天兩百位以上的看診人數，在某種程度上來說，正代表著我在這個地區的「醫術名望」與「經營管理」深受肯定。可能有很多醫師會因這種盛況而湧現一種成就感——「你看，我一天看超過兩百個患者，而且患者都很滿意！」但當時已屆而立之年的我卻捫心自問：「患者滿意」就好了嗎？患者的稱頌就是我所追求的嗎？對我來說，在這種「成就感」的背後，我更體會到深刻的挫敗感。

註1：民國七十年代的門診，經常有醫療院所以勞保單更換藥物，但我絕不允許用勞保單換藥品，而是硬梆梆一個患者接著一個患者的看病；兩個護士跟診，一個負責量血壓、體溫，另一個負責把患者請到就診座位，順便把前一位患者請離就診座位。當時我所設立的群醫中心，每天都有X光、抽血服務及夜間門診，每週均請專人前來做腹部超音波，並另請前任台南郭婦產科副院長及當時新營醫院腎臟科主任級醫師每週前來門診，週日還有假日門診。我如此認真地在推動基層醫療與公共衛生工作，因此病患蜂擁而至，不難看出患者實在需要完整且有品質的醫療服務。

通常病患來看診，若他說頭痛，我就開止痛藥；若他說感冒，我就開相關的緩解劑……這是我在醫學系和醫院實習中所獲得的教育，我別無選擇的運用它們。每個醫師都是這麼做，爲什麼我的「生意」會特別好？我只能歸因於可能我比較和顏悅色、懂得哄患者開心[2]。他們開心了，身體就覺得好了一半，自然便認爲我的「醫術高超」；然後一傳十、十傳百，弄得鄰近地區的患者全往我們衛生所跑。汗顏的是，事實上我往往只爲他們做了「症狀治療」，因爲我無力「解決問題」，只能「處理問題」。面對病患完全的信任，我能安心地高枕無憂、擁被而眠嗎？我，的確不能！

靠止痛針支撐生活

在那段期間，我的病患增加了，我的疲勞、倦怠、全身痠痛也發作得更加頻繁。是因爲大量看診所造成的嗎？似乎又不盡然。因爲我總在足量的睡眠和休息之後，仍然感到疲憊不已。

我對待自己的方式，和我治療所有病患的方法一樣，別無他法，唯有頭痛醫頭、腳痛醫腳。於是我用止痛劑、極小量的類固醇來消炎，注射半支抗組織胺來減輕身體對過敏原的過敏反應，解除身體的疼痛；如此歷時約一年多。民國七十九年四月，我結束了衛生所的服務，來到台大醫院雲林分院（當時

註2：看病的生意特別好，有人說那是一種開業術。在西醫同業中，醫師們在比賽收入與患者數目多寡之餘，流傳著一個相互調侃的笑話——內科醫師是「知而無為的人」（He knows everything; does nothing），外科醫師是「無知而為的人」（He knows nothing; does everything），精神科醫師是「無知也無為的人」（He knows nothing; does nothing），病理科醫師是「知而有為的人，但他的作為總是遲了一步」（He knows everything; does everything; but is always too late）。雖然那是笑話，但其中或多或少存在一些真實性，是身為醫師的我時刻深切反省的。這也是我之後一直朝不同領域的另類醫學努力研究的動力。

稱爲省立雲林醫院）報到。

在離開衛生所前，剛好醫學系的學弟鄭飛良醫師問我：「要不要去榮總學針灸？」那正是我倍感自身不足而亟欲求知的時刻，我連忙說好。可是報名時卻早已向隅。學弟很好心，把他原本已報上的名額讓給我先上課，他自己願意等待下個梯次；就這樣，我參加了台北榮總針灸班。上課後，我得知恩師鍾傑教授在假日另外開設了「傅爾電針和低頻療法」學分班（當時稱爲「能量醫學」，詳見第二章），我二話不說就報了名，自此開啓了我的「另類醫學」之路。

幸會！傅爾電針

「傅爾電針」是由德國的傅爾醫師所研發。傅爾醫師早期學習電機工程，後來學習西醫又研究中醫；之後，他將中、西醫學觀念相融合，發現人體可被視爲一坨大的電子雲，而每個器官則可被視爲一坨坨小的電子雲，每個器官各自形成一個電磁場。因此，他便運用電子電機的基本原理，發明一套測量各器官電阻變化的儀器，用以診斷及治療疾病。這一套儀器，便以傅爾醫師之名來命名（Electro-Acupuncture according by Dr. Voll, EAV）。

傅爾電針最大的優點是，即使器官只有電位的變化，但在細胞組織尚未產生病變前，就可以被檢測出來，但它的缺點也在這裡！因爲器官只有電位的變化，細胞組織尚未產生病變，從現代醫學的角度完全無法發現，自然也不易使人相信。雖然這是預防醫學所要努力的終極目標——上醫治未病，但卻容易造成醫師與患者之間溝通上的問題。

傅爾醫師又研發運用低頻與人體電磁場共振的原理，來平衡人體電位異常時的變化，達到治療疾病的效果，這就是所謂的「低頻療法」。

因爲傅爾電針與低頻療法對醫療卓著的貢獻，傅爾於一九八三年獲得諾貝爾傳統醫學與針灸獎的提名。後來他罹患了膀胱癌，接受外科手術後需要經常更換導尿管，他便每天運用傳爾電針選取尿道與膀胱檢測點的位置，使用低頻療法去平衡這兩個點的電位異常，因此可以數年不用更換導尿管。

尊重生命的醫師，重視醫學的研究與醫術的精進，最後造福自己的生命與生活品質，這就是最好的例子。醫師在研究如何治療自己的身體時，往往對醫學研究的敏感度最高，當然對醫學研究的動力、品質與熱忱，絕對遠遠大於只是爲了物質金錢而做的醫學研究。

傳爾電針挖到病根

我在榮總上「傳爾電針班」時，前榮總傳統醫學中心主任——鍾傑教授即用傳爾電針替我檢測，發現我容易倦怠的原因竟然來自於「高壓電磁場」的輻射汙染，使得身體這個大電池的磁場受到莫大影響，導致種種不適。

高壓電？我努力地回想什麼時候曾經接觸過它？……接著，鍾教授替我施打「去除磁場影響」的針劑（爲同類療法的反向訊號針劑，詳見第二章），我整個人好像突然清醒過來，原來不舒服的症狀都慢慢消失了。之後，又利用大量的維他命和靈芝[3]調養了一段時間；在服用維他命和靈芝初期，我每天覺得更疲憊、

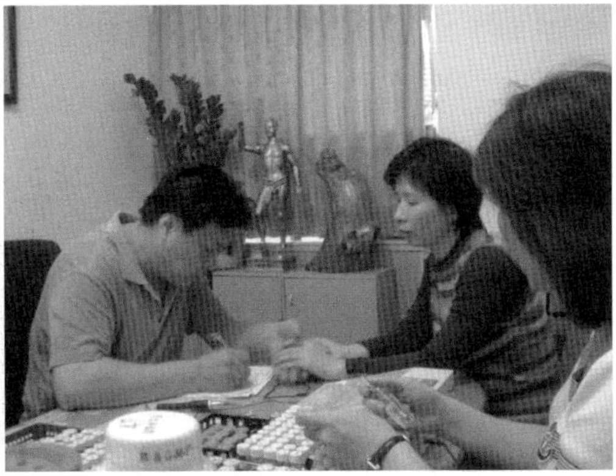

▲利用傳爾電針為患者檢測適合的藥物

註3：靈芝是對身體有益的健康食品，但不表示所有靈芝都是好的，即使都同屬赤芝，也因為品種不同而有很大的差異。所以靈芝產品會因為品種不同、製程不同、是否有蟲蛀或發霉、生產者良心不同……等，造成靈芝產品品質極大的落差，所以大廠牌或廣告做得大的靈芝製品也不一定就是好的。

昏睡、睡不飽，但吃了一個月左右，我的身體有越來越輕鬆的感覺，不但疼痛感漸漸地不再復發，而且精神也變好了。我才知道，那一個月的疲累和昏睡是所謂的「瞑眩反應」，又稱爲「好轉反應」（詳見第二七八頁），是爲了讓我的肝臟得到完全且充分的休息，才能讓它回復正常的排毒機能；而我之前自以爲「足量」的睡眠，其實對我的身體來說應該是「品質不良的昏睡」。

我心中依然存有疑惑：如果我的身體不適眞的是受了高壓電磁場的影響，那麼「罪魁禍首」究竟在哪裡？既然是在衛生所時代便產生的病痛，那麼回頭去找應該沒錯！我把衛生所裡裡外外搜個仔細，才發現我以往住宿的宿舍窗外就有高壓電纜和變電箱，診間的背後是X光室，如此一來，跟老師對我的診斷和治療完全吻合。

經過自己的親身體驗，我對「傅爾電針」和「維他命療法」有了比一般同學更深的了解和認同，因此開始思考將其囊括在我的醫療方式中，成爲我醫師生涯很重要的轉捩點。

抗磁場汙染同類療法針劑

抗磁場汙染同類療法針劑除了可有效「消除電磁場影響」，另外還可消除經常高空飛行者所吸收到的「太陽、月亮」等大自然輻射，以及「電視、手機、電腦……」等磁場的效用。

我的另類醫學路

學習越多，越明白醫學領域的浩瀚無垠。我開始積極思考：我可不可以為病患多做些什麼，來實現自己真正的理想？這個問題，我知道必須從更多的學習中尋找答案。

與中醫藥結緣

在我學習針灸與傅爾電針的同時，又接觸到生藥學[4]及日本漢方醫學的基本理論與用法。之後，我除了正確的運用藥物的基本理論外，更配合使用「傅爾電針」來爲患者選取適當的漢方藥物。日本「吉益東洞」的「萬病一毒說」就是「證在哪裡，毒在哪裡」，即是沒有了「證」，也就沒有了「病」；所以只要能選擇與治療「證」適當的「藥物」，則治療成效益彰。如此我們使用傅爾電針選擇與患者相合的「藥物」，則可推斷出患者當時的「證」，這就是「藥物診斷學」最早的雛形。

後來，國內爲推廣中西醫整合，在中國醫藥學院開設中醫學分班。由於我對另類醫學極致的興趣，便花費兩年時間，每個週六、日都前往台中上課，深入鑽研，並取得中醫學分班結業證書。之後，我便將中國古老的中醫理論與日本漢方醫學的基本理論相結合，融合中日雙方對中醫理論的異同，並加入中醫五行學說，予以發揚光大。

註4：「生藥」又稱為「天然藥物」，是指利用自然界植物、動物、礦物的全部或一部分，經過烹煮或晒乾等簡單的加工程序，作為治療疾病之用。

體驗生機飲食合併酵素療法

因緣際會，我和太太前往美國加州Santacruz的「琉璃光養生中心」，參加雷久南博士的「生機飲食營」。初次嘗試生機飲食有許多美好的體驗，改變了我對飲食的觀念與看法；再加上回到台灣後與酵素製造者的接觸，讓我體會到：越簡單的東西越方便使用，觀念也越容易溝通。所以，我便將一些蔬果依中醫五行基本理論歸經，並分別發酵製成酵素成品，再以傳爾電針依照穴位檢查點與酵素成品比對，確認歸經的選擇與正確性；於是，「生機飲食合併酵素療法」便成爲我臨床醫療上的輔助利器。

「神農21」能量測量儀與調整儀就如同二十一世紀的神農氏，幫助我嘗試百草、診治病患；而由於傳爾電針多爲國外製造，取得及維修均不方便，我便著手在國內研發與改良「神農21」能量測量儀與調整儀，希望能藉此提升國內能量醫學的硬體品質。

學習順勢療法

一位朋友在美國的親戚得了膀胱癌，希望尋求另類醫學的幫忙。我向鍾傑教授請示，介紹他給鍾傑教授的友人——美國雷諾（Reno）的美籍華裔唐醫師看診。精通「順勢療法」的唐醫師爲那位膀胱癌患者做了良好的控制，引起我對「順勢療法」的興趣。於是，我便抽空前往雷諾拜訪唐醫師，並請教他在臨床上運用「順勢醫學」及「傳爾電針」的心得。另外，更數度前往夏威夷，向崔玖教授的美籍華裔友人——林醫師學習「順勢療法」及「傳爾電針」理論。

之後，我將兩者的心得整合，運用在我的臨床醫療中。其間藉由林醫師的介紹，推薦我前往美國購買康必強（Computronix），因爲它是由傳爾電針原理所研發，並加上許多順勢療法的訊息，可以直接運用在臨床上。我了解它的基本理論及使用方法，將其引進台灣，並做一些教育推廣的工作（該機種後來改名為 EDS-2000）。

可惜的是，太多「非醫師」使用康必強，他們並未了解它的原理及使用方式和限制，而且對療效吹噓、誇大，令人痛心！因而當我們成立「中華民國另類醫學醫學會」時，便堅持一定要衛生署認可的醫師才可加入的道理即在於此。

研發「五行玉磁」

民國八十二年，鍾傑教授結合一群志同道合的醫師及專家學者成立「中華民國能量醫學學會」，我有幸參與發起，並擔任第一屆理事，也因而認識在磁療方面頗有心得與成就的葉政秀教授，進而體會到磁療法的神奇。

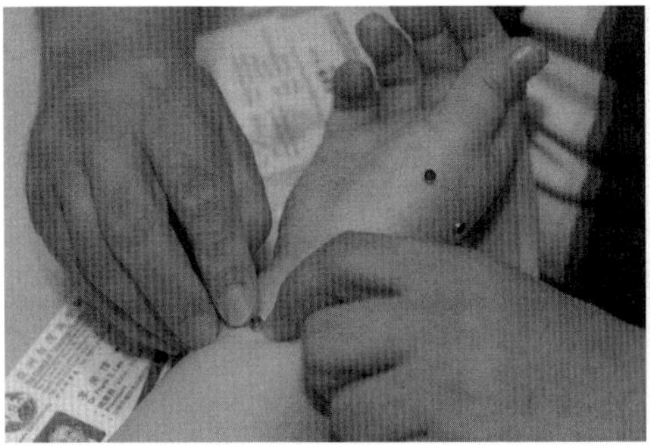

▲磁療對恐懼針痛的病患來說是一大福音

有鑑於臨床上兒童與女性在使用針灸時，因為怕痛，會遭遇阻礙，且針灸容易發生暈針、氣胸、血胸……等副作用，我認為若是以磁療取代針灸，對於預防副作用的發生，以及恐懼針痛的病患來說是一大福音。同時我認為，若將五行相生相剋的原理運用在臨床醫療上，對於許多病情的解釋，有時會優於主流醫學的見解；靈活運用五行五色的基本原理與人體五臟六腑的關聯，時常可發現治療上的奇效。

而「玉石」在中國傳統觀念上具有袪邪扶正效果，我選用了一些玉石運用在臨床上，也確認了它的療效。有了這些寶貴的經驗，我便將「磁、玉、色」三者合為一體，取其三者間加乘的效果做成「五行玉磁」，在臨床上獲得相當好的反應。

改良花精療法

三軍總醫院核子醫學部主任陳維廉醫師退休後，到圓山診所與崔玖教授共事。應他邀請，找前往圓山診所和他共同研究另類醫學的臨床醫療，有幸見識到崔玖教授運用花精療法，有效改善患者的情緒問題。我遂詳讀關於花療的典籍，深入研究花精療法。

因爲東方人與西方人在文化與家庭教育的不同，造成人格特質差異，所以我改良國外花精療法「勢能」的處方，運用全世界不同品種的花，在台灣研發製造屬於東方人花精療法「勢能」的「花精療法」製劑，更加強了花精療法製劑的療效。在臨床上，對人格及情緒的評估與改善，以及對精神科患者在精神治療的輔助療法上，有令人不可思議的效果。

自創中西整脊療法

整脊療法在民間風行，讓我對於它「既普遍（街頭巷尾的國術館、拳頭師）又神祕（喬一喬就好）」的治療方法感到好奇。起心動念後，我便向當時國內的整脊名師謝慶良先生學習整脊療法，並一起成立「中華民國整脊學會」擔任常務理事一職，推廣整脊療法；謝理事長並引進整脊槍，聘請國外專業人士到台灣教學。

運用手的勁道或整脊槍來治療，因依據理論的不同而有不同的效果，加上各派整脊手法不盡相同，鑑於常常有整脊後受傷的案例發生，或者整脊後馬上又恢復原狀的情況，衛生署已正式行文規定，整脊必須由醫師親自操作，但業者仍多置之不理；不幸的是，業者的吹噓、誇大，造成大眾對整脊有神話般的期待。我認爲：任何一種醫療方式均有其限制，於是我便結合數派的整脊手法，配合西醫脊椎、韌帶、肌肉的解剖學原理，自創一套不會令患者緊張害怕，卻有療效的整脊手法。

改變尿療法操作模式

尿療法從日本傳到台灣，在民間風行數十年，相信的人很多，但因爲對飲用尿液的恐懼與排斥，所以眞正能實踐的人並不多。因爲研發「神農21」的關係，我與電子專業者接觸後，得知所有的物質均可以訊號來表現，更可經由儀器抓出原有物質的訊號，再做出正向或反向的訊號；且可以把訊號放大或縮小，並能決定放大或縮小的倍數，這些都只是電子學中最基本的原理。

於是，我開發了「神農21ET」能量轉換儀，只要將患者的尿液放置在儀器上，不但可取得其正向或反向的訊號，還可把訊號放大或縮小，選擇適合患者的倍數輸入水中，供患者飲用，完全沒有飲用尿液的恐懼，卻保有尿療法的精髓。臨床上，有些患者胸悶、胸痛，只靠飲用尿液能量的轉換水，即能生活得快樂自在。這種訊號轉換的方法，可運用在對食物或藥品過敏的患者，只須把對患者過敏的食物或藥品放置在儀器上，並抓出物質的反向訊號，再決定放大的倍數，就能利用能量轉換的方式，迅速解決其過敏的症狀。

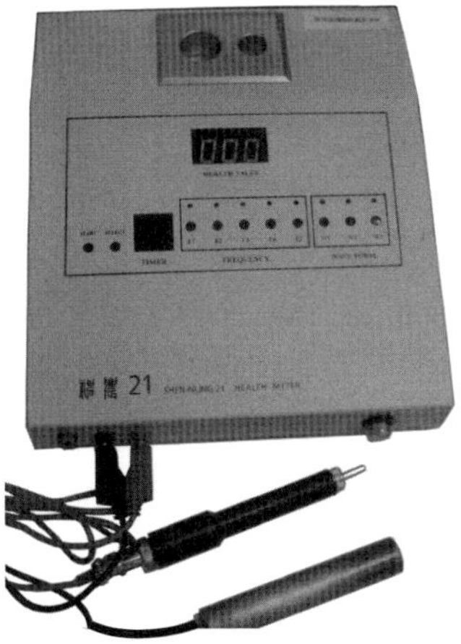

▲神農21

為醫學芳療正名

一位友人轉贈一份股東會紀念品給我，是裝有薄荷與香茅兩瓶精油的小禮盒，說是對提神與防蟲有很好的效果。但經過我用傅爾電針測試，發現薄荷爲大多數人所接受，而香茅則否，也許與該香茅精油的製造方法有很大的關係，但無從得知。這瓶薄荷精油使用起來，對鬆弛肌肉的效果之佳令我十分訝異！遂引起我對芳香療法莫大的興趣。

透過友人的介紹，我到某家精油公司買了一堆精油回家，運用傅爾電針與不同的患者做比對，把精油依中醫五行基本理論歸經，並與中醫「氣行則血行」的概念結合，調配了第一代的五行精油。臨床使用在不同疾病症狀的患者身上，得到很好的效果，我因而列出各種五行精油可治療的症狀項目。不過，雖然五行精油可以分別治療某些疾病與症狀，但我仍深感惶恐，不知如此運用是否正確？於是，我做了一連串試驗：把瓶子遮住，只讓患者運用嗅覺去選擇最喜愛的精油味道，再比對患者的症狀，觀察與我所列的精油主治項目是否相同？結果令我非常雀躍，因爲——「我們對了！」

之後，我又運用中醫五行生剋的原理，調配第二代的五行精油，效果比第一代更爲卓越。因爲我調配不同功能的精油能達到指定經脈的位置，重複使用在不同患者身上，均可達到相同指定的療效；爲了與市面上無法辨認眞僞的精油與芳香療法區分，我將之定名爲「醫學芳療」。後來我更將醫學芳療與中醫經絡的概念結合，不同經脈的精油用在正確的經脈時會有加乘的功效，即使用在其他的經脈也很容易看見效果，更讓我深信五臟六腑之間的關聯，絕不是主流醫學所主張的那麼簡單。我想，我對醫療知識充滿合理的懷疑，小心且仔細地求證，結果均能得到合理的答案並使患者受惠；只能說，在醫療行爲上我實在受到上天許多的眷顧，不論是我或是被治癒的患者，都應心存感恩。

善用荷爾蒙療法

美國因爲使用女性荷爾蒙治療停經與更年期，造成癌症比例提高，因而停止所有荷爾蒙與更年期關係的研究，使得更年期女性使用荷爾蒙的比例大量降低。雖然有植物性荷爾蒙——大豆異黃酮可稍做替代，但我仍認為這是因噎廢食，令人非常遺憾。因為人在衰老的過程中，無論生長激素，或是男性、女性荷爾蒙、甲狀腺素……等分泌都是遞減的，所以補充各類荷爾蒙有其必要性，只是在量的拿捏上是絕對專業的。

事實上，生長激素一直是現代主流醫學抗衰老的主力，但普遍被濫用，甚為可惜。加上西醫是門「統計學」，因為每個人的體質差異甚大，體內荷爾蒙的濃度差異甚大，若依照「平均正常值」套用在每位女性身上，為其補充荷爾蒙是危險的。所以正確的態度應是：考量更年期患者的各項特徵，如年齡、體重、飲食習慣……等，來決定可使用多少劑量的女性荷爾蒙。我們應該找出因使用女性荷爾蒙而造成癌症比例增高或「不適用」的族群，停止以女性荷爾蒙來治療其更年期的症狀；而不應該以女性發生癌症比例提高為由，不顧患者更年期症狀的痛苦，而終止其使用女性荷爾蒙。其實，如果能配合使用傳爾電針檢測患者所需的荷爾蒙種類與劑量，那就更準確無誤了。

讓埋線減肥法更安全

時至今日，減肥仍是全民運動，多少患者服用了不恰當的減肥藥物，而死於心臟病、腎衰竭或肺部纖維化。其實眾所周知，減肥最好的方法唯有少吃、多運動，少數病態肥胖則須藥物治療。但大多數人的痛苦多在於美觀與否或局部的肥胖，因此我們運用中醫穴道的基本理論，實施「埋線療法」，運用人體可吸收的線材，如手術縫合所用的羊腸線，依據患者肥胖的部位與成因，將線埋入對應的穴道中，促進內分泌與新陳代謝，來達到減肥的目的。

每一次埋線約可維持一至兩週，可說是目前為止幾乎沒有副作用的減肥方法。但「埋線療法」所要面對的問題是：一、埋線所產生的痛；二、埋線可能造成的感染；三、如何加強穴道刺激來增加療效。此時，主流醫學就是改善這些問題的利器！只要把線浸泡在適當的藥物中，即可解決以上的問題。埋線的位置——穴道，是中醫的範疇；浸泡的藥物與埋入的線材，則是屬於西醫的範疇，這也是最標準的中西醫整合療法。

用大腸水療做保健

從小我就是個腸躁症的小孩，只要緊張，就想上廁所、拉肚子，另外還有蕁麻疹、咳嗽、過敏性鼻炎……等毛病，直到後來高血壓、心肌梗塞，才領悟到這些都是「火剋金」的疾病。前幾年，一位醫師朋友問我是否有興趣朝大腸水療做研究，並帶我去體驗。當時去的那家大腸水療館用的是「細管」，藉由無菌的細管將純淨水引入肛門，利用水壓緩慢的撐開腸道、清除宿便。約時一個鐘頭後，當我步出大腸水療館時，感覺好似經歷了三溫暖擦背、蒸氣、烤箱的過程一樣，「每個毛細孔都在呼吸」。

處理我的大腸之後，為什麼全身的毛細孔竟有這般舒暢的感受呢？略微思考，即頓悟中醫所說「肺與大腸為表裡經，肺主皮毛」之道理，也讓我對大腸水療產生了莫大的興趣；因此當我自己開設診所後，便把「大腸水療」列為重要的輔助療法之一。我的母親由於罹患巴金森氏症，嘴巴會不由自主的咀嚼，經過神經內科醫師的治療一直效果不佳，卻在進行第一次大腸水療之後，不由自主咀嚼的問題至今尚未再出現過。我的父親也有腸躁症的問題，只要一吃食物就想上廁所，而且大便都不成形；經過幾次大腸水療後，症狀也都改善了，因此大腸水療也成為我與家人例行的保健療法之一。

促成螯合療法合法化

家族遺傳以及環境汙染日益嚴重的影響，我得了心肌梗塞。上天在懲罰我的同時也給了功課，讓我重新領悟人生。雖然我在毫無選擇的情況下被裝了支架，但也讓我充分了解人體的奧祕，更領悟疾病絕不是一、兩個因素所造成，即使已自認爲學了夠多的另類醫學醫療方法，可是掛一漏萬，仍恐造成無可挽回的傷害。我深信這是老天再給我學習另一種醫療方式的機會，因此加強了我日後研究「螯合療法」的強烈意願。

我屢次出國向國外螯合療法臨床經驗豐富的醫師請益，並全盤了解藥物使用的時機、方法及副作用的預防與處理等等。曾有一位醫師，因其一生錯誤的生活方式與飲食習慣，造成數次心肌梗塞等重大心血管疾病及嚴重的肝硬化，但仍可以「螯合療法」對自己做救命的治療；而且仗著「螯合療法」，仍不改其一生錯誤的生活方式與飲食習慣，至今看來仍快樂的活著。雖然這不是一個很好的示範，但對醫學統計而言，他算是一個對照組。

前述種種，讓我深覺在科技進步的現今與未來，我們無法避免環境汙染所造成的文明病，勢必讓「螯合療法」成爲二十一世紀日益需要的醫療方法。可喜的是，因爲我和一群醫師的努力，已讓EDTA在台灣合法製造；「螯合療法」正式登陸台灣，造福廣大的群眾（詳盡的另類療法介紹，請詳閱第二章）。

先進國家的另類醫學

西元一九九八年成立的美國「國家輔助及另類醫學中心」（National Center for Complementary and Alternative Medicine, NCCAM）將輔助及另類醫學畫分為五個範疇：

- 另類醫學（Alternative Medicine）：泛指有完整理論基礎及臨床實務的醫學，如中醫、順勢醫學及印度醫學等；我在臨床上採用的是中醫、螯合療法、營養療法、內分泌平衡療法（荷爾蒙取代療法HRT）、針灸、大腸水療與順勢療法等。
- 身心療法（Mind-body Intervention）：泛指促進心靈能力的療法，如藝術療法、祈禱等；我在臨床上採用花精療法、醫學芳療等。

‧生物療法（Biologically based Therapy）：泛指利用自然界的物質，如草藥及健康食品等；我在臨床上採用生機飲食、過敏食物篩選、酵素療法，並研發靈芝、當歸、五行酵素……等與預防保健相關的食品。

‧操作及身體療法（Manipulative and Body-based Methods）：泛指用手或移動身體的操作治療，如整骨及按摩；我在臨床上採用整脊、醫學芳香療法等。

‧能量療法（Energy Therapy）：分為兩類型，一為生物場療法，利用能量來治療，如氣功及靈氣；我在臨床上研究開發汰惡（Diode），運用在能量醫療；二為生物電磁場療法，如磁療；我在臨床上採用傅爾電針、能量轉換（尿）療法、低頻療法、磁玉色三合一療法等。

主流醫學v.s.另類醫學

如果說「傅爾電針」引領我跨進另類醫學的大門，那麼哥哥及父親的例子，便是堅定我往這條道路走下去的信念；即使前方茫茫路遙，亦無怨無悔。

親身印證另類醫學奧妙

不知道該說幸或不幸？當我想要鑽研一門學問的時候，自己或家人的病痛總剛好是我「實驗」的機會。雖然親人生病實非我所願，可是若不是在我參加傅爾電針班的時候，有自己的親身經歷作為實證，我可能仍對另類醫學抱持著半信半疑的態度；而哥哥和父親的例子，更在在讓我印證了另類醫學的奧妙之處。

治好久咳不癒的痼疾

我哥哥長久以來一直有咳嗽的毛病，怎麼治也治不好，咳得厲害時，只有用鎮咳抑制劑來緩解症狀。為了找出他咳嗽的病因，也為再次證實老師所謂能量醫學的功效，我便帶他去找鍾傑教授做檢測。

檢測的結果，鍾傑教授決定使用順勢療法的訊號針劑來治療我哥哥久咳不癒的問題。沒想到看過許多醫師、嘗試過許多藥物仍未見效的惱人咳嗽，在使用順勢療法針劑後，居然有了顯著的改善。我大嫂的骨盆腔發炎，痛得連腰都直不起來，也是用順勢療法的針劑，隔天就不痛了。種種實例，讓我對能量醫學更具信心。

走過溶血性貧血陰霾

民國八十一年，我哥哥覺得身體不舒服，並且出現「黃疸」現象。因為自己的親戚在高雄某醫學中心任職，所以就近檢查，抽血發現血色素只有六．五左右（正常男性的血色素值應為十四至十八）。

當時該中心的感染科抽血診斷，我哥哥是「德國麻疹」所造成的「溶血性貧血」，但是並沒有典型的德國麻疹症狀，譬如淋巴結腫大及發疹等等。主任醫師是自家親戚，我們當然信任並聽從其治療，可是經過一段時日之後並無起色，於是在家人的商議下，將哥哥轉往台北同一個醫學中心診治。

接下來一個月的時間裡，我陪著他在各醫師的建議下，周轉於腸胃科、感染科、血液科檢查，但皆找不到確切的病因。既然說他是溶血性貧血，我們就把他的血液送到馬偕醫院給血庫資訊實驗室主任林媽利教授確認。林教授在血液方面是權威，他卻告訴我們：「看起來還好，應該沒有什麼大問題。」

但檢測我哥哥的血色素卻始終在三至六之間徘徊，連正常値的一半都不到，我們卻無法採取任何有效的治療，只能眼看他持續的虛弱而無能爲力。

後來，台北這個醫學中心主治醫師表示，我哥哥有脾臟腫大的現象，雖然並非嚴重到須以手術切除的地步，但曾經有一位「地中海型貧血」患者的狀況跟我哥哥「很類似」，當他把脾臟切除之後，地中海型貧血造成血色素過低的症狀便痊癒了；因此他也建議我哥哥做同樣的脾臟切除術，「或許」他的溶血性貧血便會不藥而癒！

雖然脾臟切除在主流醫學是一個常見的手術，也不見得會有很大的後遺症。但在中醫理論中，脾臟肩負著血液過濾與清潔的功能，脾臟切除，身體的免疫功能將大受影響。我們全家都認爲「切除脾臟」這件事非同小可，且覺得這兩個月來醫院的診治並沒有達到解除病痛的目的，遂決定不拿生命當賭注，由哥哥親自簽署自動出院書並離開了醫院。

在西醫的診治下，我哥哥除了切除脾臟一途，似已走投無路。於是我運用「傅爾電針」替哥哥檢測，並用維他命療法及中藥來調理他的身體，竟出現令人欣喜的結果——在未輸血的情況下，血色素在短短三週內就回復到十三，簡直是「不可能的奇蹟」！因爲在過去的醫學經驗裡，未輸血時，血色素要從六上升到十三，起碼需時三個月以上，而且還需要兩大條件的配合：一、致病原因要消失；二、營養足夠使身體能合成血色素。可是我只用維他命和中藥，在三週裡就讓它上升了，這實在是一個令我很振奮的結果。

遏止白血球異常發展

同年，我七十四歲的父親，歷經四十一歲中風、中年數次胃出血，和年輕時車禍造成的重聽，以及年紀大的各項老人病，本來已經很習慣與疾病爲伍，可是他有一陣子突然感到累、疲勞、倦怠，身體很不舒服，我便帶他去驗血；當時的檢驗科重驗我父親的血達三次之多，才敢用電話告訴我，出現了不正常的白血球，比例超過15％，代表免疫功能有問題。

依我父親當時的狀況叫做Pre-cancer（癌症前期），如果不正常的白血球比例過高，就是血癌了。可是我同樣運用傅爾電針替我父親檢測，並用點滴大量補充身體所需的維他命C和B群，配合中藥調養約一個星期，再去抽血檢查時，白血球已經回復正常的數值，而且他的精神體力也變好了。

家人實例堅定信心

經歷我自己、兄長以及父親的例子，不由得讓我對「傅爾電針」、「維他命療法」及「中醫療法」、「順勢療法」等「另類醫學」產生莫大的興趣，在好奇心和一股執著的推動下，最終建立了信心。因爲希望讓自己和家人的身體健康起來，所以我以滿載的動力去了解新的學問，包括「日本漢方醫學」、「磁療」、「酵素療法」、「花精療法」、「醫學芳香療法」、「中醫藥」以及「螯合療法」等等，並且綜合運用在我的臨床醫療中，得到相當顯著的成效。

主流與另類關係微妙

肯定主流醫學的價值

你可能會問我，爲什麼「另類療法」如此有效，我還要讓我哥哥跟父親花時間去主流醫學走一遭，好似徒勞無功之後，才著手爲他們治療？

我是接受主流醫學、西醫教育而成的專業醫師，即便我從事另類醫學近二十年，我仍肯定主流醫學的價值；因爲沒有任何一種醫療方法是萬能的。但是任何一種醫療方法都有其獨到之處——"Nothing is everything! Everything can be something!"所以「如何整合主流醫學與各種不同的另類醫學方法」運用在臨床醫療上，幫助患者在接受治療時，能夠得到更完整的照護，是身爲醫師的我們一生所應該努力追求的目標。

另類醫學的定義——Another Choice

另類醫學也是一樣，從英文來看Complementary and Alternative Medicine（簡稱CAM），照字面上翻譯成中文是「補充的、替代的」醫學，係指主流醫學外之各種輔助及替代性療法；它或者不能稱爲醫學的主流，但它是患者「另外」一些醫療方法選擇的「類群」（Another Choice，另一種選擇），故我認爲「另類醫學」是最恰當的翻譯方式，美國另類醫學期刊將另類醫學歸納爲四十種不同的醫療方式，在我近二十年的臨床經驗體驗，我覺得不同的另類醫學方法間也無法完全相互替代。

另類醫學與主流醫學相輔相成

我不認爲有一種另類醫學可以完全替代主流醫學，而變成醫學的主流，但也不能抹殺另類醫學的價值，至少它是主流醫學非常好的輔助工具。當主流醫學出現限制的時候，另類醫學可以去彌補它的不足；相對地，在另類醫學也經常出現醫療的盲點時，當然更需要主流醫學的幫助。美國醫學院近二、三十年來便是基於這樣的立場來研究、強調另類醫學對主流醫學的幫助，將近80%的醫學院都開有不同類別的另類醫學課程，並爲學生之必修，可見得它的醫學價值是被肯定的。

互助互補才有未來

經過我近二十年的研究之後，共整合出十幾種的另類醫學，並成立「中華民國另類醫學醫學會」，我們慎選會員，不希望因為另類醫學尚無明確法律規範，而做不道德的宣傳與治療，因此規定會員必須是中華民國衛生署認定的中、西、牙醫師，來避免「以商行醫」的惡質文化，畢竟醫師的執照取得不易，為了愛惜羽毛，必會有所節制。

這些另類醫學，坦白說幾乎都是在家人不舒服的情況下去研究開發出來的，因此全都是在我自己，或家人身上親身經歷、體驗，並確定有效的醫學治療方式，之後再擴大使用於親近友人與他們的親友。當這些病患罹患的疾病在主流醫學無療效而走投無路時，我們一再運用另類醫學給予他們意想不到的幫助。

我所採用的另類醫學項目，都是經過國內外專業醫學書籍、期刊發表，載明它們的基本理論及使用方式，並確定有療效的另類醫學項目。我才會開始運用這些醫療項目，醫治在主流醫學遇到瓶頸或有嚴重副作用的患者。是故「主流醫學」和「另類醫學」兩者之間的互助、互補，讓每一位病患在某一種醫療方式失敗或遭遇困境時，都有絕對的權利轉而尋求另一種醫療方式，這就是我所謂的「醫療選擇權」。

己所不欲，勿施於人

通常醫師在醫學上研究一種新的治療方式時，多半經由動物→人體實驗，在完全清楚其學理根據，並確定對「大部分」的人有效之後，也許只在患者身上看到一點點副作用，他就不敢用在自己身上。所以臨床上，我常碰到醫師用了許多類固醇、抗生素在患者身上，但自己的孩子生病了卻不願意用，這種方式是錯誤的，也是我不能苟同的。一則因類固醇和抗生素在適當的時機，以正確的種類與劑量，對病情的確有很大的幫助；二則「己所不欲，怎施於人」哪！

請別誤會另類醫學

可惜的是，在台灣的另類醫學大多由「非醫師」在執行，只重視商業行爲的過度包裝，而不注重另類醫學的本質；尤有甚者，根本只是「號稱」另類醫學的一個醫療項目，完全不知其內容爲何，就打著旗號招搖撞騙，因此累積了許多負面的大衆觀感。但如此因噎廢食是可惜的！因爲另類醫學能經過一、兩百年甚至數千年的淬鍊，必然有其統計學上成功的意義，若是不對的學問，早就被淘汰了，何以流傳至今？只是許多另類醫學引進台灣，經常被商人「只」做了「商業化的包裝」，而不去探討另類醫學的本質，才造成非常大的謬誤。

譬如營養療法（Nutritional Medicine）或飲食療法（Diet），都是另類醫學中很好的治療方式，可是在台灣卻被包裝成不同的商品，甚至提倡「只要某一個醫療方式或某一個商品，就可以治好所有的疾病」，並否認其他的治療方法，這是以偏概全、可怕的商業行爲。由於不是由專業醫師來領導，因而已經爲另類醫學帶來「汙名化」的嚴重傷害，更讓我在早期另類醫學的路途上遭人恥笑，並充滿「披荊斬棘」的艱辛和困難。

我與螯合療法

當我被宣判為急性心肌梗塞、須安裝支架時，「震驚」二字不足以形容我當時的心情；事後我將之轉化為研究「螯合療法」的動力，並期望有更多人了解並從中受惠。

心肌梗塞突襲而來

民國九十年納莉颱風前夕，我突然感到後背疼痛，痛到無法忍受，於是就近在中南部某個宗教團體所成立的醫學中心分院掛急診就醫。當天做完一般例行性檢查之後，疼痛好像減輕了許多，醫師宣布「沒事」，便讓我離院回家。可是颱風當天清晨，我的背又痛了起來，而且有越發嚴重之勢，我便又趕往該醫學中心分院，要求做進一步的檢查。

躺在急診室的病床上，我痛得坐立難安，怎麼躺都不對，心情煩躁不已，可恨自己是個醫師也無計可施。終於，心臟科主任拿著病歷和檢查報告站在我的床頭無情地宣布：「你是急性心肌梗塞發作，需要緊急自費裝置心血管支架。」

我非常驚訝！在這之前，我從來不知道自己有心臟方面的毛病，而且我又從事另類醫學那麼多年，竟然被告知爲心肌梗塞？但在那樣的疼痛下，我根本沒有多餘思考的能力，不得不同意手術，裝了一根支架在身體裡面。

在那之前不久，我還在醫院做過全身性的健康檢查，全部的檢查報告都是「正常」，而且當時住院期間所有的檢查也都是正常。我與該醫師討論自己心肌梗塞的成因，他只淡淡的告訴我，這都是「基因」造成的。

忽略身體的警訊

光用「基因」兩字實在無法說服我。事後，我開始研究自己爲什麼會心肌梗塞發作，分析起來有三個原因：第一，我父親四十一歲就中風、高血壓，而我三十出頭便開始血壓高，當然是心臟病的好發族群，也就是心臟科醫師所說的「基因」；第二，心肌梗塞發作前，連續有近一年時間，因爲不同的事件造成情緒起伏相當嚴重；第三，低氣壓、颱風的影響。難道這就是我心肌梗塞發作的所有原因嗎？

從來我都忽略了身體給我的警訊，譬如：我經常感到胸悶、喘不過氣；偶爾，晚上睡覺睡到一半會需要坐起來，因爲「吸不到空氣」；有一次在美國飛機的正常航行上，我竟然必須使用氧氣和急救箱來幫助正常呼吸。還有發病前半年，我的眼睛結膜都充滿血絲……我跟所有患者一樣，都沒有警覺到那些是心臟病的前兆，直到急診室告訴我「你得裝支架」爲止，才察覺事情的嚴重性；但身處急診室，即便我是個專業醫師，也只能任人擺布。

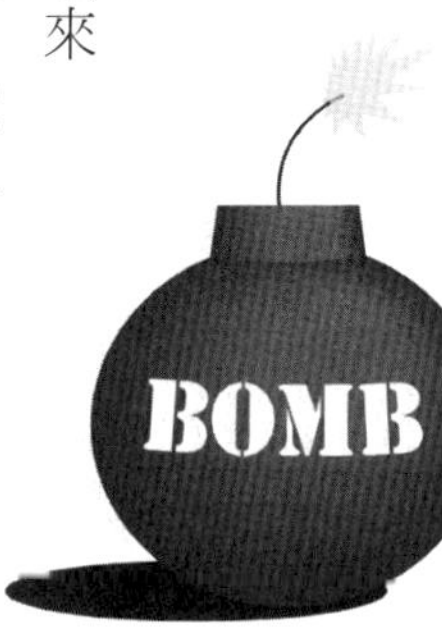

▲許多人皆忽略了身體發出的警訊

人體重大疾病成因

人體重大疾病的產生必然有以下幾個原因：

1.基因遺傳：因為基因是決定器官疾病種類的最大原因，遺傳正如同一個炮彈殼放在被基因影響的器官。

2.有毒重金屬的傷害：有毒重金屬累積量越大，正如同炮彈殼中的火藥量越多。

3.情緒與不正常的低氣壓：這些就是炮彈的引信，也就是自己和外界會單獨或共同造成炮彈引信的誘發。

如果某個人身體的某部分比較虛弱，情緒、天氣和季節對人體就有很大的影響，所以情緒管理是非常重要的；而寒流來襲和某些不正常的天氣，如三月雪、十月颱等這些不正常的低氣壓時，要特別預防中風、心肌梗塞、胃出血等疾病。颱風跟寒流一樣，都屬於「低氣壓」的一種，每當這些時節，救護車穿梭奔馳的聲音就特別多，請各位此時要多加小心。

基因的改變，只有等待DNA醫學的進步，但情緒的問題，卻是我們可以掌控的。現今台灣人情緒極為不穩定，尤其孩童的情緒管理更差，過動兒普遍存在於兒童不同的年齡階層。中醫理論：「心主神」情緒屬於神志，情緒不穩定表示神志為「躁」，為「心的實症」，在中醫理論多為「心腎不交」，因孕婦水腫，表示腎虛，容易造成「心的實症」，諸如心悸、胸悶、失眠多夢、煩躁不安；此為胎兒心腎不交的主因，胎兒出生後，因而情緒不穩定。多年來，因為產婦嚴重水腫的普遍性，情緒管理不佳普遍存在於各年齡層；無線通訊的進步及電力的普及使用，造成人類生活在高頻的環境中，嚴重影響腦部的發育與生長，也讓現代人情緒管理產生嚴重的問題。

而科技的進步造成有毒重金屬的存在且氾濫於我們的生活空間，如石油、農藥、電池、香菸、預防注射等等，這是一個在主流醫學中既嚴重又難改善的課題，卻是另類醫學中最容易處理的項目，「螯合療法」就是目前最佳的選擇。

無法回頭的支架手術

一旦裝上支架，便再也無法取出；二者，根據醫學文獻報告，支架使用的復發率是20%（醫學上承認的，往往是「保守估計」，表示實際上的復發率經常大於20%）；因此，臨床上經常看到裝了一根支架之後，約每隔半年至一年還須再裝支架的病例，李登輝先生就是最好的例子。難道，我未來的生命就要在進出醫院、重複安裝支架中度過嗎？

事隔兩年，我才發現裝支架可以由健保局給付，但是，根據健保局給我的答覆，依我當時的情況，並不符合健保給付的標準；也就是說，我的情況並沒有嚴重到必須裝支架。

我認為任何一種疾病，醫師在做治療前，都應考慮治療若有「不可回復性及侵入性」，便該先考處患者的病情、發作次數及發作病史、年齡、教育程度、醫療專業知識與認知及溝通的程度。令我覺得遺憾的是：病發時我正值四十四歲的壯年，而且是心肌梗塞第一次發作，而且症狀輕微的程度未符合健保給付標準，加上我是有醫療專業背景的醫師，當然應該採取「非侵入性」且「可逆」的治療方式，先給予藥物治療、正確的生活教育，包括飲食、睡眠和運動指導……等；在急性發作時，可先使用心導管手術，再採取「氣球擴張術」來撐開血管，而不是很急切的先要我簽字自費裝支架。如今，一個永遠不能取出的支架放在我的冠狀動脈裡，是一種非常不舒服的感覺與怨懟。

當然，我不願意去揣測醫師的動機，我也不願意相信醫師會爲了獲取某些利益而去幫患者裝一個或許不需要裝的支架。可是，我的確已經在無法違抗的情況下裝了一個支架，而今僅希望這是唯一且最後的一個。

基於「醫學倫理」的考量，我痛定思痛地思考，如何不讓心肌梗塞再度發作、如何不讓同樣的情形再度發生在我身上，也如何不讓同樣的情形發生在別人身上？我開始專心致力於研究如何預防心肌梗塞，以及所有因爲血管硬化所造成的症狀與疾病。

一根支架撐不起一個身體

一根支架，只能撐開一．五公分的血管，試問我們全身幾千英里長的血管，難道只有這一．五公分硬化嗎？如果有這一．五公分的硬化，表示身體內一定有其他部分的血管也有不同程度的硬化；所以治療這一小段的硬化，只是在等待其他部分血管繼續硬化與阻塞，完全沒有預防醫學的意義，只是永遠的「頭痛醫頭，腳痛醫腳」、「塞哪裡，通哪裡」。預防醫學需要改善所有的血管硬化，絕不只是改善一小段血管的硬化而已，此時或許「螯合療法」將會是唯一最佳的選擇，畢竟這是我用生命體驗出來的結果。

硬著頭皮先試再說

事實上，做完心導管和支架手術之後，背上劇烈的疼痛是消失了，但胸悶和吸不到氣的感覺依然存在，這表示我的心臟仍處於「有問題」的狀態。在醫療同儕的建議下，我嘗試了「胸腺素療法」、「生長激素療法」……它們都「號稱」可以治療心臟病，但我親身實驗的結果，效果不彰，我仍然覺得悶，經常不自覺的深呼吸。突然，我想起了「螯合療法」。

其實我很早就知道螯合療法，它主要的藥物是EDTA（乙二胺四乙酸）。因爲我進入醫學界學習的過程中，就知道EDTA是檢驗科用來作爲血液檢體的抗凝血劑，因此我始終將它歸類於工業化工用途，實在很難接受把這樣一個東西打進身體裡面。數年前，我聽過很多同業，在給患者施打EDTA的時候產生了一些副作用，因此我一直滿排斥它，更別說去接受它了。

但今非昔比，不入虎穴焉得虎子！我拜託朋友在國外幫我買了一盒螯合療法的藥劑，我便開始在自己身上做靜脈注射。咦！打了五、六次之後，我發現自己的胸悶改善了，並且不再疼痛，呼吸順暢了，精神變好了，體力較之前亦充沛許多。我想證實自己的情況的確好轉，便前往台南一家醫學中心的心臟科做檢查。心電圖及心臟超音波都表示我的心肌正常，因此我改變了對EDTA原有的態度，初步認爲螯合療法對心肌梗塞等心臟病的確是有效的。

因爲我同時使用了許多營養素如維他命、胺基酸、礦物質、稀有元素……等，或許陰錯陽差提供了我心臟中原有的幹細胞所需要的養分，分化成心肌細胞，修補我因心肌梗塞受損的心臟，這些年來，我持續追蹤並接受心電圖及心臟超音波檢查，都顯示我心肌已恢復健康。

受損心臟有機會好起來

台北榮總與台大醫院於民國九十七年五月十日舉辦兩院教學研究成果發表會，台北榮總教研部李光中醫師與台大醫院心臟外科王水深醫師合作研究心臟幹細胞，由心臟移植手術取下的心臟組織中，成功培養出心肌幹細胞。研究發現，心臟組織中確有分化成心肌的幹細胞，經由取下心臟移植病人損壞的心臟中仍然良好的組織，進行組織細胞分離與培養，發現心臟組織在純化後的心肌幹細胞經引導分化後，心肌幹細胞會增加，證實可促使心肌細胞再生。

近年來，已有氣球擴張手術、心臟支架手術、冠狀動脈繞道手術與溶血栓藥物，這些方法主要是避免冠狀動脈再次阻塞，都以促進循環爲目的，但是對於受損及壞死的心肌細胞，則無法挽救回來，而衍生出「用幹細胞培養心肌細胞，然後植回心臟」等細胞治療概念。以往已有學者讓骨髓或周邊血的幹細胞分化爲心肌細胞，並種回心臟且成功長出心肌，但研究發現，這些細胞會不正常發電，導致心律不整，故才研究直接由心臟組織中的幹細胞，用藥物培養使其分化出心肌細胞，壞死的心肌即可自行再生。

因此，若能證實心肌幹細胞的確有修補與再生的功能，促使心肌細胞再生，將可提供心肌細胞治療，以治療諸如心肌梗塞、病毒性心肌炎……等缺氧性心肌疾病，以及因心肌壞死所造成的心臟病變，諸如：心室肥大、鬱血性心衰竭……等，而提升患者生活品質與延長壽命。

由此可知，雖然幹細胞可經由不同的培養基培養出不同的組織細胞，再注入回人體，長出新的組織，但功能未必正常，即使由原組織的幹細胞培養出組織細胞，注入回人體內，仍有許多變數須克服或尚未被了解，我們認爲如果能依照培養基比例中的營養素，將這些所需的營養素直接注入人體，供應原組織內的幹細胞養分，刺激幹細胞分化、再生，而達到就地修復組織，恢復器官功能，此稱之爲「幹細胞理論療法」。從此研究中，讓我們對「幹細胞理論療法」更深具信心。「對的事情，是要堅持的」，這是我在從事與研究「臨床另類醫學」中所秉持的一貫態度。

現代醫學對心臟及心血管的檢查就沒有死角嗎？

許多人常不自覺的深呼吸，胸悶、胸痛、意識到脈搏或心臟強烈跳動……其實都是心血管疾病的前兆，甚而包含膝蓋痛、腳後跟痛都可能與心血管疾病有關，不可不慎！但是在心臟科X光的檢查與肺的檢查都正常之後，心臟科醫師通常會說，這些症狀是因為自律神經失調、焦慮、身心症……等所造成。可惜的是，既然診斷這麼明確，為什麼症狀無法改善與治療？更可惜的是，心肌梗塞95％以上都是在急診室發現，更有人身體完全健康卻猝死，難道現代醫學對心臟及心血管的檢查就沒有死角嗎？

或許我們不能很武斷的說「螯合療法」改善了心血管疾病，但至少可以說「螯合療法」可以改善這些症狀；也就是說，這些症狀可能是因爲體內含過量有毒的重金屬所造成的，就算不是主要原因，相信也是次要原因。因爲經過治療後，很多預期中以及非預期中的症狀，都得到緩解或者消失。至於過量的定義爲何？成大醫院腎臟科研究報告顯示——只要體內有有毒重金屬存在，就有可能產生疾病症狀。所以「螯合療法」不單是治療或改善心血管疾病，也將是未來治療現代疾病的利器。

再見吧！支架

爲了更進一步了解螯合療法，我前往國外向行之有年的醫師請益，並以自己的經驗相互交流。我發現，如果在EDTA中合併使用大量、適量的維他命、胺基酸、礦物質、微量元素和抗氧化劑，可以刺激體內原有「幹細胞」的活化，在受傷的組織器官產生「細胞再生」的反應，對人體不但不會有副作用，反而有加乘的效果。

我深信螯合療法的兩本論述——《再見吧！心臟繞道手術》（*Bypassing Bypass*）以及《永遠的四十歲》（*Forty Something Forever*）中所言：「螯合療法可以幫助我們『預防』和『治療』心肌梗塞，並且具有抗老化的效果。」

螯合療法既然對心臟血管的硬化有改善作用，便同樣地能夠改善全身的動脈硬化，有效遏止相關疾病的發生。這個發現，不但使我的心臟血管免於再受裝支架之苦，更重要的是讓我體力更好，外貌也越來越年輕。我相信螯合療法一定是現代人類最大的福祉，因爲EDTA在台灣一直是一個未經衛生署合法登記申請的藥物，因此我開始積極努力地奔走、申請，終於成功的申請EDTA在台灣製造生產，並且有了衛生署核發的藥品許可證。螯合療法（Chelation Therapy）終於登陸台灣。我們在台灣成立「中華民國螯合療法醫學會」，正式推廣螯合療法，廣爲開設完整的教育訓練課程，訓練專業醫師，並舉辦演講，讓社會大眾都能了解與接受。

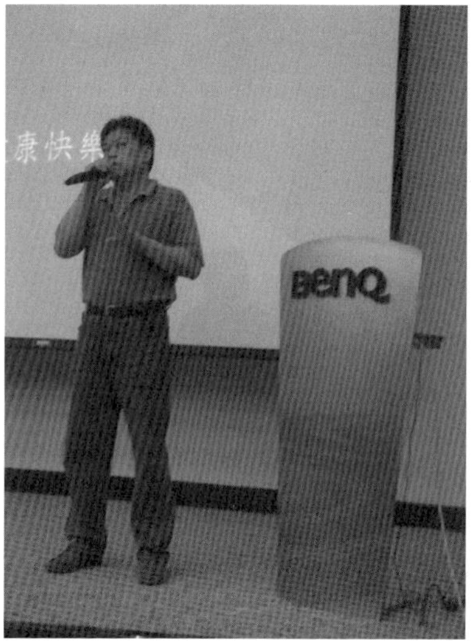

▲「中華民國螯合療法醫學會」已在台灣成立

領路前行的艱辛

我僅靠著一次又一次把主流醫學已放棄治療，或治療成效不彰的病患，化為另類醫學臨床上一個個成功療癒的案例，來支持自己勇敢向前走去。

你醫好過我這樣的人嗎？

民國七十九年我即開始從事另類醫學的治療，但直到現在，仍常有求診患者在主流醫學宣判對他們的病情束手無策時，仍小心翼翼地問我：「劉醫師，你看過我這樣的患者嗎？」甚或是：「你『醫好過』我這樣的患者嗎？」往往我只能回答：「主流醫學中又是怎樣看待您的病情呢？如果實在已無路可走，您再回來找我。」

類似的疑問，始終是我心頭揮之不去的沉重壓力。如果在主流醫學標準的診斷、治療之下，病情未獲得控制或者失敗時，患者通常會善良地歸因於自己病重，而不是醫師治療失敗；或許還會感謝醫師已經盡力，只是無力回天而已。但相同的狀況若發生在另類醫學上，那失敗的責任和各方指責的焦點，將會匯集在另類醫學醫師身上，絕不會有任何一個醫師出來替另類醫學講半句好話，更遑論是廣大的群眾？

當每一個醫師及患者都對另類醫學提出質疑的時候，我所提出的診斷和治療更是「只許成功，不許失敗」的。二十年來孤身走在另類醫學的道路上，雖然老天庇佑，治療結果也都是醫病雙方大多滿意，但是內心的抑鬱實在難以言語。

雙重監控，雙重保障

爲了不希望另類醫學的治療過程與結果招致誤解，每當我接受在主流醫學已走投無路的患者時，我都會請他們在主流醫學繼續接受「治療」與「檢查」，只是主流醫學醫師開立給他們服用的藥物，我會先以「傅爾電針」爲患者檢測，倘若是不適合患者服用的藥物，我就會要求患者停止服用，當治療過一段時間後，看患者的疾病是否進步，不是在我的診所檢查，而是由患者在原來的教學醫院繼續接受原有的檢查項目，由主流醫學醫院醫師對病情做評估，來確認患者是否確有進步。這是一個雙重的監控，也相當於我們診所「寫考卷」，由主流醫學醫院「改考卷」。這是基於主流醫學認同的科學檢查與評估，而不是只以另類醫學的檢查方法作爲評斷的標準而已。這樣的作法是對另類醫學醫師與患者兩者的雙重保障，也是最安全的作法，並足以證明另類醫學是一種公平且有科學根據的「證據醫學」。

每位病患都是我的經典

若要往好的角度想，大衆的質疑，更砥礪我在另類醫學上精益求精。這二十年來，沒有醫療基金會的支持，沒有教育部、衛生署、國科會研究計畫的經費挹注，更沒有醫學中心與學校系所的支援協助，我僅靠著一次又一次把主流醫學已放棄治療，或治療成效不彰的病患，化爲另類醫學臨床上一個個成功療癒的案例，來支持自己勇敢向前走去。

在《*Bypassing Bypass*》這本書中，提到螯合療法在早期是治療basket case（籃子裡的個案，意指手足都被切除），表示已經是「走投無路」的患者，其實將情況延伸放大至另類醫學來看也是一樣。幸運的是，二十年來我們所從事的另類醫療，對於這些窮途末路的患者，至少有70～80％的改善能令醫病雙方滿意；另外20～30％的患者，在我認爲患者恢復或進步的狀況不如預期的時候，便當機立斷地請他回到主流醫學做治療。

行醫多年，我是一個深信緣分的人，當我或許不能給患者一個令雙方滿意且認同的治療時，便不會浪費患者寶貴的時間去摸索和嘗試，而是建議他盡快去尋求更好的治病管道，以免錯失更好的醫治時機。很多時候，往往是患者希望我繼續治療，我們才在互信的基礎下繼續療程。在此特別衷心感謝每一位病患，他們都是我的醫學經典，給予我很多制式教育和書籍中無法汲取到的寶貴經驗。

給自己多一個選擇

不過，我必須很坦白的說，「藥治不死病」，醫學未能治好的疾病，或許只是當時未選對正確的藥物而已；主流醫學如此，另類醫學亦然。那麼，另類醫學的價值又何在？

首先，它提供患者另一種就醫的選擇。當我們在主流醫學裡無法治好，或對治療結果未盡滿意的病情，也許用中醫治得好，用螯合療法治得好，或用醫學芳香療法治得好；但另類醫學也沒有辦法治好天下所有的病——Nothing is everything。同樣道理，在另類醫學裡無法治癒的病，也許用西醫便治得好。因此另類醫學的價值在於「提供人類『醫療多樣化』的選擇」。我曾出版一本書，名為《你的醫療選擇權》，談的就是這種觀點。從另類醫學中找出最正確而適當的方式，來治療「可以被治療」的疾病，提供不同療法與療法使用順序的變化，而達到更佳的治療效果。

其次，另類醫學可以作為患者很好的照護。譬如我們說癌症可以手術或化療，但手術和化療在消滅病原的同時，對於身體及元氣同樣具有強大的殺傷力，此時選對另類醫學的項目，可以將這種傷害降到最低，並且在術後以最快的速度恢復患者的生活品質，讓他的身心都能在最安穩舒適的狀態下休養生息。

而最好的是，它可以在疾病尚未形成之前，防患於未然，即所謂「上醫治未病」。如果我們以「0」來表示健康，而「10」表示疾病的產生，那麼「1～9」之間則代表了不同程度的「症狀」。這些症狀往往是發病的前奏，但主流醫學的現代儀器多半僅能以「0」或「10」，即健康或疾病、正常或

0　1　～　9　10

健康

・代表不同程度的症狀
・代表疾病未生成的黃金時機
・另類醫學是最好的預防醫學

疾病產生

不正常的二分法來做判讀，易忽略「1～9」這段疾病未生成的黃金時機。另類醫學正可補強這個部分，成爲最好的「預防醫學」，爲人類的健康做好把關的動作。

香格里拉其實不遠

過去，台灣可說是另類醫學的處女地，相關資訊的貧乏，臨床研究付之闕如，遠山近樹全是阻擋，於是我只能帶著鐮刀斧頭領路而行。沿途披荊斬棘、築橋造路，憑藉著對另類醫學的熱忱和想提供患者更多醫療選擇機會的決心，好不容易才覓得夢寐以求的香格里拉，並熱切地希望大家可以一同徜徉在這個世外桃源。可是當我興沖沖地想與同儕學者分享這份美好經驗時，多數人卻搖搖頭拒絕我說：「噢！那未免太遠、太辛苦了，那香格里拉不去也罷！我停留在這兒，不也豐衣足食嗎？」

就這樣，二十年踽踽獨行的路上，偶爾有人向我學習另類醫學，想一探它令人驚豔的風貌，遺憾的是迫於現實考量、推動未知的無力，還有無法突破主流醫學僵化的固定思考模式等因素，他們多半又悄悄離開，實在是非常可惜的事情。但我相信他們的心中已種下另類醫學的種子，將會慢慢地在台灣不同的醫學領域裡發芽成長，終有一日能臻至茁壯。

之所以定名爲「另類醫學」，除了顯示其與主流醫學的關係之外，並無孰優孰劣之別，只有「有效與否」之差而已。能將患者治好的醫學，就可謂之爲一門「好」醫學不是嗎？何況自古以來人類就善用各種方法治療疾病，草藥、針灸、推拿，甚至是巫醫靈療，不一而足。身在高科技時代的我們，應認知自己對於世上不能了解的智識還有無數，因此更應該放開心胸、廣納百川，而非劃地自限的唯我獨尊才是。

選擇優良另類醫學診所之考量要項

考量要項	說　明
診所特色	1. 診所是否能提供多元的醫療方法？ 2. 診所是否能提供多元的診斷疾病方法？ 3. 診所是否能提供標本兼治的醫療方法？ 4. 診所醫師是否能依照病患身體疾病與經濟狀況，建議合適的醫療方式？
醫師特質	1. 看診醫師是否擁有我國衛生署核發之醫師執照？ 2. 看診醫師的醫術與療效如何？ 3. 看診醫師的醫德如何？ 4. 看診醫師能否詳細解說病情的因果關係？ 5. 看診醫師能否採用多元的方式提供標本兼治的醫療？ 6. 看診醫師對患者病情的關心程度如何？ 7. 我與這診所醫師的醫病關係是否良好？ 8. 看診醫師過去的資歷背景如何？
護理人員	1. 診所護士是否擁有我國衛生署核發之執照？ 2. 診所護士的服務態度是否親切？ 3. 診所護士衛教是否詳細清楚？ 4. 診所護士是否熟悉護理技術操作？ 5. 診所護士是否能滿足並解答病患的需要與疑問？

中西醫協同戰略

如果一個西醫師從來沒有了解過中醫、沒有使用過中藥，他是否有資格說中醫藥會害人生病、讓人變成尿毒洗腎？中西醫乃至另類醫學又該如何攜手共創醫學界的新里程？

西醫好？還是中醫好？

或許我們曾經在媒體上看到「庸醫誤人」的例子，有時是西醫，有時是中醫，弄得大家生病時無所適從，不知如何是好？甚至兩者還互相攻訐指責，西醫說中醫不好，吃中藥會讓人腎功能壞掉；中醫也說西醫是僞科學，只知治表，不知其本……爲什麼會有這樣的爭論而莫衷一是呢？我認爲是「瞎子摸象」的結果。很多用中藥醫好的人並不會去給西醫看，所以西醫在臨床上看到的都是中醫失敗的案例，指責便由此而起；相同的道理，在西醫失敗的人才會去看中醫，所以中醫亦理所當然的爲西醫下了負面的評論。無論何者，這些都流於「以偏概全」的桎梏之中。

要討論中醫是否有效？第一，必須對「中醫和中藥的學理」有一定程度的了解，還要具備判別其理論是否正確的能力。第二，要考慮「人」的因素，這個中醫師有沒有把中醫學問弄清楚？是不是誤診誤治之後造成失敗的結果？就如同西醫認爲自己具有非常科學的理論基礎，但爲什麼仍然有醫療糾紛的道理，難道因爲少數的失敗，便指稱其理論是錯誤的嗎？我們是不是應該回過頭來檢視和思考一下，是否我們的醫學教育出現了可以改進的盲點和缺失？

不該斷言誰對誰錯

西醫的醫學教育在台灣其實非常完整，但因為西醫多由化學的角度來看待人體，所以某些基本的理論是否正確，値得商榷。相較於西醫，以往中醫醫學教育相對是缺乏而不足的，甚至早期台灣只有中國醫藥學院有中醫系，畢業後由於出路問題，又大多投入西醫的臨床領域中，因此造成受過完整醫學教育的中醫師嚴重不足。西醫也是一樣，即使沒有醫療糾紛，同樣一個學校、同一家醫院培訓完成的醫師，也有醫術好壞的差別。因此除了醫學種類的選擇之外，還須考量「人」的因素，這就是為什麼我們成立「中華民國另類醫學醫學會」，一定要求是衛生署所認可的中、西、牙醫師的原因，我們不希望商業行為與過度的包裝，造成社會大衆對另類醫學的誤解。

任何一個人都不該斷言中醫、中藥是錯的，應該說「這位中醫師」治療「這個患者」的疾病是失敗的。失敗不是錯，失敗有可能是診斷有誤、用藥有誤或藥品成分有誤，或是病情沉痾難返；失敗不表示中醫診斷理論與中藥治療的是非對錯，更不能直下「中藥導致尿毒」這樣斬釘截鐵的結論。因為不吃中藥的人一樣會有尿毒，西醫臨床上控制不良的糖尿病會導致尿毒，乖乖按照醫師指示服藥仍發生尿毒的病例也大有人在；我永遠不會下這樣的結語！就如同我有個朋友在泌尿科服用治療攝護腺肥大的藥物，結果腎功能一直變壞，最後導致尿毒洗腎，我也只能說：「這種治療攝護腺肥大的藥物，或許對其他患者是有效又沒有副作用的藥物，但卻讓這個患者導致尿毒。」而這種令人扼腕的結果，到底是醫藥理論錯？醫師錯？藥錯？還是患者的錯？也許失敗是每個環節串連所造成的結果，但我們絕不可以因此說「西醫是錯的」，或「中醫是錯的」。

中西整合，病患有福氣

既然中、西醫學各有其利弊，如何整合中、西醫學運用在臨床治療患者，身為醫師的人一定要明瞭兩者各自的優缺點，再依照「急則治標，緩則治本」的原則，使用其中一種或合併使用兩種不同的醫療模式，實踐「以患者為中心」的目標，並尋找對患者最有利的醫療方法。

西醫長處在數據科學化

西醫的長處在診斷的數據科學化，多用於急症、表症；缺點在把人切割成一個個不同的器官，且不重視其關聯性。此外，藥物多為單一成分，當成分能對症時，效果明顯，但當成分不能對症時，則立見副作用；就好像一把刀對著關節切下去，方向對了迎刃而解，方向錯了，問題沒解決，還會造成傷害。

中醫長處在經驗法則

中醫的長處在經驗法則，以及把人視為一個小宇宙，並重視臟腑之間的關聯性，強調人身心的整體性。例如：五行生剋的觀念，普遍大量用於命理、風水……等方面上。如果中醫師能夠在臨床上靈活運用該原理，那對疾病的診治將有撥雲見日之效。而中藥為複方，強調「君、臣、佐、使」，各成分之間像是一個相輔相成的團隊。它的優點是攻擊之餘，尚有補給保養的效果，多用於緩症、裡症；缺點在因為不是單一成分，效果有時不是那麼直接、快速。

中、西醫學如何攜手合作，除了官方的政策倡導以及修改法令外，更重要的是，中、西醫師應該各自拋開門戶之見，相互學習對方的優點與長處，來彌補自己的不足。臨床上我們常見有些疾病，醫藥效果與速度遠優於西醫藥，何況有西醫師在抗生素、止痛藥、類固醇的濫用，令人詬病。我絕不反對使用抗生素、止痛藥、類固醇這些藥物，但是我堅決反對濫用這些藥物。如果我們能在中醫藥的領域中尋找可以取代這些藥物，或者減少這些藥物副作用的方法，如治療患者的發燒，我常以中藥的白虎湯來替代西藥的普拿疼，效果更好且不易盜汗。我想這種治療疾病的替代醫療模式，才眞正是病患的福祉。

「標本兼治」的行醫原則

從小我就是個過敏體質的小孩，經常性眨眼、過敏性鼻炎，天氣一變就咳嗽，每一、兩個月就扁桃腺發炎一次，一緊張就拉肚子……初中時，更因蕁麻疹發作，全身紅腫、奇癢無比，而在上課時被送到保健室。慢性結膜炎更是我的「青梅竹馬」，眼科醫師只會開類固醇及消炎的眼藥水給我，所謂「久病成良醫」，日後我還教患者把眼藥水放在冰箱冷藏後冰涼使用，效果更好。

上述這些症狀總是一再重現而無法治癒，而三十歲時，我的血壓即高過一六〇／九〇，四十四歲就得了心肌梗塞；而我的父親四十一歲就中風，在在證實家族上的遺傳，確實對我影響甚鉅。

當然，家族遺傳是造成我毛病眾多很重要的原因之一，但當我在尋找各種另類醫學方法治療我的心肌梗塞時，隨著心臟功能的恢復，漸漸的發現我的鼻子、氣管、眼睛、皮膚、大腸也都逐一地恢復健康；這時候我才頓悟到，這就是中醫「火剋金」的理論。

從小只知道去治療鼻子、氣管、眼睛、皮膚、大腸，卻不知道這些症狀只是其「標」而非其「本」，因此治療效果一直很差。所幸心肌梗塞的發作，讓我了解身體真正病因的「根本」，古書所謂「標本兼治」的精髓，從此深植於自己的腦海與行醫的過程中。我對患者的症狀與疾病懂得用多元角度的觀察，也繼而發現台灣像我這樣「火剋金」的患者實在太多了。所以我真正的希望「為人醫者」應以「標本兼治」的原則，以「人飢己飢，人溺己溺」的同理心，以「良相治國，良醫治病」作為終身職志。

病症觀點中西醫不同

台灣的中醫師分爲幾大派：一是祖傳、家傳，再經過中醫師特考；二是正統中醫學系培訓而成的；另一種則是開放讓西醫修習中醫學分班，簡稱爲「西學中」，可以在兩年的學分完成後，比照中醫系透過中醫檢覈考試，取得中醫師執照；但這個門檻在五、六年前被封閉了。現在若想學中醫，唯有重新考中醫學院一途，如此一來，以往的西醫師無法窺究中醫之原貌，也無法了解什麼叫中醫理論和藥理概念，更無法使用中藥協同西藥治療疾病，當然也會令一些西醫師因而抵制中醫，直接阻礙了中醫的進步，也阻礙了病患與醫師同時能夠了解中西醫整合的優點，甚爲可惜。

無論中醫派別爲何，中醫理論都是將人視爲獨立的整體，人生活在天地之間，受到自然的影響，五臟六腑雖個別運作亦互爲聯繫，其治療是以「全人」的觀點來著手的；而西醫把患者拆成不同的「器官、組織、細胞」，視「病」而非「患者」，因而有非常多統計的數字。我認爲，現代西醫的理論只適合用在「公共衛生」與「流行病學」方面，因爲那完全是以「統計學」來做治療效果評估的標準。

優勢互補更見發展

舉例來說，我遇過一個動完乳癌手術的患者，開刀的醫師告訴她：「妳的腫瘤已經變小了，所以不用做化療。」可是腫瘤科醫師卻說：「希望妳做六次的化療，因爲如果妳不做化療，五年的存活率是60％，但如果妳做化療的話，五年的存活率會提高到74％。」

這位患者已做過兩次化療，腫瘤變小之後才去開刀，可是開刀之後兩位醫師的意見分歧，弄得她不知如何是好。根據西醫的理論來分析：如果她是那60％的人，她可以不要做化療，因爲就算做了化療，她的生活品質和生命長度並沒有什麼不同，甚至還可能對她的身體造成傷害；如果她是願意賭注另外那26%不知未來如何的人，也不需要做化療；換言之，只有其中14%的人需要做化療。問題是，沒有人知道她究竟屬於60%、14%，還是26%的其中之一？

從這個例子我們可以知道，西醫是用「相對科學」的方法來告訴患者是否需要治療。就像我們做成衣的廠商用S、M、L去區分人的大小和尺寸而已；但是對於同樣高度的人，有些是肚腹寬大，有些是瘦高如柴，雖然不盡合身，還勉強可以大一號或小一號來調整，可是醫學上怎容許有那麼多的不合身？醫學是「非常個人化」的科學，兩個「看起來」一模一樣的病，可能因為先天基因的不同，造成疾病的原因就不同，治療的方式更可能完全不同。所以臨床醫學是非常不適合採用統計學來做的，但中醫「以人爲本」、「同病異治，異病同治」的態度和觀念，就能夠補強這一點。

中西醫整合借鏡日本

在日本，西藥和中藥可以開在同一個處方箋上（日本稱中醫爲「漢方醫學」），也就是由同一個醫師在同一個時間、對同一個患者同時處方中藥和西藥，且可同時服用，因爲唯有醫師才能了解西藥和中藥藥物成分究竟會有相乘的效果，或是互相牴觸的效果？

中西藥可否同時服用？

西（中）醫經常對患者說：「你原來服用的中（西）藥，要和我開給您服用的西（中）藥，間隔一至兩小時服用。」真的是如此嗎？

我在臨床醫療中也經常有患者這樣問我：「中、西藥可否同時服用？」

我反問他們：「維他命C（西藥）和橘子（中藥）可否同時吃？」他們回答：「可以。」我再問：「維他命C和壞掉的橘子可否同時吃？」他們回答：「不可以。」我再問：「維他命C和壞掉的橘子可否分開吃？」他們又回答：「不可以。」因為「壞掉的橘子」不可以吃。所以，重點不是中、西藥可同時服用或一定需要分開服用，而是這些中藥或者西藥是不是適合這位患者服用。所以，當醫師在說「中、西藥應否同時或分開服用」時，應該考量的是醫師對另外一類型的藥物種類與療效是否真正的了解，而不是隨口說一句：「中、西藥要間隔一至兩小時服用。」

就像「鋼琴（西樂器）」與「二胡（中樂器）」可否同時演奏，如果鋼琴演奏貝多芬的〈命運交響曲〉，而二胡拉的是〈王昭君〉，當然不可同時演奏；如果「鋼琴」與「二胡」同時演奏〈王昭君〉，當然可以同時演奏。重點是兩者是否演奏相同的曲目，如果各奏各的調，當然兩個樂器不能同時演奏，如果演奏的是同一個曲調，那同時演奏又有何妨？何況多種樂器共同演奏，更能發揮這個曲目的效果。所以，如果中、西藥都是適合這個患者的頻率，此時中、西藥一起服用當然是可以的。何況中、西藥物能互補所短，而我們為患者篩選出的中、西藥都是符合患者身體的頻率，對治療患者疾病也將更為有效。

現階段台灣有很多醫學中心開始實施中西醫聯合門診，也有了會診制度。但一位中醫，當他完全不了解西醫的診斷意義與處方，試問他如何搭配西醫做正確的中醫處方？相對地，若西醫完全不了解中醫的藥物成分和處方，他如何搭配中醫做正確的西醫處方？這關係恰如戰爭中炮兵和步兵之間如果沒有完整的通訊，可能炮兵打到的是自己的步兵，而不是敵人的步兵，雙方之間需要的是「協同」與「配合」，這才叫做「步炮協同作戰」。這就是台灣目前中西醫聯合門診、會診最大的困境。如果中、西醫不能同時開放胸襟，互相再教育與學習，要改善這個困境是很難的，尤其中醫人少，更應大量開放「西學中」，讓西醫了解中醫藥、接受中醫藥、使用中醫藥，才是台灣中西整合醫學能夠走入全世界的方法。可惜的是，長期以來由於台灣醫療保險制度的僵化，在推動中西醫整合的過程中，造成醫療診所各種不同形式的煩擾和困境，影響整合的意願與速度。

以病患為中心才是好醫生

國家衛生研究院院內研究業務處，張前處長曾表示：「中西醫整合，應該由同一個醫師來執行，才不至於在同時使用中西藥時，無法顧及藥物之間互補之功能及單方面藥物不足之處。只是國內同時了解、研究、使用中西藥物的醫師甚少，又礙於法令，同一個醫師不允許同時處方中西藥，造成同時使用中西醫藥物來治療患者的醫師太少，這是我國醫藥上亟須改進的地方。」可喜的是，台灣醫療界已漸漸覺醒。自二〇〇六年起，行政院衛生署開始致力爲傳統醫學與現代醫學搭起溝通對話的橋梁，並舉辦中西醫整合相關議題之論壇，希望能推動中西醫學整合，並提出其合作的具體可行方案；渾沌之際露出了一絲曙光，令人殷切期盼。

「整合醫學」是「整合所有對患者有利的醫療方式，同時用在同一個患者身上」，譬如目前主流醫學對於手術後及癌症末期疼痛的控制，是給予患者低劑量的嗎啡，一次自費定價約五千至八千台幣不等。然而嗎啡的副作用極大，且藥效褪去後的疼痛感會增加，又會影響手術後痊癒的效果；此時若能使用另類醫學中的針灸，或者是醫學芳療、磁療來減輕痛苦，是否遠比使用嗎啡要好？

以我自己爲例，由於車禍造成頸椎嚴重受傷，而實施頸椎椎間盤置換手術，置換頸椎三、四節，四、五節，五、六節共三節，須全身麻醉，手術時間長達八小時，從離開病房到回到病房共十四個小時。回病房後，立刻使用「玉石磁療」於外傷的穴道，另配合中醫經絡理論使用醫學芳療，兩小時後便能排氣，三小時後就拔除導尿管，十分鐘後雖仍有疼痛，但即可自行小便；這便是使用另類醫學來輔助主流醫學最好的例證。

「整合醫學」的概念，無論何種醫療形式，都是「以病患爲中心」的醫療模式。這不單是我的堅持，也是全球醫療界現行的主流價值與努力的方向。

國內外全力推動整合醫學

・行政院衛生署署長侯勝茂於二〇〇六年十月三十一日出版之《傳統醫學與現代醫學對話論壇專輯》的推薦序中指出：「衛生署將二〇〇六年訂為『台灣傳統醫藥成果貢獻國際啟動年』，以期能與國際接軌，另並寬列經費，大力推動現代醫學與傳統醫學之交流，冀能取長補短，以便為中西醫搭起溝通對話的橋梁，達成不論何種醫療形式，均以病患為中心之醫療」。

・二〇〇六年世界衛生日，衛生署發表「通力合作，增進健康」之〈從開啟傳統醫學與現代醫學對話的啟動與機制〉一文中，特別提到自二〇〇四～二〇〇七年，衛生署陸續委託中華醫藥促進基金會執行「落實WHO傳統醫藥與現代醫藥全球策略——中西醫整合全人照顧模式之探索研究」，在過去兩年該計畫已完成七場系列論壇，往後兩年將再舉辦八場。每場次論壇均依不同議題，分別邀請各醫學院中西醫藥界專家學者研究討論，針對中西醫藥術語的異同、台灣中西醫的整合、西醫診斷併用中醫辨證及教育現況等議題展開對話，進而提出具體可行的合作方案。

・世界衛生組織（WHO）於二〇〇二年五月二十六日發表之〈二〇〇二～二〇〇五年傳統醫藥全球策略〉中，建請全球一百八十餘個國家，將傳統醫藥納入該國的醫療政策，並整合於其醫療體系之中。

CHAPTER 2

另類醫學簡介

臨床證實有效的多種另類醫學

進入另類醫學的殿堂已匆匆二十年，本章我將擷取其中十種經我戮力鑽研，並於臨床證實其功效的另類療法，為您做詳細介紹，讓您可以了解另類醫學之奧妙並非玄祕。

美國醫學期刊《另類醫學指引》（*Complementary and Alternative Medicine, CAM*）——歸納了四十種的「另類療法」（Complementary and Alternative Therapies，詳見附錄一），其中包括大眾耳熟能詳的螯合療法、能量醫學、低頻療法、傳統中國醫學（中醫）、針灸、醫學芳療、生機飲食療法、大腸水療，以及維他命營養療法、花精療法、同類療法、色療、磁療、酵素療法、能量轉換療法、整脊……等。其中「中西醫整合療法」在本書中第一章已有詳細的說明，另外可清除體內重金屬汙染的「螯合療法」，則將在本書第三章以專章做整體介紹。本章謹將我在臨床上經常運用的「另類醫學療法」介紹如下。

傅爾電針（EAV）

傅爾電針具有「測」的功能，可測得身體器官變化的情形，同時還具有「療」的效用，由各檢查點「導出」或「導入」能量電位，藉以平衡人體單點電位，達到治療效果。

傅爾電針的發明

幾乎每一個第一次來我診所看病的病人，都對我桌上那部「神農21」感到好奇不已，它是我們所研發的傅爾電針進階版。

傅爾電針屬於「另類醫學」中「能量醫學」（Energy Medicine）的範疇，由西元一九〇九年在德國出生的傅爾醫師（Reinhold Voll）所創。傅爾醫師將人視爲一坨大的電子雲，而將各個器官視爲一坨坨小的電子雲，且均由不同的原子排列所構成，它的電阻是可被

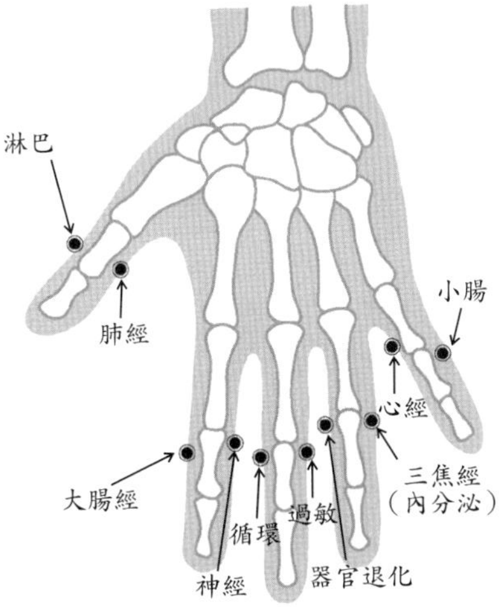

▲左手基本系統檢查點

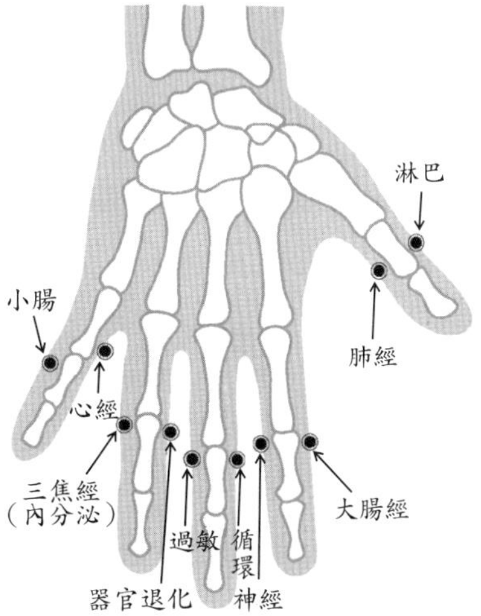

▲右手基本系統檢查點

檢測出來的。由於器官是由原子排列所構成，因此器官本身會形成一個磁場，也可視爲一個波；所以我們可用物理學的方式影響原子排列，改變磁場或波形，而達到治療的效果。

傅爾醫師同時還發現，人體皮膚上有兩百五十多個「器官診斷測量點」，於是設計出最初始的傅爾電針儀器原型，來觀察器官電阻的變化，藉此判斷疾病的方向；而這些測量點，竟與傳統中醫的針灸穴位大致吻合。相異之處唯在於傳統針灸是「只療不測」，完全憑藉醫師的專業經驗爲病人插針治療；而傅爾電針具有「測」的功能，可測得身體器官變化的情形，同時還具有「療」的效用，可藉由電針以低頻「正波」或「負波」，由各檢查點「導出」或「導入」能量電位，藉以平衡人體單點電位，達到治療效果。

被檢測者一手握住儀器所連接出來、沾濕的銅管，一手交給醫師以探測棒輕點

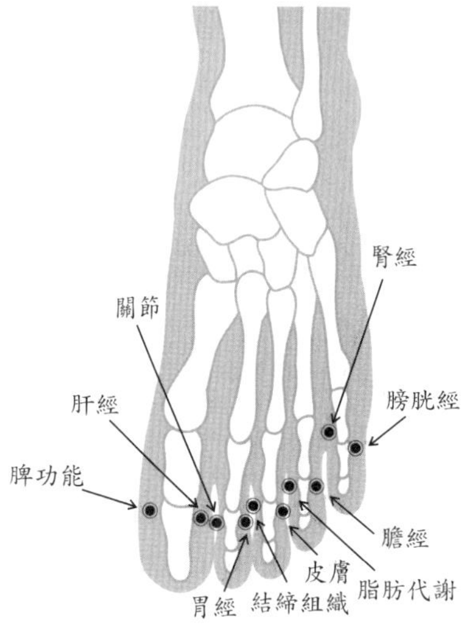

▲左腳基本系統檢查點

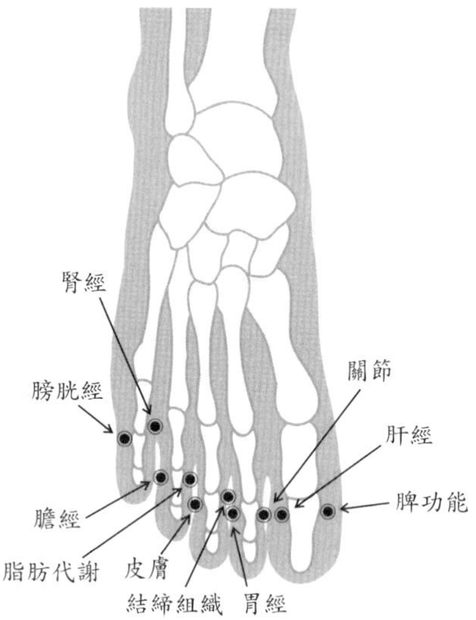

▲右腳基本系統檢查點

手指的檢測點，便可從身體器官組織的電阻變化，來得知身心的現狀或疾病，並篩選適合的藥物種類及劑量。這個原理在於，當微電流流經人體時，會將身體所需的藥物訊息傳遞出來，如果該藥物不被身體所需要，儀器數值會無法平衡；反之，若該藥物被身體所需要，則儀器數值便回到平衡的刻度。

傳爾電針的運用

改變三長兩短診斷方式

爲什麼我會捨棄主流醫學「望聞問切」的流程，而改選用能量醫學來診療病人呢？

相信你我都有這樣的看病經驗：掛了號之後，在候診處經過漫長時間的等待，好不容易被護士叫進了診療室，醫師問：「你哪裡不舒服？」或「請你將症狀描述一遍。」然後醫師便埋頭寫病歷，不一會兒藥就開好了。

現在的看診，很多醫師從頭到尾都是盯著電腦看，以免處方打錯，健保不給付或被罰款；而大多數患者的經歷都是「三長兩短」——掛號、候診、等藥時間長，醫師問診、病人看病時間短。醫病之間的溝通存在很大的落差，甚或是醫師也不能立刻確定其病因爲何，只能用先吃吃看，看服藥後的情況，再決定是否調整藥物的「試藥」方式來處理，造成醫療品質始終無法提升。

因此，當我發現能量醫學能幫我選擇藥物的功效後，我便改變了治病的程序。一般醫師通常是先做診、斷，再做治療，可是我反過來先幫病人設定好一個「藥物測試組」，替病人篩選、過

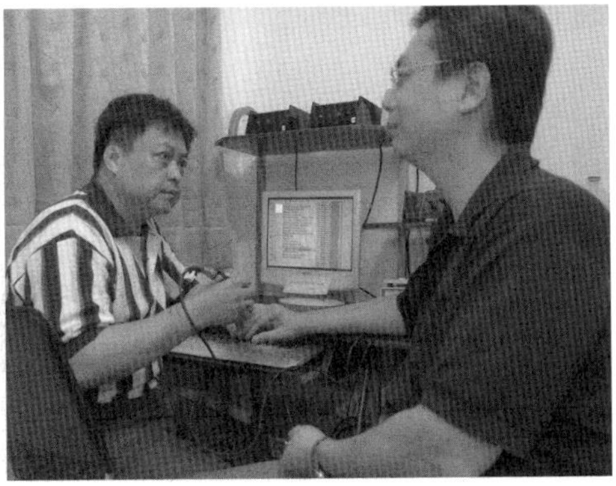

▲使用傳爾電針及順勢療法診斷與治療疾病

濾他所需要的藥物，再從他所需要的藥物，去推論診斷他的症狀是什麼，並與病人做比對。如果比對正確的話，再重新回來看診斷和治療的步驟。

這是一種醫療診斷步驟的改變，也是醫療觀念的改變，但並非完全推翻西醫的診斷方式。如同我們去看病時，醫師常說：「請你將前面醫師開的藥拿給我看看。」醫師即依前一個醫師所開立的藥物，了解病人患的是什麼病，或確認前一個醫師的診斷與治療爲何，作爲診斷處方的參考。傅爾電針可以測量出患者需要的藥物，而醫師則可從測出的藥物中了解患者罹患什麼疾病？有何症狀？我稱這種診斷與治療患者的方法爲「藥物診斷學」。

第一時間選對藥物

醫師對患者的診斷正確，也符合患者的症狀，而後予以開藥，但是爲何服藥後卻未見療效？

一般中醫師在診斷患者疾病時，均以四診：望、聞、問、切，八綱：陰、陽、表、裡、寒、熱、虛、實方式併用；或者運用五行生剋的理論判定，爾後下診斷。不論用什麼理論與治則來下處方，人體的複雜性往往會讓診斷與治療存在變數；而且往往在判定疾病致病因果關係時，因不易確定因果關係而導致治療效果不佳，甚而在疾病誤治、藥物誤開的情況下，疾病會產生變化，導致疾病診斷及治療更加困難。

一般西醫在診斷患者疾病時，早期以問診、聽診、觸診、內診……等物理檢查爲主，輔以一些實驗室的檢查。但現今西醫在診斷時，往往以實驗室、核子醫學、放射線科及一些醫療儀器的檢查爲主，再輔以一些問診，來做診斷與治療。因爲看病時間倉促，聽診、觸診常被省略，問診又不夠仔細，很多患者在描述病情時也不夠精準，或者重點、方向完全錯誤；如果醫師沒有做很細緻的詢問與觀察判定，治療的方向可能完全相反。即便是診斷正確，同性質藥物的種類甚多，如何選擇適合個別患者的藥物種類又是一個難題。所以醫師也只能用經驗累積，來做第一次下處方的依據，等患者回診時再決定是否更改處方，這種醫病行爲模式稱之爲「試誤」（Try and Error）。

我們常常在考慮一個基本邏輯上的問題，以治療消化性潰瘍的幾十種藥物爲例，我們相信，沒有一種治療消化性潰瘍的藥物可以治好所有消化性潰瘍的患者；但我們也相信，每一種治療消化性潰瘍的藥物都可以治療消化性潰瘍，否則它就不會上市。這時候最困難的，就是在哪一個患者身上要選擇哪一種藥物，對他既有效又沒有副作用。

用錯藥物絕對不是「白吃藥物」而已，而是吃了一種「有副作用的藥物」；更糟的是，錯誤的治療有可能讓病情變化，而不再是原有的疾病，這種情況在中醫稱爲誤治，誤治後病情必會變症。所以只有在第一時間選對藥物，才是治療疾病最有效的方法。

藥物診斷雙重保障

此時，我們在治療與診斷上研發了一種方法，稱之爲「藥物診斷學」。何謂「藥物診斷學」？即運用傅爾電針可檢測出有效藥物種類與劑量的原理，我們設計出一套治療人體五臟六腑疾病的基本藥物，先與患者比對出適合的藥物群，依據每一種藥物的主治功能，分析患者疾病的症狀，再來下診斷。

例如一個患者若適合消化性潰瘍的藥物，那他就有可能罹患消化性潰瘍；一個患者若適合降血壓的藥物，那他就有可能罹患了高血壓；而一個患者若適合降血糖的藥物，那他就有可能罹患了糖尿病。綜觀所有藥物的主治功能及副作用，來評估

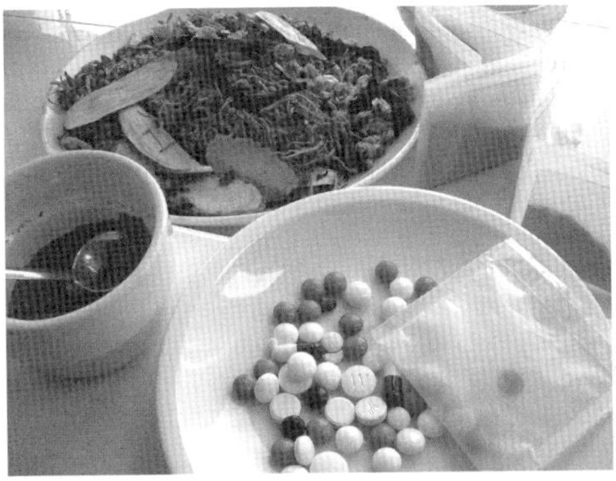

▲傅爾電針可在第一時間為患者挑選出最適合的藥物

患者疾病的狀況，依此作爲初步的診斷與治療處方。

很多人會質疑，那不是只要學會傳爾電針，不必學醫也可以當醫師了嗎？當然不對！如果沒有醫師診斷與治療的專業知識，只靠傳爾電針的檢測就下診斷與治療，是非常危險的。因爲個人測量技術的精準度，會造成檢測結果的誤差，而存在於患者的各種變數，例如：嚴重重金屬的汙染、常食用保麗龍便當盒的食品……等，也會造成檢測的誤差。我甚至看過有人爲了要銷售產品，便以作弊方式控制檢測值。所以，我個人僅將檢測結果列爲診治的參考。當然，醫療技術越精準，可信度越高。就好像一個有做超音波十年經驗的醫師，絕對比只做超音波一年的醫師，精準程度與可信度要來得高許多。此時，醫師再用醫學上的臨床診斷與治療專業知識，配合傳爾電針的檢測結果，當然就能讓誤差減少到最低。有了醫師的專業知識，再配合傳爾電針的檢測，就有雙重的保障。

讓過敏原無所遁形

以往人們對於惱人的過敏原篩檢，只能透過皮膚測試來進行；皮膚測試，是採取極少量的過敏原注射在皮膚表皮下，以觀察其過敏反應，過程複雜費時，還得「親自嘗試」。而現在過敏原篩檢均用抽血檢測，項目約有五十幾種，包括塵蟎、花粉、黴菌、毛屑、魚肉蛋奶、蔬果海鮮……等，項目雖多，卻難以涵蓋所有物質，且其檢測費用自然與品項數目成正比。唯有透過傳爾電針是採取非侵入性的直接檢測，安全有效又快速。

譬如有些人經過抽血檢查後，發現對牛奶有過敏反應，於是只能放棄所有的牛奶不喝，但透過傳爾電針檢測後發現，其實並不是「所有的牛奶」都會對其造成過敏，只要挑選出「適合的牛奶」即可安心飲用。另外，像剛出生的嬰兒如果喝了不適合的奶粉，則容易出現脹氣、溢奶，但只要使用傳爾電針挑選出適合嬰兒體質的奶粉，其症狀則會明顯減輕。另外，還有每天所需使用的香皀、牙膏、洗面乳、沐浴乳、洗髮精、化妝品、精油等等，一般人根本忽略它們是否會對身體造成過敏，因爲即使不適合，也早就「習以爲常」，不知它們正是造成身體過敏反應的元凶。可是經過傳爾電針的法眼，不僅能讓這些潛在的過敏原無所遁形，還能從中找出最適合自己的日常用品，讓每一天使用起來更放心。

過敏反應好似蹺蹺板

有時過敏症狀極爲輕微，那是因爲身體長期服用過敏食物，所以身體已經「習慣」了過敏反應。舉個「蹺蹺板」的原理來做說明；「蹺蹺板」因兩邊重量有嚴重的差異，會造成一邊傾斜，此時在重的一方加上更多的重量，「蹺蹺板」也不會有任何的反應；就好比我們服用了多種過敏食物，已經造成嚴重的過敏反應，此時再加吃一些過敏食物，當然就不會有更多的過敏反應發生。如果長期食用不會導致過敏的食物，身體自然恢復「乾淨」，此時警覺性佳的身體，自然可以分辨出自己對何種食物會有過敏反應；這就好像蹺蹺板已達到平衡狀態，只要在任何一方加上重量，都會造成傾斜一樣。身體恢復「乾淨」後，服用任何過敏食物均會產生過敏反應，這反而更容易發現問題。

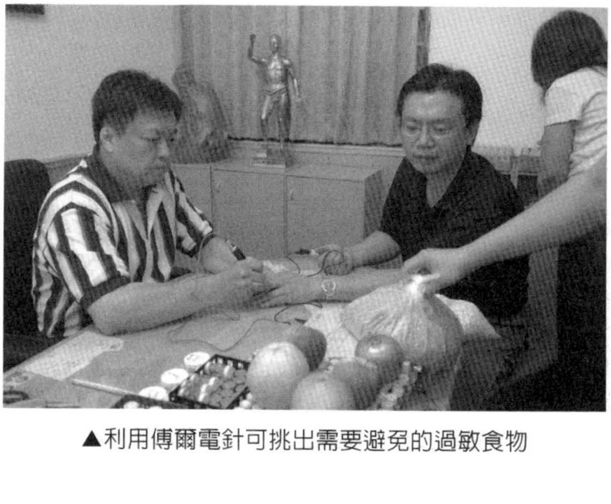

▲利用傳爾電針可挑出需要避免的過敏食物

何謂免疫反應、過敏反應、自體免疫功能異常？

一般正常身體對於外來的侵犯，譬如面臨病毒或細菌的攻擊時，會自然產生抵抗能力，稱為「免疫反應」。但有過敏體質的人，卻經常將這些對身體無害的物質，當作假想敵來抵抗，便叫做「過敏反應」。過敏反應症狀不僅只是皮膚紅腫發癢、流眼淚、打噴涕、拉肚子……嚴重的過敏甚至會造成不孕或令人休克致死，不可不慎。

若非外來物質的刺激，而是自己攻擊自己的反應，即稱為「自體免疫功能異常」。打個比方：

- 「免疫反應」如同身體有異狀（歹徒做出破壞行為），而免疫系統（警察）予以正確的反應（警察攻擊歹徒、抓起來）。
- 「過敏反應」則如同身體有異狀（歹徒做出破壞行為），而免疫系統（警察）卻對正常器官做出錯誤的反應（警察對非歹徒發動攻擊）。
- 「自體免疫功能異常」，則如同身體沒有異狀（沒有歹徒），而免疫系統（警察）仍對正常器官做出錯誤的反應（警察對所有人發動攻擊）。

傳爾電針臨床實例

靈活運用成效驚人

無論中西醫師，均將人視爲一群「細胞」、「組織」、「器官」的組合，但人體最基本的結構乃是一群「原子」，也就是由「電子」、「質子」、「中子」的組合，每一個器官事實上都只是一坨坨的電子雲而已。所以每一個器官之間，因爲距離的遠近，都會相互影響。例如：肺與肝中間只隔著橫膈膜，在西醫看來，肺與肝之間關聯性甚少；但從電磁場角度來看，肺與肝相互影響甚大（中醫認爲金剋木，肺屬金，肝

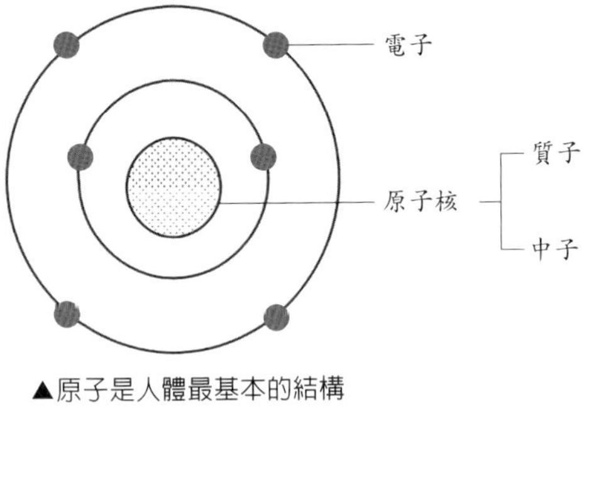

▲原子是人體最基本的結構

屬木）。所以從電磁場的角度來看，我們覺得中醫對人體的看法比西醫更爲正確。

舉例來說，患者被診斷爲肝火旺，結果被處方以退肝火的藥物，如此診斷與處方是粗糙的。在我們以傳爾電針檢測時，經常發現適合此種患者的藥物，多爲「滋腎陰」及「瀉心火」的處方；此時，再依「滋腎水，以榮肝木」及「實者瀉其子」的基本診斷學原理，可以發現，「滋腎陰」及「瀉心火」的處方，是治療這個肝病患者最佳的處方；表面病因與實際病因的診斷有著相當大的落差，治療效果當然不同。所以，「傳爾電針」與「藥物診斷學」對疾病的診斷與治療，有其不可忽視的重要性，同時它快速切入其他醫學領域的能力，更令人驚歎。

很多人會問，爲何我能在不到二十年之間，切入十餘種另類醫學領域？我之所以可以如此，是因爲我把「傳爾電針」與「藥物診斷學」靈活地運用在另類醫學上。在治療患者時，無論是理論的印證與藥物的選取，諸如：何種精油，如何歸經？各種精油之間生剋互補的選取；何種酵素，如何歸經？順勢療法、花精療法勢能的選擇，玉石與寶石種類的選取，營養與維他命療法種類與劑量的選擇，過敏食物的篩選……等，我深信，只要用對工具與方法，必然事半功倍。這就是我能快速進入另類醫學領域殿堂，窺其奧祕、得其精髓的主要原因。當然我更希望這些步驟，能夠重新複製在有心從事另類醫學醫師們的身上。

《難經．六十一難》：「望而知之謂之神，聞而知之謂之聖，問而知之謂之工，切而知之謂之巧。」所有作爲醫師的人，都希望面對患者時能夠做到「望而知之」，我們深信：「傳爾電針」與「藥物診斷學」的靈活運用，經長時間的臨床印證，確實可達到某種程度的「望而知之」，更可洞悉患者致病的因果關係；久而久之，必可達到預防疾病與養生的功效，這就是「上醫治未病」的境界。

第一次就診斷出病因

曾經有一位四十餘歲、因高燒和咳嗽而來求診的余小姐，她是一位紅斑性狼瘡的患者，但她認爲自己只是感冒與發燒而已。在我使用傳爾電針檢測所有感冒類藥物均不適合她時，卻發現有一種「免疫功能異常用藥（MTX）」與她身體的頻率產生共振，那才是適合她身體的藥物。於是我重複確認在她身上所發生的其他症狀，判斷余小姐應是「紅斑性狼瘡急性發作」，而不是單純的感冒與發燒而已。

余小姐聽了我的結論，臉上寫滿「怎麼可能？」四個大字，顯然對我的診斷充滿懷疑。我很清楚這個狀況的嚴重性，便建議她盡快前往彰化區域醫院的免疫風濕科進行檢查和治療。事後我才得知，她當時並沒有聽取我的建言，反而拖延了到院診治的時間，直到身體不舒服至難以負荷的地步，只好去掛急診。

經過彰化區域醫院急診處的檢查，認定余小姐是「感染性急性肺炎」。雖然立刻住院治療，但經過三天的治療後，高燒退了，咳嗽卻未見好轉，她才懷著半信半疑的心情，帶著醫院的診察結果再度來到我的診所。

由於我的診斷與醫院有所出入，爲小心起見，我使用傳爾電針反覆檢測，再三確認，結果仍然指向「紅斑性狼瘡急性發作」造成的非感染性肺炎，而不是「感染性急性肺炎」。看余小姐對自己的身體如此輕忽，因此我採取較強烈堅持的態度，不替她看診，並要求她立刻到醫院的「免疫風濕科」做「免疫功能」的抽血檢查。

醫院的報告在一個禮拜後出爐，所有的檢查皆呈現陽性反應，余小姐這才相信我的診斷是正確的，這才安心地接受相關的治療。

正確篩選適合的藥物

從這事例來看，傳爾電針的檢測確實比醫院的報告早了許多，若非余小姐對自己身體的怠慢，她應該能更早獲得改善。事後，余小姐帶著彰化區域醫院所開的藥來找我，主訴服藥後的頭暈眼花令她倍感困擾，問我該如何是好。經過傳爾電針檢測的結果，發現藥物中有一顆名為「ＭＴＸ」的台灣製藥物並不適合她，但原廠的ＭＴＸ是適合她的，於是替余小姐改用原廠的ＭＴＸ藥物，果然頭暈的現象立刻改善。

這個程序就是我前述的「藥物診斷學」。透過傳爾電針來檢測患者所需要的治療藥物及適當的劑量，藉此診斷病人的疾病和嚴重程度，減少醫病之間的落差。也許病人和醫師都不懂得表達，但從藥物中可以窺其全貌。所以病人常對我說：「劉醫師，你講的比我講的還要清楚。」或是「我去看別的醫師時，他都聽不懂我說的話，可是你卻早一步說出我要說的，甚至還講得更清楚、更多。」其實，這全拜傳爾電針所賜。

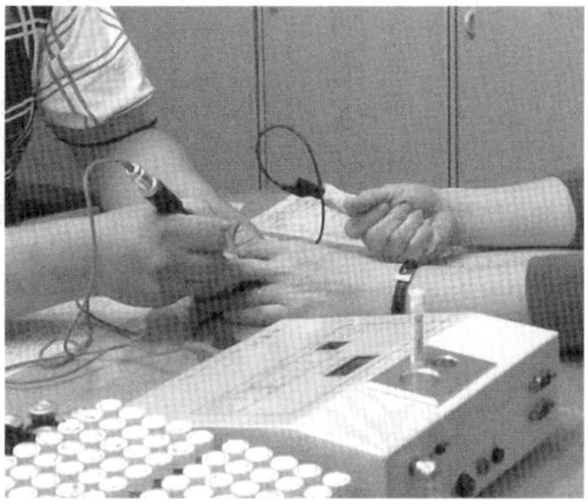

▲藥物無好壞之分，只有適合或不適合。

外國的月亮比較圓嗎？

在余小姐的個案中提到，台製的ＭＴＸ令她頭暈眼花，而原廠的ＭＴＸ即沒有這個副作用，其實並沒有台廠或原廠藥物孰好孰壞之別，僅就適合余小姐個人體質的藥物做事實陳述而已。

而關於藥物台製或原廠的迷思，我想特別在此做一番說明：其實有多種台製藥物更優於原廠，譬如有一種抗癲癇藥物，它的原廠藥經常發生 Steven Johnson Syndrome（史蒂芬強森症候群），會全身起像燙傷一般的水泡；但在台製的這種藥物上，卻很少見這麼嚴重的副作用。

還有一種β阻斷劑，是使心跳變慢的降壓藥，曾有病人服用原廠藥後心跳不減反增，改用台製藥後心跳才趨緩。雖然藥的配方內容或許一樣，可是藥物組成尚須賦型劑、崩散劑、色素、膜衣（Film Coating）、糖衣（Suger Coating）或膠囊（Capsule）等元素，都有可能造成藥物對人體的影響。因此，原廠藥或台廠藥的差異，到底是藥物中哪一種成分所引起，我們不得而知，但藉由傅爾電針，卻能幫助我們篩選最適當的廠牌。

低頻療法（Low Frequency Therapy）

人體組織的基本單位「原子」，不但有正負極之別，還有電壓的變化，只要選對頻率、電壓、電流強度和波形，就可以把身體電能「導出」或「引入」，達到「修復」和「補充」的效果。

適時修復與補充能量

根據傅爾醫師「人體是一坨電子雲」的能量理論，表示構成人體組織的基本單位是「原子」；原子中的「質子、中子、電子」不但有正負極之別，還有電壓的變化；換言之，只要選對頻率、電壓、電流強度和波形，就可以把身體的電能「導出」或「引入」，達到「修復」和「補充」的效果，因而發展出「低頻療法」。

以中醫理論基礎來說，「導出」就是「驅邪」，也就是放電，「引入」就是「扶正」，也就是充電；意即將身體不好的能量導出，並將好的能量引入，即為中醫「袪邪扶正」的道理。運用這個低頻療法的觀念，發展而成的「能量調整儀」，即可用來調整身體的能量。

一般來說，生物能過多即為俗稱的發炎現象，生物能不足則為退化現象。正波可導出體內過多的生物能，負波則可導入能量，補充不足的生物能；而雙向波雖然能在短時間內快速補充能量，但維持的時間卻不如負波在體內所補充的能量來得長。若按中醫的術語來解釋，正波是「瀉」，負波是「補」，而雙向波則是「快速但短暫的補」，因此用於人體的低頻療法，對於人體有很好的療癒作用。臨床上使用低頻療法的範圍相當廣，包括心跳過速、動脈硬化、倦怠、身體的發炎現象、情緒性的緊張、恐懼……等，都可以藉由能量調整儀獲得藥物以外很好的支持。

傅爾醫師是癌症患者，做過膀胱手術，須長時間裝著導尿管。通常導尿管經過數日即須更換，以避免發炎，但傅爾醫師運用自己開發的電針與低頻療法來平衡膀胱及尿道的電位平衡，導尿管竟能三年一換，且癌症並未再復發，享年八十歲。

運用低頻療法消腫止痛

前陣子我有一個患者去拔智齒，但麻醉拔牙後，臉頰腫得跟麵包一樣，痛了好幾天還沒消失。我診斷：麻醉劑可能不適合她，還有拔牙對人體來說是一個嚴重的組織創傷，勢必造成發炎反應，腫和痛就是發炎最好的證明。所以，我在她的左手拇指與手腕處貼了三枚磁鐵，貼於上下顎淋巴引流、顳顎關節平衡，以及鼻竇淋巴引流的穴道點，並且用「能量調整儀」的正波導出負能量（低頻療法）約一個小時，她就很明顯地感覺到腫痛逐漸消失了。

（註：關於「低頻療法治療疾病」的頻率，詳見附錄二）

順勢療法（Homeopathy）

順勢療法又稱「同類療法」，是根據病人的症狀研判，以少量能引起此症狀的藥物給病人服用；由於該藥物與疾病的類型相同，因而可產生抗體來消滅疾病，把疾病治癒。

親身體驗神奇療效

從小，我的身體就經歷各種病痛，長期下來，我都是藉由自己就醫的過程，從討論病情及醫師治療我的方式裡，去學習新的醫療知識。民國八十二年，在我得知「順勢療法」的功效後，爲了改善自己咳嗽不止的過敏體質，我便前往美國拜會該領域的權威——雷諾華裔美藉的唐醫師，以及夏威夷華裔美藉的林醫師，希望能從治療我的過敏狀況中，對順勢療法有進一步的認識。

在我的過敏持續好轉的情況下，我對順勢療法自然充滿信心且深表認同。翌年，我三度造訪林醫師，通盤習得順勢療法的基本理論與治療方式，並自林醫師處間接購得，以電腦數據化的訊息模式來進行順勢療法的治療儀器——可測得器官正波與毒物及細菌、病毒反波的「康必強」（現今已更名爲EDS-2000），除改善自己的過敏體質之外，並將它發展成台灣另類醫學臨床上另一種新的治療模式。

順勢療法溯源西元前五世紀

追溯順勢療法的起源，可上循至西元前五世紀醫學之父希波克拉底首次提出「疾病起因於自然力量，醫師應該鼓勵病患運用自癒能力」的觀念。直至十九世紀，歷經德國醫師帕拉切爾蘇斯及哈內曼的相關研究和努力，順勢療法眞正得以發揚光大。因此我們看Homeopathy一詞的希臘原文homoios，意爲

「類似」，而pathos意爲「苦痛」，即知順勢療法的定義是——「藉由會造成疾病的物質，或者與造成疾病相似的物質，把疾病治癒」。

一般主流醫學係爲對抗性或壓制性的療法，譬如細菌感染即投予抗生素，感冒即投予緩解劑等。而順勢療法則是根據病人的症狀研判，然後讓病人服用少量[1]能引起此症狀的藥物，由於該藥物與疾病的類型相同，因而可產生抗體來消滅疾病，達到治療的作用；與我們一般接種疫苗，將極少量病毒注射入體內，使人體自然對病毒產生抗體的道理相似。

在歐美國家，製作成糖球、藥水、藥膏、針劑等形式的順勢療法，早已行之有年且相當盛行。仔細想想，順勢療法在中國傳統觀念中亦可覓得蛛絲馬跡。譬如西方人在天氣熱的時候，多半來杯冰水醍醐灌頂，可是家中的長輩總在我們流了一身汗的時候，要我們「坐下來，擦擦汗，慢慢地喝杯溫水」，以達到平心靜氣且消暑解渴的作用。還有老一輩經常告誡年輕人：「吃點苦沒關係！」目的即在於保障未來在面臨更大痛苦時，心理狀況不至於措手不及，都可謂是順應時勢的順勢療法概念。

順勢療法臨床實例

曾有一位年約三十歲的王先生，剛考取台北市公家事業單位，任職技術部門，同時也是某大學的博士候選人，月薪十幾萬，卻被診斷爲精神分裂症，公職資格恐有喪失之虞，讓家人非常擔心。因此，家人希望王先生在未被醫學中心診斷確立之前，能求得治癒的機會。

王先生來到我的診所，經過我使用傅爾電針的診斷，發現他有焦躁、恐慌、全身冒冷汗以及坐立

註1：順勢療法是將藥物以每次十倍或一百倍的方式重複稀釋後，再給病人服用。若以十倍的稀釋為例，當重複稀釋二十三次以後，該物種的成分即已不存在。

難安的狀況。我便以康必強取得他大腦皮質、下視丘、腦下垂體的正波，此即為與生病器官位置相同的訊號；爾後將訊號透過儀器的銅棒，輸入王先生的身體內。大約二十分鐘左右，王先生便停止冒冷汗，情緒明顯鎮定不少，且可坐下來與我對話。接著，我將同樣的訊號做成水製劑，讓王先生帶回家飲用。兩週後王先生的症狀便獲改善，已可正常上班，讓家人鬆了一口氣。

另外有一位林小姐長期受經痛所苦，我便取得她卵巢與子宮的正波做成水製劑；林小姐飲用之後，經痛即不再發作。這兩個個案，都是採取他們身上症狀來源器官的訊號，透過水或糖球等媒介再傳輸至他們體內，達到治療的效果。

還有，我表妹的小女兒因為發燒、喉嚨痛前來就診，給予紅黴素後症狀消失。但兩天後，她因胃痛再次前來，我遂運用傅爾電針檢測，發現紅黴素已不再適合她，反而會造成她的胃痛；於是我將紅黴素的負波訊號做成水製劑讓她服用，胃痛馬上消失。

有耐心通過好轉反應

不過，在使用順勢療法之後，有些病患的病情可能會突然變得很嚴重，甚而高燒不退，如同有些嬰幼兒接種疫苗之後會有輕微發燒的症狀。此時無須太過緊張，這是藥物正在發揮效力使身體排出毒素所致。當然，若病患由於順勢療法所引起的種種變化感到憂慮，應隨時與醫師保持聯繫，或詳細記錄病情的轉變，對往後的診療將更有助益。

通常順勢療法對於某些病症或許有立即好轉的效果，但經年累月的病症，如：胃潰瘍，便不一定能在短時間內得到好轉反應。對較複雜的病症，順勢療法會先調理好體內系統，體外的病徵才得以復原；也就是說，越是顯而於外的病徵，如：皮膚紅疹，越會在最後階段才能轉疾為安。所以，接受順勢療法的病患應具有耐心，才能治本治標。

能量轉換療法（Energy Transfer Therapy）

將引起病患不適症狀之物，透過能量轉換機，將該物之訊號以正向波或反向波的方式轉換至水中，然後讓病患喝下訊號水來治療的一種方式。

特定訊號精準治療

與順勢療法有著類似概念的能量轉換療法，係基於物理學的概念，認爲任何物質均可抓出它們的訊號，並轉換到另一個物質上，例如水。對於不好的物質，我們可以將物質訊號轉換爲負向訊號，即反波，能馬上中和物質不好的部分；而與物質同樣的正向訊號，帶有物質同樣的功能，則稱爲正波，可強化或補充物質的能量。

將能量轉換療法運用在醫學上，便是將引起病患不適症狀之物透過能量轉換機，將該物的訊號以正向波或反向波的方式轉換至水中，然後讓病患喝下訊號水來治療疾病。但這些都是「特定的訊號」，是針對某一「特定患者」，在「特定時間」治療患者「當時的病症」，而不是如坊間隨便拿瓶水，即稱之爲能治百病的能量水。

事實上，能量轉換因不同物質、不同對象以及不同時間，其訊號所需放大的倍數是不同的。國外的儀器只有倍數的標定，而無法針對不同對象精準測出應該放大的倍數；但在台灣，我們開發出可以與「傅爾電針」結合，能直接測出「不同對象」和「不同物質」在「當下所需倍數」的能量轉換機，正確且精準地做治療。

能量轉換改變尿療法

舉個廣爲人知的尿療法爲例，其理論就是能量轉換療法的一種；喝下自己的尿液治療自身的疾病，以保持身體健康或達到養生效果。尿液是腎臟過濾後的無菌水，喝了無害，而且尿液裡含有人體大量的廢物，喝下這些廢物，可以刺激人體產生抗體，可以養護自己的細胞與病魔作戰，自然可增強自癒力和免疫系統的功能，治好多種病症。

醫學證明，尿液中有許多物質具有極佳的抗菌及抗濾過性病毒的功能。臨床上，我們也的確看過許多尿療治病的例子，亦相當肯定它的成效，但無法克服喝尿心理障礙的人，依然多不勝數。所以我們透過能量轉換機，將與尿液相同的正向訊號傳輸到水中，讓人們可以沒有負擔的喝下與自己尿液具有同樣功能的訊號水，達到與直接喝尿一樣的功效，卻不必眞正將尿液的廢物與氣味一併吞下肚中，身體也不用再進行一次消化尿液廢物的工作。另外，我們也可以飲用尿液的反向訊號水，直接將尿液中不好的物質予以中和，而達到治療與解毒的效果。

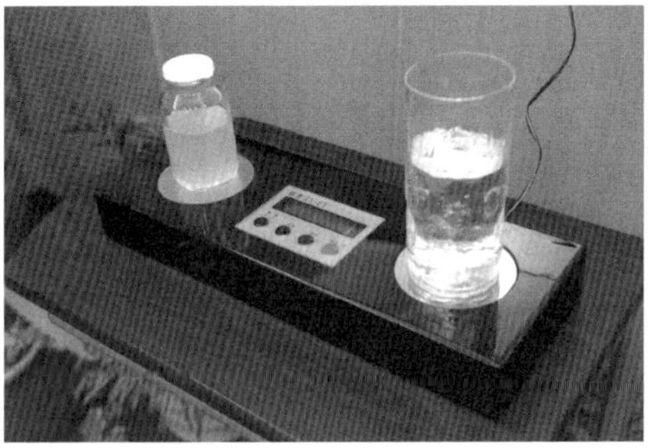

▲能量轉換療法克服尿療法的心理障礙

尿療法臨床實例——正波反波一喝就有效

身體健康、免疫機制功能強的人，喝下尿液的正波，具有刺激免疫功能、增強抵抗力及保養的作用；但若爲治療，則須製作尿液的反波來平衡體內毒素，恢復健康。例如：林小姐因長期頭痛或肩頸痛來就醫，我便以她的尿液做能量轉換的反波水讓她喝下，經年困擾她的頭痛便消失無蹤。

另外，曾經有位張太太對食物容易有過敏反應，在一次吃了連鎖速食店的漢堡之後，沒多久就覺得頭暈、胃痛、想吐，我立刻以能量轉換機將她吃剩的漢堡做反向訊號傳輸到水中，做成反波水讓張太太飲用，不消二十分鐘，她的過敏症狀便陸續解除。

能量轉換療法對於治療藥物過敏也有很好的成效，上述例子中的張太太曾因喉嚨發炎、發燒，經主流醫師處方開立抗生素及退燒藥服用，雖然服藥後發炎與發燒現象消失，但張太太卻有胃痛的症狀。我請她拿出藥物以傳爾電針檢測，發現胃痛係爲抗生素的副作用，於是以該抗生素透過能量轉換機製作反波水飲用，胃痛很快的就消失。

可作為輔助支持性療法

能量轉換療法，可以作爲主流醫學一個很好的輔助支持性療法，應用如下：

1. 尿液的正波：將尿液中的毒素以正波傳輸至水中，患者飲用後可激發身體的免疫功能，達到保護及保養的作用。
2. 尿液的反波：將尿液中的毒素以反波傳輸至水中，患者飲用後可中和身體的毒素，恢復健康。
3. 藥物及食物的反波：將產生過敏的藥物或食物以反波傳輸至水中，患者飲用後可以排解體內因藥物或食物所導致的不良反應。

能量商品不等於能量醫學

每個人的能量狀態變化萬千，有的過多，有的不足，因此依中醫的說法，有的應「瀉」，有的應「補」。市面上所販售的「能量商品」是否真具有能量，我們尚且不論，單就使用而言，能量的「個別化差異」，怎容許用「制式」的商品為之？換句話說，大量生產的商品若以「能量」作為訴求，完全忽視個人差異，將造成適得其反的結果。

更有一些號稱專家的人常誇口說：「哇！這東西帶有很大的能量。」要知道核能也是「很大的能量」，雖然它能提供我們電力，但若是沒有保護與隔離，它是一個「傷害人」的「很大的能量」。所以所謂能量商品，與真正合乎現代科學要求的能量醫學之間，仍存在極大的差距，更何況能量之真假難辨！消費大眾應慎重尋求合格的醫師來執行較為妥當。

醫學芳香療法（Medical Aroma Therapy）

精油是萃取自植物的花、葉、種子、根莖或樹皮的揮發性有香物質，能及時而有效的進入身體，穩定情緒，幫助血液循環，促進新陳代謝，達到強化免疫功能的效果。

精油原來這麼好！

我跟許多人一樣，雖然知道精油在西方歷史文化中有其深遠豐富的淵源，且在歐、美、澳等地早已發展出一套身、心、靈療癒的精密科學模式，卻從不曾領略過它的功效。在偶然的機會下，友人周雪梅送給我兩瓶精油，經過傅爾電針測試，一者爲香茅精油，大部分的人都不適合，另一瓶爲薄荷精油，大多數的人都適合。我在臨床上用來幫助肩頸痠痛的患者緩解疼痛，才發現精油原來也可以是這麼好的東西，遂開始對芳香療法產生莫大的興趣。

但是，不看還好，涉獵之後才發現，市面上各式的精油乃至於書籍，還真是琳瑯滿目、良莠不齊！價格與品質差異甚為巨大，許多業者完全由商業的角度來從事這個行業。於是我決定致力將芳香療法運用在主流醫學及與另類醫學做整合，在臨床上發現有明顯的療效，故正名為「醫學芳香療法」，以與商業行為有所區隔。

調配適合國人的精油

精油是萃取自植物的花、葉、種子、根莖或樹皮的揮發性有香物質，萃取的方式分為蒸餾、溶液萃取、壓搾、浸泡等，端視植物的種類與特性而定。目前經常被使用的精油約有三百多種，每一種都具有已被現代研究肯定的某種特性、效益與藥用功效，能及時而有效的進入身體，達到情緒、心智、精神的寧靜平穩與和諧，幫助血液循環，將氧氣和養分帶進細胞組織，同時有效排除因細胞新陳代謝所產生的二氧化碳和廢物，使身體血液活絡，達到強化免疫功能的效果。

根據坊間許多精油書籍的敘述，各式單方精油都有其不同的效用，但市售精油價格參差不齊，例如：玫瑰精油可以賣到十西西一瓶九十九元、還買二送一；也有人賣到十西西一瓶一萬五千至兩萬元。然而「貴」就是好嗎？便宜就是差嗎？以我多年在臨床醫療上使用精油的經驗來看，未必如此。如何選擇國人最適合的精油，並篩選每個人最需要的精油，才是精油有無效果的評量標準；一個有良心並熟知精油品質的精油業者，才是推動價格與品質均衡的推手。不過由價格的懸殊與混亂，我們可以想見市售單方精油品質上的懸殊，這時如何選取最適合的精油，就是一門藝術。

一般所知的精油，不論其質純與否，大多為單方的形式。譬如說薰衣草有淨化皮膚、安撫情緒的作用，玫瑰有抵抗憂鬱、調理經期的功效，而茶樹精油有消炎抗菌的效果等等；甚至當我開始對精油產生興趣後，到書店信手翻閱精油書籍，還發現有些書中所寫的每種單方精油都對人體的肝、心、脾、肺、腎……等有益，令初學者無所適從。這些都是「原封不動」引自國外的芳療學說，是否適合我們全盤接受，還有待琢磨。東方人的體質與西方人大不相同，飲食、環境、氣候也有很大的差異，所以適合外國人使用的精油，未必適合我們使用。那麼，如何研發與調配適合東方人的精油配方，便成爲我想要發展芳香療法成爲另類醫學臨床治療的首要課題。

逐一開發複方精油

首先，我大量蒐集世界各地各種質純的精油，先用傅爾電針測試，篩選出適合東方人體質的精油，再以中醫的五行（木、火、土、金、水）及經絡學說爲底，將精油歸經（針對五臟六腑的屬性將精油歸類），並以中醫五行生剋理論，將精油調和成適當比例的複方精油。從物理學的角度來看，人體是一坨坨電子雲組成的磁場，只要精油影響到人體的某一個器官，無論從物理學、器官磁場的相互影響，或從五行生剋的系統觀點來看，任一器官勢必會再影響到其他的器官。

其實不只是中醫的經脈理論依照五行的概念運行，任何中西藥物、食物，無論內服或外用，以及是否生病或康復，都是照著五行理論來運行周轉。那麼芳香療法使用在人體，當然同樣依著五行理論運行；例如大腸癌經常轉移到肺部，因爲肺與大腸是表裡經，同屬五行中的金。依據中西醫的概念，就可以簡單解釋此種現象與原因。

果然如我所料，調和而成的複方精油，比單方精油更能達到修復與調整體內臟器機能的作用。於是，我把這種西方「芳香療

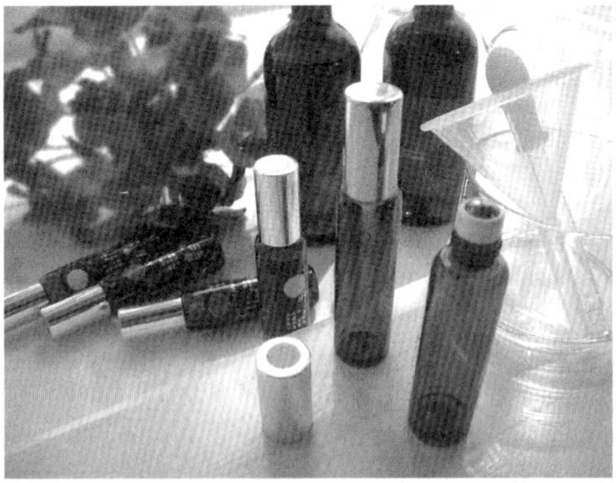

▲醫學芳香療法運用之五行精油

法」與東方中醫「五行學說」完整結合的新醫療法運用在臨床上。因爲已具有明顯的醫療效果，且幾乎沒有任何副作用，所以我將這種治療方式稱爲「醫學芳療」。我同時也希望，「醫學芳療」是由醫師們將芳香療法結合醫學理論，經過正式學習與訓練後，再正式運用在醫學臨床治療上的另類醫學療法。

認識好精油

- 為了確保精油的功效，一定要選用純精油。不論精油聞起來多香，人工合成精油或以化學物質仿製而成的精油，或者是只為了增加份量而添加酒精的精油，不但對人體不具任何療效，反而有害。
- 當兩種以上精油調和的效果優於單方的效果時，我們稱之為「協同作用」。因此，取兩種或更多純精油所調和而成的「複方精油」，將比各自使用單方精油帶來更大的效益。
- 坊間許多自稱「五行精油」者，經本人測試，多為商業包裝與行銷，所述功效與臨床測試實際落差甚大，本人無法為之背書。

醫學芳療的定位

經過多年觀察，我發現坊間許多號稱芳療中心所實施的芳香療法，只能稱之爲「油壓」（Oil Massage）。油壓可能有其效果，因爲即使不用任何精油而純粹按摩，對某些患者也具有舒緩的感覺，但是坊間不易精準地擷取到芳療眞正在醫學臨床治療上的重點（The Key Point of the Medical Aroma Therapy）。我們以中醫五行與經脈理論，加上西醫科學理論，調配出許多可改善疾病症狀與治療疾病的精油，經過數年臨床經驗證實其療效，才有資格稱爲醫學芳香療法。

許多人花費數萬甚至數十萬上了一堆課程，獲得證書，雖然看起來學習內容很多，但多是爲了行銷包裝自己而設計的課程，無法眞正呈現芳香療法的精髓；且因所學不易掌握芳香療法的理論與精神，還造成人們對芳香療法的誤解。這也是爲何現在我們致力於在醫學界推廣，並廣設教育訓練課程，與眞正想要進入芳香療法一窺其貌的醫學先進們，分享芳香療法神奇與奧妙的原因。如果能將芳香療法運用在臨床醫學上，作爲主流醫學的輔助療法，解決患者的痛苦，將是病患之喜；若再訓練非醫師能夠結合中醫經脈、五行理論來活用芳香療法，不但沒有觸法之虞，亦是消費者之福[2]。

按抹泡蒸吸都有好處

臨床上使用精油的方式，分爲外用與內服兩種，都可以達到完美的芳療成效。外用部分，係以經脈按摩及穴道指壓爲主，讓精油透過皮膚的呼吸作用進入經脈與穴道，輔以泡澡或不超過攝氏七十度低溫的蒸氣，讓皮膚的毛細孔自然呼吸精油；或以超音波冷噴薰香機，透過呼吸道吸入精油的薰香方式來達到療效。內服部分則較不建議，若欲內服，須由專業人士精準地選出適合的精油種類與劑量，才可內服。

選用適合的精油塗抹於相對應的經絡穴道，有助於快速達到治療效果，但使用五行精油中的任一種精油，即便是塗抹在不相應的經脈穴道，也同樣能發揮精油的功能。因爲五行相生相剋的理論，

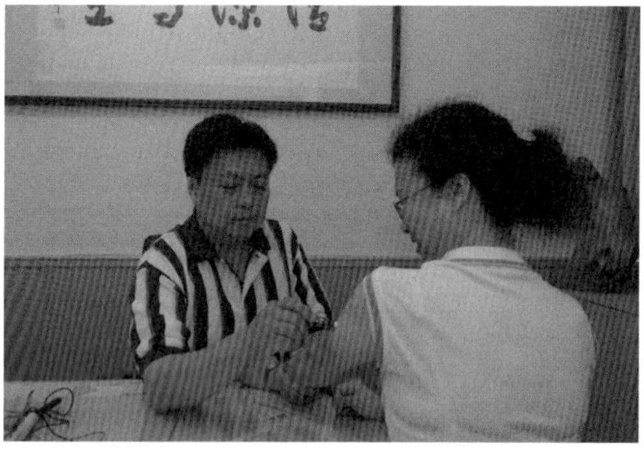

▲用五行精油塗抹經絡可達速效

註2：目前台灣已成立「中華民國另類醫學醫學會」，開設「醫學芳香療法」相關課程，希望能廣泛推廣「醫學芳療」，為大眾做好醫療與預防保健。

每個經脈與其他經脈具有非常密切的關係，所以精油進入人體之後，自然會依照五臟六腑的運行，將精油的效益推展至極致，這就是可以將五行精油作爲日常居家常備保健之用的原因。

芳療協同治療效果好

芳香療法是另類醫學中非常重要的一環，在台灣也行之有年，卻因相關單位尚未有芳療的法令規章予以規範，因此市面上精油的成分、品質……等，很難辨其優劣，人員訓練品質也參差不齊，甚至全盤接收來自國外的芳療學說，其作法恐值得商議。我甚至看過一本書，文中還特別強調精油不該與中醫的經脈結合使用，更反對中學爲體、西學爲用，我看了深以爲憾！因爲主張這個錯誤概念的譯者不是醫師，完全無法體會芳香療法在人體運用的道理。他們不知道，只要是運用在人體的物質，無論是吃的、吸入的、塗抹的、注射的……都會被人體吸收，也都會影響到人體的細胞、組織與器官……等。對於完全不懂中醫五行理論，也不懂西醫病理藥理理論，又任意批評者，我也只能搖頭嘆息。只要是從事專業醫療行爲的人，都不應相互攻擊批評，應以謙虛的態度去尊重對方才是，畢竟每個學問都有它可貴的價值，差別只在於操作者有沒有辦法正確運用而已。

我在臨床上已有無數的案例證實，只要使用在人體，不論中藥、西藥、磁療、螯合療法、花精療法、芳香療法……等，均可依中醫五行與經絡理論合併西醫病理藥理理論協同治療，達到較爲完美的治療效果。

臨床效果一加一大於二

近二十年來，我在臨床治療上經常發現「一加一大於二」，因爲我不只以中學爲體、西學爲用，更把主流醫學與另類醫學大結合，讓患者有更多的醫療選擇權；並因爲能夠整合多元醫療方法，而能創造人類眞正的健康與福祉。將芳香療法融合中醫與西醫等相關理論使用在臨床上，效果甚至比打針、吃藥還快速，常令患者驚奇得說不出話來。

另外，我想要強調的是，雖然醫學芳療崇尚自然，並與中醫五行經脈結合運用後能得到很好的效果，我們仍認爲醫學芳療，包括任何一種另類療法都不應與主流醫學分庭抗禮；相反的，在主流醫學的治療或有未能完全修復功能及偶有發生副作用時，若能使用醫學芳香療法輔助配合，或可使病患的身體與尊嚴得到更好的照顧，使醫療行爲更臻完善。

三個芳療臨床實例

我吐出一口陳年老痰／四十五歲陳先生

我有一口痰卡在胸腹間好幾個月，呑不下去也吐不出來，看遍中西群醫也束手無策。後來經朋友介紹來看劉醫師，奇怪的是他只拿精油在我手上來回塗抹幾次，我的呼吸便立刻順暢許多；接著劉醫師拿刮痧板在我手上刮了幾下，卡了幾個月的痰竟可以吐出來了，頓時有種胸中鬱悶之氣一吐為快的清新舒適之感。

手術後快速消除疼痛／四十二歲蔡太太

我兒子國小三年級時在新店的大型醫院割盲腸，手術後麻醉藥退去，他傷口疼痛的哀怨模樣，讓我這個做母親的人心疼不已，只好請劉醫師來替我們想想辦法。沒想到劉醫師只帶了幾瓶精油，在我兒子的胸口和小腿上推拿了幾下，兒子緊鎖的眉頭鬆開了；本來稍微移動一下就喊痛的身體，這會兒還有力氣跟劉醫師玩抬腿踢人的遊戲呢！

兩抹精油改善腰椎疼痛／四十歲牙科張醫師

我的母親在台北市某醫學中心開腰椎手術，一個禮拜後仍無法自行站起，須他人扶持，腰椎疼痛且夜間無法入睡。經朋友找劉醫師親至病房，只見劉醫師用一瓶精油在我母親兩小腿外側塗抹，又用另外一瓶精油在我媽胸口正前方塗抹，幾分鐘後，我母親便能自行站起，且行走自如，當晚一覺至天亮。

我用芳療法幫助他們

第一例中，病患胸有濃痰係肺臟有問題，我採用入肺大腸經的精油塗抹在陳先生手部的肺經，他便有呼吸順暢的效果。可是濃痰雖減少，但仍不太舒服，係為傷及心經的病氣影響肺經，造成肺經受傷所致，即中醫「火剋金」的觀念，而我治療的觀念是「平心火」；於是我改用入心經小腸經的精油塗抹在心經上，並輔以刮痧板將氣滯血淤刮出，濃痰遂順利排出消失。

第二、三例的狀況則是：小腿外側為膽經，最有名的穴道為陽陵泉（筋會陽陵泉），係外傷大穴，任何手術後均可使用，一來可以止痛，又可幫助傷口復原，所以我選用了入肝膽經的精油配方。另外，手術後病人均會緊張、焦慮，希望傷口盡速修復，所以必須行氣，因氣行則血行，可幫助傷口修復。我將入心經的精油使用在膻中穴上（氣會膻中），來達到行氣、活血的效果，同時治療身體兩側對稱性的疼痛與外傷。這兩位患者，都在最短的時間內親身體驗到醫學芳療的神奇功效。

（註：醫學芳香療法、磁療法、花精療法、傅爾電針與低頻療法在本書僅摘要略述，日後將另有專書敘述。）

花精療法（Flower Essence Therapy）

花精療法以口服方式使用，這幾年來，我已在臨床上使用花精療法醫治上萬人次，不僅協助患者舒緩、解除情緒上的困擾，更減緩人格上的偏差，讓患者的身、心臻於完善。

用自然花精管理情緒

花精療法與芳香療法都是順勢療法的一種。芳香療法是由植物的花、果、葉、木……所萃取，多爲油性，使用方法爲外用，少數可內服；花精療法則是含有酒精的訊息水，以口服方式使用。這是兩種完全不一樣的治療方法，無論其基本理論或製劑都是完全不一樣的。

由於我自己得了心肌梗塞以及二十餘年醫療經驗的累積，知道「情緒」對於疾病的生成占有極大的關鍵；我也相信如果把情緒管理好，疾病將會減少一大半，卻一直苦於無法找到有效且深入的另類醫學方法，來著手切入情緒的治療。很多年前，我在美國早已學會如何製造花精療法中所使用的花精，但一直不知如何解釋每一朵不同的花可以處理的情緒；直到我在圓山診所第一次接觸崔玖教授的花精療法，以及多本完整解釋患者情緒的用書，才眞正看到奇妙之處。

當時見崔教授使用歐美引進的花精測試組，利用電針透過穴道，檢測患者的個性及情緒；對於素未謀面的病患，運用這本書中的解釋，竟能直指患者內心深處。我開始對花精療法產生極大的興趣，並開始研究將花精療法應用在臨床上。

這幾年來，我已在臨床上使用花精療法醫治上萬人次，印證花精療法的神奇功效，不僅協助患者舒緩、解除情緒上的困擾，更減緩人格上的偏差，讓患者的身、心臻於完善。

花精療法雖然不能改變患者面對的事實，卻可以改變患者對事實的看法與處理問題的能力。當然，有人認爲花精療法可改變人類「靈」的層次，但是我總覺得作爲一個醫師，能夠盡心盡力爲患者處理身、心的問題，就已經夠完美了，至於「靈」的層次，我則交給宗教去處理。

花精療法的源起：從一朵花上的露珠開始

花精療法起源於十九世紀末，由歐洲醫師愛德華・巴赫（Dr. Edward Bach）所創。西元一八八六年出生的巴赫醫師對自己情緒的覺察程度，比一般人來得敏感與清澈；有一天，巴赫醫師感覺自己有股負面的情緒即將爆發，但潛意識卻帶領他往花園的方向走去，摘取沐浴在朝露中的花瓣放在唇上，汲取它的露珠，不一會兒他便恢復了平靜。因此，巴赫醫師認爲花朵中蘊涵著某種能量，透過露珠的轉換進入人體之後，可以平衡人們各種負面的情緒。

巴赫醫師主張「全人觀點」，認爲身、心、靈整體和諧才是健康狀態，心的不平靜將降低生命力與免疫功能；而疾病則代表了人內在的矛盾、衝突、扭曲和失調，用於提醒我們體內能量失衡與偏離的部分，督促我們應該眞誠而溫柔的面對自己。心理、語言與行爲若能和諧，身體也會逐漸療癒與健康。於是他終其一生像神農嚐百草一樣，致力於發展花精療法，共發現了三十八種花和一種岩石水，分別代表著某種特殊的人格特質或情緒反應，並可藉以平衡三十九種負面情緒。

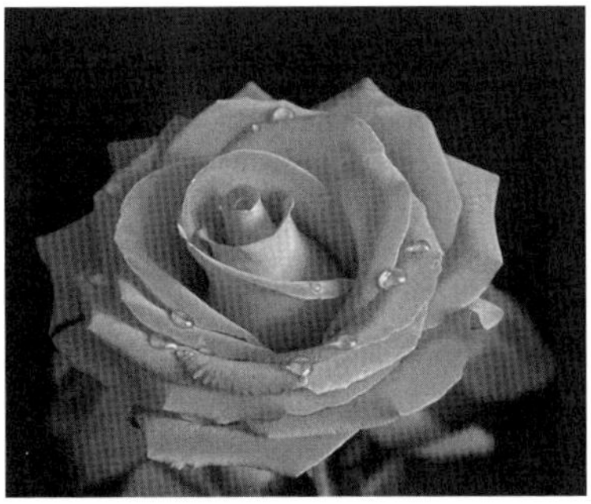

▲花精療法從一朵花上的露珠開始

美國相繼發展一百多種

美國製造出一百多種花精，並詳細分析各種不同形式的情緒人格特質與困擾，例如：

1.Agrimony（龍芽草）：逃離現實、假裝快樂的人，也就是習慣將自己的苦痛隱藏在歡笑之下。通常這種人是聰明而活潑的，不過老戴著面具示人，心理壓力自不在話下。龍芽草花精即有助於幫助他們適度的釋放情緒，達到平衡的效果。

2.Mustard（芥子花）：沒有特別原因就容易感到憂鬱、低潮的人，他們非常不快樂，但又不知道爲什麼；甚至他們已擁有了一切，仍然覺得烏雲罩頂。芥子花精有助於幫助他們撥雲見日，讓情緒回到正常軌道。

3.White chestnut（白栗）：不易平靜、陷入重複性思考無法跳脫的人，也就是容易鑽牛角尖、一發不可收拾的人，長期陷入這種思維裡，將讓人感到精神疲憊、困頓不已。白栗花精能幫助停止這種無法自拔的思維輪迴，恢復內心的寧靜。

後來，國內引進的一百七十三種花精及一種岩石水，係爲巴赫醫師的花精流傳至美洲後，再加入北美的花種所集合而成的。

在地製作優質花精

最初，巴赫醫師在透明的玻璃瓶中置入純淨的水與盛放的花朵，再將玻璃瓶放在泥地上，藉由陽光照射三至四個小時後，花朵的能量便融於水中。如今，外國廠商已極少用此傳統方式來製作花精，多採用能量轉換法來製作，直接將花朵的能量與訊息轉換並傳遞至水中，並以微量的醇酒保存其原始振動頻率。西方使用40％的白蘭地酒，我在臨床上則發現，台灣金門高粱效果更佳，且酒精比例可彈性調整，讓患者服用時不覺得有太過濃郁的酒味。只是各家使用的勢能[3]不同，如何選擇最佳勢能的花精，則是各家廠商的商業機密；但經過多年的臨床研究，我已開發出眞正適合東方人的花療勢能，在臨床上，才能將花精療法在東方人身上發揮極致的效果。

譬如同樣一種藥，西方人必須吃兩顆，但東方人也許因爲體質的關係，吃一顆就夠了，所以醫藥不能「以一概全」，花精使用的道理也是一樣。西方人的生長背景、宗教、環境、飲食……跟東方人完全不同，東方人在情緒上也較西方人來得更細緻幽微，且複雜深遠，同時在面對與處理事情的態度上，東方人更與西方人有所差異，因此花精處方的種類與勢能自是大不相同。

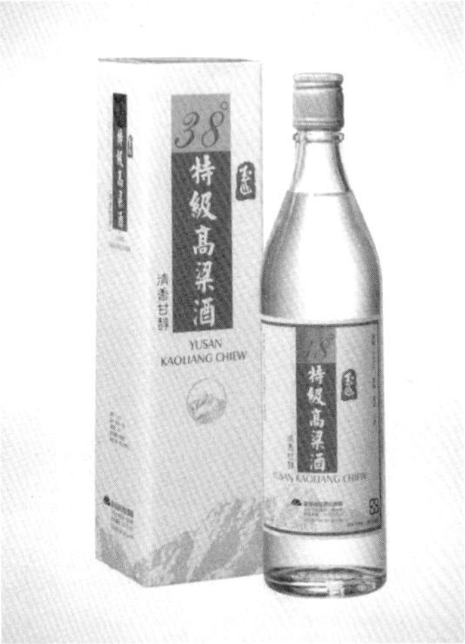

▲製作花精時，會加入微量醇酒保持原始振動頻率。

療癒之路像剝洋蔥

人們在有很微妙的情緒變化時，即可透過花精療法覺察情緒，幫助自我了解。服用正確的花精，可見立即效果，且可以一層層剖析過去種種情緒對現在的影響，任何人都可以利用花精來度過人生的起伏轉折；服用花精更可以預防負面情緒的累積，避免形成情緒的疾病，使人格朝正向發展。

人格情緒疾病有不同的程度，如情緒不穩定、易怒、缺乏自信、焦慮、憂鬱、失眠、躁鬱、恐

註3：「勢能」即指花精中所蘊涵的花朵能量，也就是順勢療法中的X（以十分之一的方式稀釋）或C（以百分之一的方式稀釋）。

慌、幻聽、幻覺、精神分裂……等。任何一種疾病的治療過程，都會遇到疾病形成的歷史。在痊癒過程中，會以逆向方式回溯疾病形成的歷程，我稱之爲「剝洋蔥理論」。同一個洋蔥，每一片看似類似，其實幅度、厚薄各有不同，每個人的人格便是由不同層次的情緒問題累積而成，而精神疾病更是一種或多種情緒人格的混合表現。因此，在治療過程中，必須像剝洋蔥一樣，一層一層的剝離患者在不同時期遭遇不同情緒傷害所造成的問題，而一步一步的邁向療癒之路。過程常常是艱辛與漫長的，非常需要家人及朋友的陪伴與支持。

大自然賜予的瑰寶

主流醫學的體系中，有關身心整合醫學的醫療服務極少，但大多數病患的病因，尤其是慢性病，很可能源自於心理的不平衡；所以若要追求健康，除了生理的治療之外，還要再加上心理的平衡，即所謂「身心醫學」。

人生中難免遭遇外界的變動與壓力，也有一些根深柢固的思考與行爲模式，有時候習以爲常到不自知、不自主的地步，長期累積的負面情緒，便會逐漸影響身體，使疾病蠢蠢欲動。當情緒如同炸彈的引信一觸即發時，花精療法就可以協助改變人們慣性的反應，舒緩因長期失衡，能量無法暢通所產生的頭痛、背痛、倦怠、肩頸僵硬……等情狀。

花朵是植物的精華，能在天地間與共生存的人體產生能量的共鳴，就算不使用花精，你我接觸大自然之後也常有心曠神怡之感。因此，若是能經過測試，進一步了解人與某種花之間的密切關聯，便能從花的特性推論出人的特質，更精確地知道此人的身心靈是否和諧；如果不和諧，便可用其所需的花精來治療。

三合一情緒人格整合療法

花精檢測可以幫助我們了解患者的情緒人格面向，與花精合併使用適當的西藥處方，對患者會有較完整的幫助。如果單以西藥治療情緒疾病，因爲成分單一，單方效果明顯，易有副作用；而中藥可決定情緒疾病由哪個臟腑而來，再合併中藥與花精使用，便能將副作用減至最少，且能明顯增加療效。因此中、西醫藥與花療三合一情緒人格整合療法，是我最提倡應用的情緒疾病治療方法，經我多年無數的臨床觀察，亦證實有相當驚人的成效，尤以治療行爲、情緒、精神異常等疾病爲最；輔助治療一些內科的疾病，也常有出人意表的效果。

風箏理論

一般而言，情緒人格障礙患者（或精神障礙患者）大多會造成周圍親友及家屬莫大的困擾與生活照顧的壓力。情緒人格障礙患者（或精神障礙患者）在發作急性疾病時，就好像「斷線的風箏」，飛出去而無法控制，因此精神科醫師為了減少大家的困擾，希望盡速控制患者病情，寧願讓患者產生「呆滯」的副作用，也不希望慢慢控制患者病情（就好像為了怕風箏飛走，無法控制，而用力將風箏拉下落在地上）。因為控制患者病情的時間越長，大家的困擾越多。當然，這是「不是辦法」中的「辦法」。

如何為患者「選取適當的藥物種類與劑量」，在此時對患者與其家人而言，均具有重大的意義，因為我們希望做到的是「治療患者」，而不是「打昏患者」。

當風箏快要失控飛出去時，我們希望用的是「適當的用力方向與力量」，讓風箏能在適當的控制中，繼續在空中飛翔，而不是在情急之下「用力急拉」，導致風箏落地，無法繼續飛翔。

此時，「選取適當的藥物種類與劑量」就可以相對的讓患者快速回歸正常生活，而比較不易產生「呆滯」的副作用。所以，運用「傅爾電針」選取藥物種類與劑量的「藥物診斷學」就是一個可以相對正確「選取適當的藥物種類與劑量」的方法，並可同時作為患者疾病診斷的輔助工具。這也是我們一直費盡心思推廣「另類醫學」的原因之一。

在臨床中，我們經常發現被診斷為「憂鬱症」的患者，其實他們只是「躁鬱症」的另外一種表現。到底「憂鬱症」與「躁鬱症」患者的臨床症狀有何不同？為何經常被錯誤診斷，根據我多年的臨床經驗與觀察，「憂鬱症」的「鬱」，內在狀況是「有想要躲起來的感覺」，而「躁鬱症」引起的「鬱」，內在狀況是「內心仍有攻擊的慾望，只是不敢」。兩種狀況臨床表現極為類似，都是用「鬱」來表現，所以臨床的問診與觀察非常重要。

許多「躁鬱症」的患者被誤診為「憂鬱症」，服用百憂解……等抗鬱藥物[4]治療後，產生了「恐慌」的副作用。此時，往往患者又被多安上了一個診斷：「恐慌症」。到底「恐慌症」是患者原有的疾病呢？還是因為錯誤診斷、治療後的副作用呢？我們在臨床上發現，後者竟然比前者還多，當然也只有被錯誤診斷、治療的患者，才會來找我們治療，所以會有這樣的結果。

註4：

・香港明日報二〇〇〇年五月二十六日報導：「如果沒有『憂鬱症』的人服用百憂解，會導致服用者產生『無助』與『自殺』的念頭。」

・法新社二〇〇八年二月二十七日報導：「英國研究，服用抗鬱藥物，效果不大。」

・維基百科二〇〇七年十一月十四日：「FDA公布所有抗鬱藥物都會導致自殺傾向。」

（＊劉醫師註記：或許這些副作用是錯誤處方的結果）

・維基百科二〇〇七年十一月十四日：「FDA一九八七～一九九九年臨床報告：百憂解療效只跟安慰劑差兩成。」

我們永遠不會否定主流醫學中精神科醫師的專業能力與價值，但精神科一再的更新疾病診斷的分類與改變治療的藥物，也是不爭的事實。所以我們深信「主流醫學」與「另類醫學」如果能拋棄門戶之見，真正相輔相成，相信必是患者與醫師共同的福氣。

有人號稱已開發出台灣花朵所做成的花精，我不予置評。因為正常人的情緒並沒有問題，但偏差的情緒人格，甚或精神方面的疾病卻是千變萬化，即使被診斷為同一種疾病的情緒障礙患者，造成疾病的原因，如基因遺傳、後天環境……等均不同，我們必須從許許多多不同的花精，去分析他不同的情緒、人格，所遭遇到的刺激、事件與精神層次，才能做出正確的分析與治療。

我相信巴赫醫師是一個「聰明」與「敏感」的「天才」，而且情緒是多變的，人格是特殊的，感覺是敏感的，他才能在尋找花精的過程中，深刻體會不同花精的不同效果，這並非一般人所能體會。巴赫花療歷經百餘年來許多醫師與治療師們無數次的測試與治療，不斷修正與證實它們的療效，絕非信口雌黃。

如何服用花精

花精保存在裝有滴管的玻璃瓶中，使用時直接將適當的花精劑量滴在舌下，口含約十秒左右吞下即可。純天然花精的作用，在於提供溫和安全的情緒支持，不會與任何傳統藥劑產生衝突，沒有任何副作用，嬰幼兒及孩童，甚至寵物都可放心使用。

花精療法臨床實例

雙胞胎姊弟行為不再異常

曾有一位住在高雄的廖媽媽，帶著一對龍鳳胎北上找我。這對雙胞胎姊弟在小學裡的行爲異常，已讓廖媽媽數度被校方約談，要家長多加管教。孩子畢竟是孩子，單就行爲舉止無法說其所以然，找不到問題點的廖媽媽遂帶著困擾來尋求我的協助。

利用傳爾電針搭配花精測試組，我發現代表姊姊的花朵爲Hibiscus（木槿——缺乏溫暖之意），而代表弟弟的花朵爲Violet（紫羅蘭——希望有一天出人頭地之意）。經與廖媽媽溝通、探究其原因，原來孩子們的爺爺、奶奶極爲重男輕女，打從孩子出生便遭遇不平等的對待；因此姊姊成長過程中，責難總多過稱讚，使得姊姊渴望家中溫暖的懷抱。而從小備受寵愛的弟弟，則是早已習慣成爲衆人目光的焦點，且獅子座愛出風頭、居於領導地位的個性表露無疑，卻僅因「兩分鐘之差就要做弟弟」而感覺屈居下風、耿耿於懷，所以非常希望「有一天能出人頭地」。

找出姊弟倆異常的癥結之後，輔以花精治療與開導，幾週後，廖媽媽便反映孩子的情況已趨平穩，學校也不再打電話來抱怨，證明花精療法在臨床治療上確有其顯著之效。

不用開刀的子宮肌瘤

有一位四十二歲的張小姐，子宮肌瘤有七公分大，已壓迫到膀胱造成頻尿及腰痠症狀。主流醫師建議手術切除肌瘤，但張小姐對於「手術」一事心懷恐懼，希望可以找到其他的治療方法。

我替張小姐做花療測試，發現代表她的花朵爲Chamomile（甘菊——不會釋放情緒壓力）以及Shooting Star（流星——沒有家的歸屬感、非常深的疏離感）。我們雖然因爲醫病診療見過幾次面，但通常僅對疾病症狀做討論而已，依我對張小姐並不熟悉的情況，竟然能把她的個性與心情剖析得如此精準，讓張小姐感到驚異不已。

經過幾次花精療法的療程之後，張小姐壓抑的情緒已懂得抒發，與人際關係的互動往來也漸漸密切。她自覺頻尿與腰痠似乎也好轉許多，便再前往醫院做超音波檢查；很高興地聽到她告訴我說：「劉醫師，我的肌瘤只剩二．五公分，醫師說可再觀察看看，不用急著開刀了。」

改變情緒就能健康

子宮肌瘤生成的原因有很多，並不是每一個肌瘤患者使用花精後，都能得到肌瘤變小甚至消失的效果。國內外很多臨床經驗告訴我們，癌症很多是與長年累積的情緒障礙有關，尤以憤怒、怨恨為主要的原因。癌症的治療有其急迫性，我並不主張拿另類醫學來作為癌症的第一線治療方法，不是我否定另類醫學的價值，也不是我認為主流醫學就一定是對的，只是現今醫病關係非常脆弱，令人感傷。但是，良性腫瘤的治療比較沒有急迫性，所以我們可以嘗試不同的醫療模式；如果能在治療疾病的同時又能有附加價值，改善患者情緒及人生觀，相信那是所有為醫者衷心期盼的理想。只是所有的醫療行為、過程與結果，仍須視個案來評估。

針灸（Acupuncture）

針灸的療效就如同「打電話」一樣，究竟是「通」或「不通」立見真章，我在臨床上常以針灸輔以各種另類醫學，如芳療或磁療，常能見到超乎想像的療效。

改變體內氣的循環

中國傳統針灸至少有五千年歷史，藉由在人體特定的能量傳導系統，也就是經絡的穴位上插針，來改變體內「氣」的流動，使之順暢，增進身體健康；連世界衛生組織都認同針灸治療的效果，明列出鼻炎、感冒、急性氣管炎、白內障、牙痛、十二指腸潰瘍、神經系統痲痺、關節炎、中風後的輕度癱瘓等，建議全世界運用針灸來治療這些疾病。

民國七十九年及八十八年，我分別在榮總的針灸學分班及中國醫藥大學的中醫學分班進修，之後即合併針灸與中醫的理論基礎、診斷、治則及思考方式，應用在另類醫學的臨床治療中。

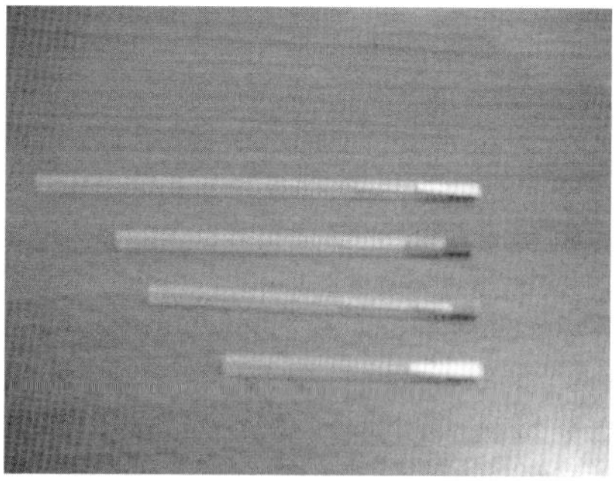

▲各式針灸

提前看見疾病演進趨勢

我在臨床上發現，前幾年因節氣的改變，許多人心臟疾病的發作與發作頻率有增加的趨勢，但我用心的臨床觀察與診斷卻遭人誤解，認為我在恐嚇患者。民國九十五年，衛生署公布民國九十二年度國人十大死因，心肌梗塞由第三名晉升為第二名，才總算還我清白。

十大死因要晉升一名，必須要多少國人的死亡診斷書上被載明「心肌梗塞」啊！更別提有多少國人被胸悶、胸痛、上背痛、肩痛、上腹疼痛、膝蓋或腳後跟痛……等心血管疾病症狀所困擾。由於診斷心血管疾病的檢查技術與儀器未臻完備，現今已認為即使心臟電腦斷層六十四切，仍未必能正確診斷心血管疾病；因此有許多人未被診斷為缺氧性心臟病，但並不表示這些患者不是缺氧性心臟病。

事實上，古人早就認知「心」的重要，以最常見的「坐骨神經痛」為例，從主流醫學的骨科檢查起來，大約只有一成是椎間盤突出、壓迫脊髓神經所造成。但古人是怎麼治療的呢？古書有云：「腰連腿痛，腕骨升，陽谷更佳。」兩者均為小腸經穴道，心與小腸為表裡經，可見「坐骨神經痛」與「腰連腿痛」均為心經與小腸經的症狀；「腰連腿痛」可以腰腿穴治療，為第二、三掌骨（心包經）及第四、五掌骨（三焦經）間。另外，以「下病上取」而言，即坐骨神經痛本應以環跳穴治療，但下病上取則可以天宗穴（小腸經）治療；無論哪一種方法，均屬心經、小腸經與心包經、三焦經的範圍。可知「坐骨神經痛」與「心」的關聯有多大！

針灸治癒「火剋金」疾病

民國七十八至七十九年間，我因大拇指痛到不能握筆而一心想要學習針灸。後來有機會到榮民總醫院傳統醫學中心學習針灸時，我的老師鍾傑教授以天宗穴首次為我下針，我的疼痛立刻解除八成以上，此為鍾傑教授常用的阿是穴。大拇指為肺經，以天宗穴（小腸經屬火）治拇指（肺經屬金）疼痛，是「火剋金」的代表治則。

如今我在臨床上常看到類似的症狀，此類疾病多為「火剋金」的疾病。因心經與小腸經為表裡經，心包經與三焦經為表裡經，都屬火，火者心經、心包經，心主血脈、心主神志，與血管和情緒有極大的關係，例如胸悶、胸痛、心悸、失眠……等。火過旺易剋金，肺與大腸為表裡經、屬金，故「火剋金」表示易傷及肺，肺開竅於鼻、肺主皮毛，因此現代人有許多屬於肺、大腸、皮膚與鼻子方面的疾病，例如久咳不癒、鼻塞、鼻蓄膿、便秘、拉肚子、脹氣、痔瘡、異位性皮膚炎、濕疹、乾癬……等，均可以心經與心包經的治則來醫治，而不是以肺與大腸的本經來醫治。

尤其在台灣，火病的成因多為「水火不濟」、「心腎不交」，為腎陰虛所引起。肺金不足以生腎水，腎水不足以平心火，火則旺；心火旺則火剋金，金遭剋而更虛，產生惡性循環。

一般疾病，虛症難治，實症易治，故必由火（心經、心包經）下手醫治，平心火，則肺金不會被剋，肺金即可生腎水。此時金水相生，爾後腎水足，以平心火，則成為正向循環，此稱為「金水平火」。

現代人主訴便秘、習慣性腹瀉，中醫認為屬於肺金的疾病，西醫則大多診斷為壓力太大、生活緊張……等所致，兩者都用瀉藥或止瀉藥醫治，此為症狀治療，治的是果，不是因。這類患者大多數為火剋金的病例，我在臨床上經常建議使用心臟方面的中藥，或於心經、心包經之處施針，輔以醫學芳療或磁療，常能見到很好的療效。

針灸治療基本原則

診斷要對，取穴要準

「診斷要對」，是依所學加上臨床經驗，絕非頭痛扎頭、腳痛扎腳。「取穴要準」乃因中醫古書有云：「寧失其穴，勿失其經。」說來簡單，卻因各家學派與各種書籍寫法各異，造成穴位易看難定。各家都強調「寸分」，其實取穴以「不通則痛，通則不痛」為原則，我們可依書本所述穴位大概定點，

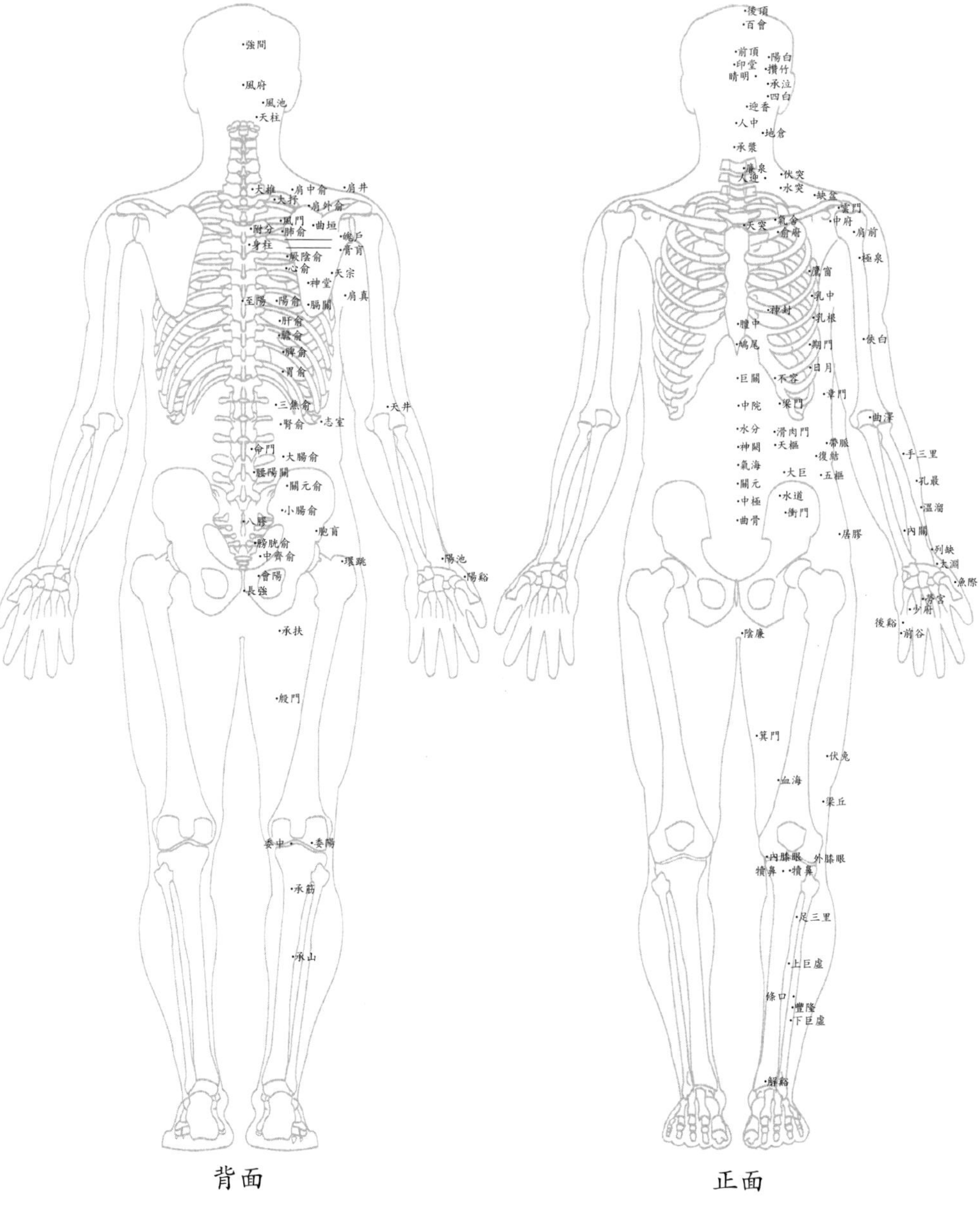
強間
風府
風池
天柱
大椎
肩中俞
肩井
大杼
肩外俞
風門
附分
肺俞
曲垣
魄戶
身柱
膏肓
厥陰俞
心俞
天宗
神堂
至陽
陽俞
膈關
肩真
肝俞
膽俞
脾俞
胃俞
三焦俞
天井
腎俞
志室
命門
大腸俞
腰陽關
關元俞
小腸俞
八髎
胞肓
膀胱俞
中膂俞
環跳
陽池
陽谿
會陽
長強
承扶
殷門
委中
委陽
承筋
承山
背面
後頂
百會
前頂
陽白
印堂
攢竹
睛明
承泣
四白
迎香
人中
地倉
承漿
廉泉
人迎
伏突
水突
缺盆
雲門
天突
氣舍
中府
俞府
肩前
極泉
膺窗
乳中
神封
乳根
膻中
俠白
鳩尾
期門
日月
巨闕
不容
章門
中脘
梁門
曲澤
水分
滑肉門
帶脈
神闕
天樞
復結
手三里
氣海
大巨
五樞
關元
孔最
中極
水道
溫溜
衝門
曲骨
居髎
內關
列缺
太淵
魚際
勞宮
少府
後谿
前谷
陰廉
箕門
伏兔
血海
梁丘
內膝眼
外膝眼
犢鼻
犢鼻
足三里
上巨虛
條口
豐隆
下巨虛
解谿
正面

▲人體穴道圖

再「以痛為愈」，自然取穴必準；爾後下針，則病痛可解。

前些日子，新聞刊載某國立大學西醫醫學博士候選人竊取一個小學畢業「針灸師」的理論「腳痛扎手，手痛扎腳」。事實上，在針灸的臨床領域中，這是一個非常基本且淺顯的理論，稱之為「下病上取，上病下取」；只是因為台灣中、西醫的對立，造成中、西醫之間相互的不了解，導致認知嚴重落差。如果台灣中、西醫能夠整合，相互學習與了解，也就不會鬧這種笑話了。

補瀉要正確

針灸各派對補瀉說法不一，以能量醫學觀點，人體能量左進右出，因此欲補充能量時為左側，也就是治療虛症，例如：患者手腳冰冷、下腰虛軟、膝蓋無力為腎虛症，應由左側入針；欲瀉出能量為右側，也就是治療實症，例如：婦女白黃帶黏稠為腎實症，則由右側入針。若以「不通則痛」的原則，此時按壓患者三陰交，虛症者必為左側疼痛，實症者必為右側疼痛；偶有例外，則仍以「以痛為愈」來取決左側或右側穴位下針。

當然，也有人認為「針」多為瀉，「灸」多為補。但到底為何，見仁見智。一般而言，我們以左側、右側來決定補瀉的原則，以「以痛為愈」的原則再度確認虛實，判斷是否正確，此時下針，效果必佳。由於很多人並不習慣「灸」的那種味道，在密閉的治療空間內也容易影響他人，因此我在臨床上多用「醫學芳香療法」來替代「灸」。

施針者身體要好、能量要強

針灸所使用的金屬針是最容易與患者產生共振的治療工具，因此施針者身體好、能量強，治病效果越顯著；患者的病情越重，對施針者的影響也就相對越大。曾有一位醫師對我說：「你還在用針啊！

難道你不知道自己會受傷嗎？」這句話令我難過了很久，難道醫師在治病時，腦袋還能想到自己嗎？我想所有的醫師、準醫師都應該再加強醫學倫理課程才是。「醫者父母心」，是爲醫者永遠要放在心中的一句話。

以痛為俞

「俞」即為穴，有古經籍典直稱穴道為「俞穴」。「以痛為俞」的意思是：以痛的地方當做穴點來按壓或下針，以收治療之效。事實上，針灸最初始的原型，就是人類拿著石頭去按壓身體的疼痛處演變而來。

針灸療法臨床實例

關節痠痛一針見效

曾有位六十八年次的許小姐，三年來被兩側髖、膝關節痠痛的問題困擾不已，看遍中西醫，也做過整脊治療，但都不見成效。

心疼的許媽媽陪著女兒來找我，希望我能成爲她女兒疼痛的「終結者」。運用傳爾電針診斷，我認爲她的關節痠痛是因爲「氣滯」引起的，採用針灸治療方法最妥當。

「針灸？以前帶女兒去看中醫時也扎過呀！可是好像沒什麼效果。」許媽媽說。

站在我的立場，實在不便對其他同業的治療多做任何批評，眼下我能做也應做的事，是專注一心爲許小姐扎針……當我在她的膻中穴一針扎下時，許小姐立即慘叫一聲，許媽媽的臉色也爲之大變。眾人沉默了短短幾秒鐘，我讓許小姐自己去感受扎針後身體的變化。只見她因扎針疼痛而扭曲的臉，迅速和緩下來，取而代之的是喜悅和驚訝：「劉醫師，我的瘦痛不見了。」

在中醫的基本理論中，人是由「氣、血、水」所構成，而所謂的「氣會膻中」，意思是說，人體氣的運行均由膻中穴來負責管理，所以我在許小姐的膻中穴扎針後，她的痠痛解除，是很明確的「通則不痛」的治則。

雖然不痛了，但許小姐很擔心這只是「暫時」的現象，於是我建議她除了定期接受針灸治療外，平常可配合醫學芳療的五行精油，自行於膻中穴上按摩，並常泡熱水澡使氣保持暢通。很高興在兩個禮拜之後，許小姐告訴我她的痠痛感已好了八成，行、走、坐、臥都不再困擾了。

通或不通立見療效

針灸的療效就如同「打電話」一樣，究竟是「通」或「不通」立見眞章，而其他療法往往需要一、兩天過後才會收到明顯的效果；但臨床上，不應將一切疾病都以針灸或中藥來治療。古書云「一針、二灸、三湯藥」的意思，並非針不好才灸，灸不好才給湯藥，而是提醒爲醫者，幫助患者治病應有多元的思考方式，也就是必須以湯藥治病時，就應該湯藥爲之，絕不須先針、再灸，等兩者都沒效時再給湯藥。同理，如果疾病只需要內科治療，就不應開刀；反之，需要開刀才能治療的疾病，就不應以內科來治療。

事實上，西醫也常犯同樣的錯誤，把藥物分爲第一線、第二線、第三線……，當第一線藥物用了沒有效果後，才改用其他藥物替代，這樣根本無法判斷到底是哪一線藥物才是眞正有效的藥物。而且當一種藥物對患者無效時，吃下去不只是「白吃」，而是「有害」。所以如何選用正確的藥物，能在對的時間「對症下藥」而不使用「錯誤的藥物」，是大家必須學習的課題。

國內針灸醫師與非醫師，各路人馬各顯神通、開班授徒，許多還被稱爲名師或名醫，令外人眼花撩亂，莫衷一是。因爲針灸爲侵入性療法，許多非醫師從事時會涉及法律問題，所以目前國內可以執行針灸治療者爲領有執照的中醫師，以及在台北榮民總醫院傳統醫學中心與中國醫藥大學受過完整針灸訓練的牙醫師和西醫師，其餘均爲密醫；若任其行使針灸治療，生命安全將沒有任何保障。

倘若非醫師們自認爲技術超群，就應多元學習使用其他另類醫學方式，從事非侵入性的醫療行爲，如醫學芳療（詳見六八頁）與磁玉色三合一療法（詳見九四頁），在不觸法的情況下，幫助受病痛折磨的民衆，才是功德一樁。[5]

施行針灸變通之道

「灸」原本是用艾絨（以艾葉的纖維製成，燃火用）或其他藥物放在身體表面的穴道處燒灼或熨灸，藉熱力將藥效透過肌膚，滲透入經絡的一種治療方式。因中國古代臨床上經常將「針法」與「灸法」合併使用，便合稱為「針灸」；然而，現今台灣所稱「針灸」，係以針法為主，灸為輔。

針灸雖可收立即之效，但對於極度緊張、害怕針刺疼痛以及特別虛弱的患者，若擔心在扎針過程中突覺身體不適，也許頭暈眼花、臉色蒼白、手腳冰冷……甚至暈厥等暈針狀況，則應視情況改用磁療或其他療法為之。

註5：本書謹簡述臨床上可使用針灸大幅改善的疾病為例，取十總穴為基礎，加減其他臨床常用穴位，收錄於附錄三與讀者分享，期盼能與有心了解穴道與針灸的醫師們共同研究、切磋。

磁玉色三合一療法（Magic Jade Therapy）

我將不同質地和顏色的五色玉石分別嵌進負極磁中，直接與病人穴道接觸的方式，整合出「磁、玉、色三合一療法」，的確展現了一加一加一遠大於三的療效。

人體電位變化攸關健康

民國八十三年我與葉政秀教授接觸，聽他談及以其專業研究的領域——「單極磁療法」來治療疾病，其理論是：人體有70％的水，而每一滴水分子就是一個帶負電位稍強於正電位的小磁石，因此人體的負電位越高，就越健康，越有活力；相對的，如果人體的負電位減弱、不足而來不及復原，或變成正電位的話，就會成爲疾病的根源。

磁療亦屬於另類醫學的一支，日本和大陸很早以前就廣泛地使用磁療，民間最有名的磁療就是磁石貼布，又稱「易立絆」，但他們使用的是正極磁，雖有療效但副作用很大，且不可長期使用。在日本與大陸均有許多使用正極磁療後產生副作用的案例，並有明述正極磁療的副作用，與葉教授所言相互印證；加上我大量研讀葉教授及美國方面使用磁療的報告，確定使用負極磁才是正途，即使長期使用也幾乎沒有副作用。

不過，我對於醫學研究一向有些執著，別人說得頭頭是道，我卻總是要自己嘗試過後才能百分百信服。因爲他們雖有理論基礎，但我是專業的臨床醫師，我要在臨床上證明「有效」，才能相信「這是正確的」。所以，當時我向葉教授買了一組「磁寶」，帶回去用傳爾電針測試，果然用負極可被人體所接受，正極卻與人體不適合。不過在此之後的數年，我才正式跨入磁療的領域。

小小磁鐵解除病痛

數年前，我與在中壢當牙醫的好友許毅豪醫師無意間談到，每當他要為病患拔阻生齒（大臼齒）時，只利用書局賣的那種黑色磁鐵，貼在他們手部的幾個穴道上，就能夠消除多數人拔牙後腫痛與無法進食等情況。我聽了覺得很好奇，幾個磁鐵就有那麼好的效果？剛好診所裡一位助理小姐的先生經營「強磁」生意，我便請他拿一些磁鐵樣品過來，以便在臨床上驗證。

有一天，我從台北回斗六的路上，大約傍晚左右接到我母親被送到急診室去的電話，一問，說是心臟病、心絞痛。我立刻趕去醫院看她，可是心電圖一切正常，後來也沒什麼特別不舒服的情況，我便帶著母親回家。睡到半夜，我耳邊傳來咕嚕咕嚕的聲音，起床一看，原來我母親坐在按摩椅上按摩，她告訴我說：「胸口又開始不舒服了。」我心想，車上碰巧就帶著借來的強磁，拿來試試看好了。便用負極磁在我母親胸口貼了膻中穴及胸鎖乳突肌痛點，頓時我母親快意滿足的吐了口氣說：「有種打開冰箱，一股涼意從頭到腳貫穿的感覺。」鬱悶的胸口打開了，渾沌的腦筋清醒了，我看她整個人放鬆，顯得舒適，自己也鬆了一口氣，這才第一次體會到磁療神奇的效果。

後來有一位好友拔阻生齒，經過一個多小時才拔出。牙醫師依過去的經驗告訴他：「你一定會發生腫脹疼痛的現象，只能吃流質的食物。」這位友人拔牙後馬上來找我，我用負極的磁鐵貼在他第一掌骨的遠側端、近側端及合谷、陽陵泉等穴位。他隔天很開心的告訴我：「完全都沒有紅腫疼痛的現象。」連幫他拔牙的牙醫師都認為是奇蹟，還因此登門求教使用磁療的方法，回去運用在每一位須拔阻生齒的患者身上，均具有明顯止痛消腫之效，屢試不爽。

我的姪子每次做牙齒矯正後，都只能進食流質，看到食物直流口水，但牙痛導致他無法咀嚼。我採同樣的方法，用負極磁鐵貼在他第一掌骨的遠側端、近側端及合谷、陽陵泉等穴位，結果他馬上可以跑去吃牛排，大快朵頤了。

電磁場對人體影響大

人體本身是一坨坨的電子雲所組成，也是一塊塊的磁場。我們每天接受太陽磁場的照拂，在地球磁場上安居樂業，使用電磁場帶來生活上的便利，維護身體磁場以保持健康……，不論食衣住行坐臥，磁場是無所不在的。美國專門研究電磁波及電療的醫學專家Dr. Robert O. Becker甚至這麼形容：「我們都生活在電磁波的汪洋中。」正表示了磁場對人的影響遠超乎我們的想像。

科學調查證明，健康者的身體應擁有80％的負電和20％的正電，也就是說，人的體質應該是天然的鹼性。再看看我們大自然的海水和大地的土壤，都應該是天然的鹼性，但由於現代環境的汙染日益嚴重，人類賴以生存的自然電場受到嚴重破壞，負離子匱乏，雨水和土壤變成酸性，加上農藥的助長，讓我們無法吸收到大自然珍貴的天然養分。勞累過度、精神壓力、生活節奏失調等，都是身體細胞液變成酸性的結果，人體的電場功能因而衰退，負離子不足，導致新陳代謝受阻、免疫功能下降、各組織器官功能失衡……進而引發疾病。

臨床上證實——「帶正電、酸性化、氧化、活化、興奮、壓力、易上癮」的正極磁將會導致疾病，而「帶負電、鹼性化、還原、放鬆、鎮靜、抗壓、無成癮性」的負極磁會恢復人體的健康，已是毋庸置疑的；且因磁療爲非侵入性治療，若以針灸取穴的原則使用負極磁療，不但對懼怕針刺與疼痛的人是一大福音，更不會暈針或造成其他併發症。負極磁療對人體影響的理論與實際經驗，表示磁療在有專業經驗的醫師操作下，是一個非常安全且沒有副作用的醫療方式，也可提供有經驗的非醫師們運用中醫基礎理論取代「針灸」，造福人群。

泅泳在電磁波的汪洋

正因為我們生活在電磁波的汪洋中且不自覺，所以更要去認識它、了解它，以減少電磁波對我們的危害。譬如白天我們在太陽的正磁場下活動，但因交感神經活絡，因此太陽的正磁能對人體的傷害較少；可是晚上交感神經較弱時，我們休息睡覺的臥室裡就應該盡量減少電器的使用，以避免電磁波的干擾。

五顏六色也能治病

喜歡「胡思亂想」的我，對於「五行」（木火土金水）相對應的「五色」（青赤黃白黑）一直存在著濃厚的興趣，心想如果人體的每個臟器分別有其屬性，那麼「顏色」應該也具有某種治療效果才對。心理學認爲顏色對於情緒具影響力，如紅色使人興奮、熱情，綠色使人穩定……等，即是一個最明顯的例子。

於是，我到文具店購買小朋友做勞作用的那種玻璃紙——綠的、黃的、紅的，以及黑色和白色的壁報紙，分別剪成一小塊、一小塊，嘗試貼在病人病灶所屬的經脈上面。有一位女性病患來我這裡說她胃痛，中醫所謂「肚腹三里留」，所以我選擇足三里；而胃經屬於黃色，我便用了一枚黃色的玻璃紙貼在她的足三里上，不一會兒她告訴我說：「我的胃不痛了。」這

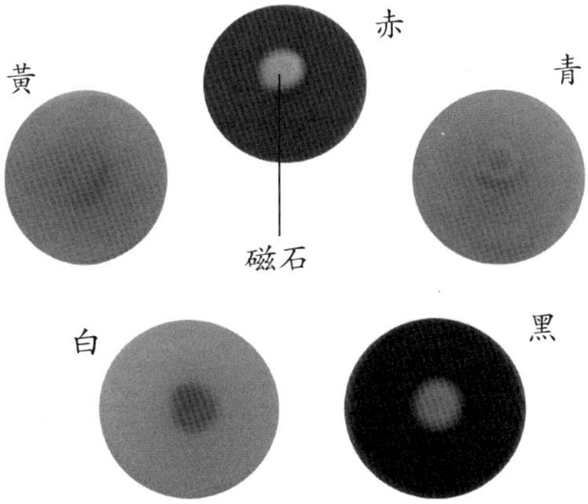

▲五色磁玉石

對當時的我來說是很振奮的結果，以爲可以返家的她把長裙蓋回去，才踏出診間沒幾步，竟然折回來說：「我的胃又開始痛了。」

我突然想到，顏色是光的折射反應，長裙遮蓋了光線，黃色的可見光不見了，所以她的胃又痛了。我連忙讓她回到診間，請她再把裙襬拉至膝蓋高度，果然她的胃又不痛了。連續反覆數次都有同樣的效果，令我對「色療」法產生一探究竟的好奇心。

經歷許多類似的色療臨床實證，結果讓我相當興奮，原來單用顏色治療就能收到很好的效果，五行、五色與五臟六腑之間也的確是息息相關的。而使用在穴道上的效果，明顯比在經絡上更好，如此豈不可以取代針灸嗎？可是伴隨而來的問題是，有沒有可以把「色療」效果發揮到更爲極致的方法，或者方便使用的材質？近年來，果然發展出用「光」作用在穴道上來作爲治療疾病的方法。

玉石能量導出病氣

以寶石來說，玉和水晶是最容易取得、也是最常被誇大神化的石材。根據古老的傳說，玉具有「祛邪避凶」的作用，這種爲大家所認同的能量，讓人們將玉做成玉珮、玉盤、玉鐲等飾品或器具，隨身佩掛。電視、電影中常可見古代官帽或腰帶上配有玉石，殊不知官帽上的玉石正對印堂，腰帶的玉石正對神闕、氣海穴，可見古人即有養生之道；甚至，玉還伴隨人長眠地底，從出土的各種玉器製品可見一斑。可以說，只要有中國人的地方，就少不了「玉」的存在。

對未知事物保持好奇

台大校長李嗣涔教授為美國史丹佛大學電機系博士，卻長期致力於研究「特異功能」，並曾開立「手指識字訓練班」，發現十四歲以下兒童經過訓練，約有一成左右能夠突破身體的限制向外擷取訊息，透過手指看到放進盒子裡的字。李教授因此提出「人腦中可能存在第三眼」的假設說。

佛學中也有所謂「開天眼」，可以感應到某些科學尚無法解釋的信息，而他們感覺到開天眼的位置，恰好正如佛菩薩圖像中眉心圓點的位置，也就是我們所說的印堂。對靈修者來說，這是一個氣場很強的穴道，根據印堂所反應出來的「氣色」，能作為此人禍福吉凶的判斷。李教授並表示，自古以來流傳下來的許多「傳說」，至今我們看來似乎是怪力亂神或斥為迷信之事，並不代表它們不存在，只是我們不知道、不了解而已。所以，我們不能對未知的事情抱持堅決否定的態度，否則人類不會進步。

磁玉石激發驚人療效

這麼說，或許讀者會覺得流於玄妙，但當我蒐集五種顏色色系（青、赤、黃、白、黑）爲主的各種寶石，輔以科學的傅爾電針檢測數千人體質，再與不同顏色、質材的寶石、水晶一一比對，尋找對人類最有益的寶石，發現「玉」對人體的幫助最大。在國外，也有人從事寶石療法，稱之爲 Crystal Therapy，因此我試著將不同質地和顏色的五色玉石——青玉石、赤玉石、黃玉石、白玉石、黑玉石，比照色紙運用在臨床上，發覺此時竟然可不受光線變化的影響，且療效更佳，令我雀躍不已。

即然玉石、磁和顏色三者經我臨床驗證都對疾病有療效，我便進而將不同質地和顏色的五色玉石分別嵌進負極磁中，以負極端向玉石外側直接與病人穴道接觸的方式，整合出「磁、玉、色三合一療法」，的確展現了一加一加一遠大於三的療效。

磁玉石療法臨床實例

五十肩剎那間不見了

舉幾個臨床的案例，例如：子宮下垂、夜尿屬於「腎虛」症，按壓左側三陰交穴的痛感強，此時只要將黑色玉磁貼在患者左側的三陰交穴，便可緩解疾病的症狀。又如泌尿道感染、黃帶屬於「腎實」症，按壓右側三陰交穴的痛感強，只要將黑色玉磁貼在患者右側的三陰交穴便能緩解。

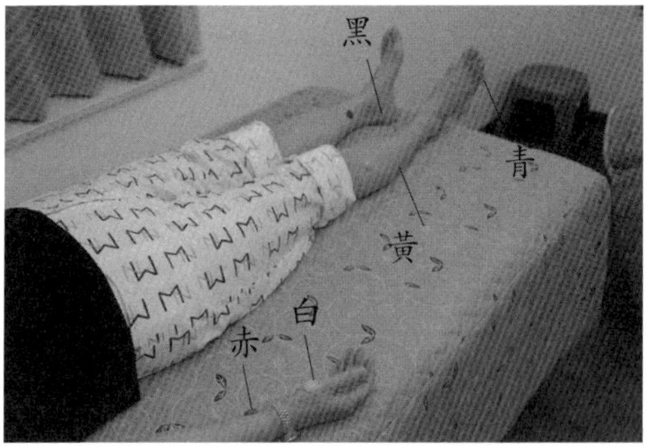

▲「磁、玉、色三合一療法」展現一加一加一遠大於三的療效

曾有位五十歲的朱女士，因爲右手臂無法上舉被診斷爲五十肩，吃藥、打針、熱敷、運動……疼痛依然故我。她聽從朋友的建議來到我這裡，我便運用磁玉色三合一療法，將紅色玉磁貼在朱女士的天宗穴（治療肩關節疼痛之穴，屬手太陽小腸經，心經與小腸經爲表裡經，故用紅色），綠色玉磁貼於胸鎖乳突肌痛點（此區域爲大腸、小腸經，但胸鎖乳突肌痛點爲筋受傷，因肝主筋，故用綠色），白色玉磁貼於中府穴（屬手太陰肺經，因我認爲此病爲火剋金，但傷及肺，故用白色），頃刻間朱女士的右手臂即可舉起，連她自己也無法置信（見下頁圖）。

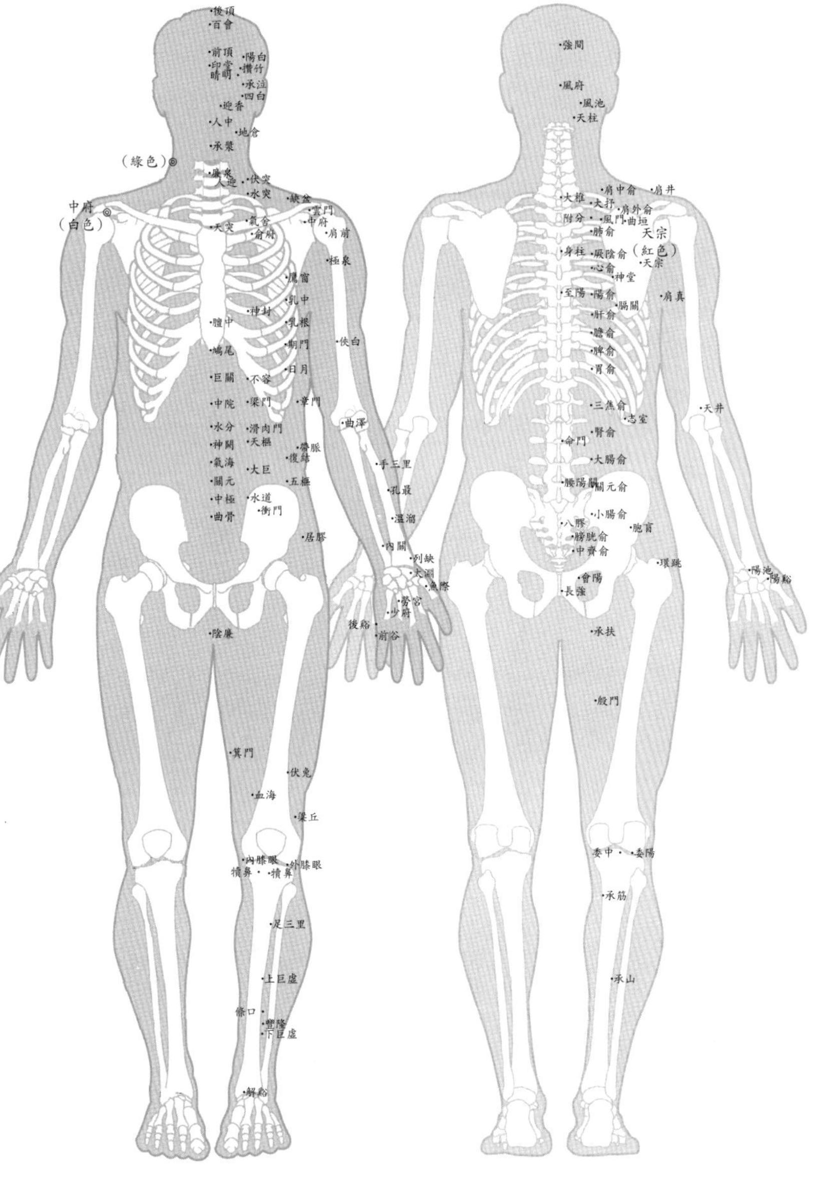

正面　　背面

▲實際運用磁玉色三合一療法，成效立竿見影。

陪伴度過難熬的更年期

後來她又因更年期的燥熱、潮紅、冒汗、心悸而困擾不已，因目前醫院已多不使用荷爾蒙治療，但植物性荷爾蒙對朱女士來說又無任何幫助，所以她又到我這兒來「試試看」。我再度只用磁玉色療法，將黑色玉磁貼於左小腿三陰交（屬足太陰脾經，脾爲土，三陰交爲三陰經之交會處，更年期爲腎虛症，故用黑色），紅色玉磁貼於右手內關穴（屬心包經，心爲火，故用紅色），綠色玉磁貼於右小腿陽陵泉穴（屬足少陽膽經，膽對應肝木，故用綠色）。很快的，朱女士更年期的症狀便得到舒緩。我教她回家後可以自行持續的使用，磁玉色三合一療法便陪伴她度過了原本難捱的更年期。

平日預防保健最佳良方

我結合另類醫學與中國古老醫學的基本理論及五行學說，數年來，無數次「磁玉色三合一療法」臨床的運用，經過記錄、統計，其結果是令人驚訝也令人欣喜的。這是醫學史上從未有人做過的臨床醫學研究，但我證實了「磁玉色三合一療法」卓越的效果；加上其非侵入性的治療模式，只要經過醫師的指導，便可由病患自行操作使用，對於遭受到長期病痛折磨的患者來說，「磁玉色三合一療法」的確是長相爲伴的良方，而且完全沒有副作用的傷害。對於想要日常保健的患者來說，更可以善加運用「磁玉色三合一療法」的功效，在疾病傷害尙未形成前即消弭無形，長保健康。在人口日益老化的時代，它確實可以作爲預防、保健最有效的貼身工具。

營養療法（Nutritional Medicine）

有許多疾病與症狀來自於維他命的缺乏，這證實了維他命既是營養必需品，除了用來作為一般人日常保健用途之外，同時也可當作某些病況臨床應用的藥物。

對待自己不如一部車子

車子沒有油了，我們會上加油站「加油」；每半年或五千公里會讓車子「進廠保養」，修理耗損、更換機油……以維護車子的正常運轉並延長使用年限。可是人呢？即便如同車子一樣餓了就吃飯、渴了就喝水，都不見得能汲取人體需要的營養，更何況現代人對飲食總是抱持著恣意妄爲的態度。

舉美國Earl Mindell所著的《維他命聖典》（*Earl Mindell's Vitamin Bible*）中，對維他命B_{12}的敘述爲例：「**有些維他命缺乏患者，初期症狀並不明顯，譬如甲狀腺的機能健全時，維他命B_{12}的吸收才能順利進行，而B_{12}缺乏症的顯現，要在體內蓄積的B_{12}全部被用完後開始算起五年後才會顯現出來……維他命使用劑量的彈性，遠超乎我們的想像。**」這只是其中一個例子，所以很多疾病與症狀都與營養流失有關，只是因爲有時間的落差，醫師與患者都不能很明確的抓住營養流失與疾病的關聯性。因此，大部分的醫師都只依照ＦＤＡ（美國食品藥物檢驗局）所提供「健康人」所需維他命的劑量來做補充。但對於不健康的人或疾病患者，若只用ＦＤＡ所提供的劑量來做補充，便有很大的落差與不正確性。

現代環境汙染，使得原本從食物中便能獲取的營養素早已流失大半。有研究顯示，現今菠菜維他命Ｃ的含量是四十年前的１％；加上現代人工作忙碌的壓力、情緒緊繃的狀態，肚子餓了都不一定記得吃飯，渴了也不見得會急著補充水分，更不用說定期保養了，等到「身體零件」已發出頭痛、胸悶、肩頸痠痛等等警訊時，還抱著鴕鳥心態不予理會的更大有人在。如此比較起來，人對待自己的方式，是否比對待車子還不如？

為何預防比治療耗時耗力？

一般而言，新車只要里程數到了，車子就需要更換機油、煞車皮、輪胎……做做保養，很少人會等到車子壞掉，才來做修理的動作，舊車更應提前更換尚未壞掉的零件，並做正常里程的保養，以避免車子拋錨；因此，在保養車子上所花費的金錢，一定比修理所花費的金錢多上許多。

現在大家對自己身體的照顧，遠不及對車子的愛護。通常大家都等到身體病了，才去求醫就診，並不注重平時身體的保養，這樣就好像平常不保養車子，等車子壞了才去修理一樣。你會這樣對待你的愛車嗎？

用維他命治療你的身體

還記得第一章我曾提起我父親白血球不正常增生，以及哥哥血紅素不足的例子，其實都在大量補充維他命之後得以轉圜。人體須適時適量補充足夠與均衡的維他命、胺基酸、礦物質、稀有元素……它們有些在人體內擔任輔酶的功能，有些是人體生化反應必需的原料，可輔助體內生化反應準確完成，並維持各個器官功能的完整性；就如同車子要加油、進廠保養一樣的重要，這也成爲我開始研究營養療法的契機。

維他命是生物體維持生命健康、生長發育、生殖延續所不可或缺的營養素，除此之外，維他命更可進一步達到預防疾病、加速康復、提升生活品質的作用。主流醫學對於維他命的使用方法與劑量，意見非常分歧。台灣多採用美國食品藥物檢驗局（ＦＤＡ）所認可的劑量作爲參考依據，但此建議劑量係針對正常且健康的人體所需，和罹患疾病者所需的劑量有很大的差距。顯見維他命療法在現代主流醫學與另類醫學中，還有相當大的發展、學習與創新空間。

在傳爾電針的檢測下我們發現，有許多疾病與症狀來自於維他命的缺乏。這證實了維他命既是營養必需品，除了用來作為一般人日常保健用途之外，同時也可當做某些病況臨床應用的藥物。譬如，使用MTX多要合併使用葉酸，先天性代謝疾病使用維他命B群，高血脂症使用菸鹼酸，心血管疾病使用維他命B_6，尿路感染使用維他命C等等。所以使用時必須對各種維他命的特性、功能、代謝途徑、缺乏症、臨床價值、合理攝取量及來源等，做通盤性的了解與考量才行。

人體不可缺少的營養素

構成身體的主體是蛋白質，而每個蛋白質都是由胺基酸所串連起來的。人體的蛋白質約有二十種胺基酸，有的胺基酸可以在體內合成，有的則無法在體內合成，但對健康的維持卻同樣不可少。

必須藉著飲食由體外補給的胺基酸叫做必需胺基酸，共有八種：異百氨酸（Isoleucine）、百氨酸（Leucine）、離氨酸（Lysine）、苯丙氨氣酸（Phenylalanine）、蛋氨酸（Methionine）、蘇氨酸（Threonine）、色氨酸（Tryptphan）、擷氨酸（Valine）。

人體中的礦物質有：鈣、磷、鎂、鈉、鉀、氯、硫、鐵等。而稀有元素有：錳、銅、碘、鈷、鋅、硒、鉬、鉻等。

用維他命保養你的皮膚

維他命除了在維護健康、治療疾病上扮演了「支持性療法」的重要角色外，還有一個令愛美人士趨之若鶩的「美容保養」效用。市面上許多化妝品都強調其含有維他命A（強調角質更新）、C（促進膠原生成、活化肌膚、美白）、B_5（保濕及滋潤）或E（抗氧化）等成分，使用後對皮膚的確會有相當程度的效果。可是換個角度想，為什麼塗抹含有維他命的滋養霜或乳液會改善我們的膚質？是否代表我們身體缺乏這些維他命，因此皮膚才會變差？所以，如果可以改用內服的方式補充維他命，是否更能從根本來著手改善皮膚的症狀？

答案絕對是肯定的。而面對琳瑯滿目的化妝品、保養品不知從何挑選時，傳爾電針就可以幫我們一個大忙。它可以針對個人的體質來篩選需要的維他命種類與劑量，更可以篩選適合個人的美容保養品。

你該知道的維他命特性

一般維他命依其溶解性，可分為脂溶性與水溶性兩大類。脂溶性維他命以協助代謝及抗凝血作用為主，包括維他命A、D、E、K四種；水溶性維他命的任務則為能量傳遞，扮演輔助、調節、促進身體新陳代謝等輔酶的角色，包括維他命B群及C等。而隨著人體所需，不同種類的維他命又具有不同功能，以下僅就大多數人熟知的維他命，簡述如下：

維他命A：

1. 對視力有幫助，有助於多種眼疾，如夜盲症的治療。
2. 抑制有機汞對小腦及神經纖維組織的毒性作用。
3. 降低罹患肺癌、前列腺癌、子宮頸癌等腫瘤的風險。
4. 對各種皮膚疾病及呼吸系統的黏膜有保護作用，為治療青春痘最重要的維他命。

維他命B群：

維他命B群之所以叫B群而不叫維他命B，是因為維他命B群中含有八個成員，分別是B_1、B_2、B_6、B_{12}、菸鹼酸、葉酸、生物素及泛酸。維他命B群之間一直存在協同作用，單一的維他命B種，往往無法發揮B群共同存在時的效果；也就是說，一次攝取B群的維他命要比個別攝取效果更好。效用如下：

1.促使皮膚、指甲、毛髮健康生長。

2.防止貧血，促進紅血球的形成和再生。

3.減少夜間肌肉痙攣、腳抽筋、手麻痺等各種手足神經炎的病痛。

4.加速體內蛋白質及脂肪的代謝作用，提供能量，增強體力，提高工作效率。

5.保護神經組織細胞，對安定神經、舒緩焦慮也有助益。

6.有利各種營養素在體內的正常吸收，維護腸內正常功能。

維他命C：

是最受歡迎與廣泛使用的維他命，大量使用時要加入鎂，以防止結石。效用如下：

1.減輕感冒症狀、縮短感冒病程。

2.緩和緊張和抑制亞硝基胺（產生胃癌與肝癌的原因之一）的生成。

3.預防壞血症。

4.減弱過敏作用，爲著名的抗氧化劑。

維他命D：

1.吸收鈣和磷，幫助骨骼生成，牙齒發育。

2.幫助維他命A的吸收。

3.預防骨質疏鬆症。

4.有效治療結膜炎。

維他命E：

1.增加活力與耐久力。

2. 抑制過氧化脂質，防止身體細胞老化，爲著名的抗氧化劑。

精算維他命的補充量

視人體缺乏程度的不同，我認爲維他命補充的劑量應做如下區分：

劑量	使用維他命類型	說明
小量	可使用脂溶性與水溶性	依循「美國食品藥物檢驗局」（FDA）的建議用量，適用於一般健康者作為「正常耗損」的保養之用；就好比正常運行的汽車，須定期換機油做保養一樣。
足量	可使用脂溶性與水溶性	當人體因「過度耗損」而發生病變時，因個人體質與病情不同，須補充足量的維他命，以達到治病及恢復身體正常運作的效果；就好比汽車發生漏機油的狀況時，除了必須修復損壞的零件之外，還須補充足量的機油才能讓車輛運行。我所設定的「足量」，主流醫師往往以「天量」視之，並認為「攝取過多對人體無益」；但在臨床治療上，卻能真正幫助病人獲得很好的效益。
大量	僅可使用水溶性維他命	以靜脈注射的方式緩慢的補充入人體，對於重症患者的效果極佳。例如：螯合療法即是運用EDTA及水溶性維他命併用，螯合血中雜質及有毒物質（關於螯合療法，詳見第三章）。 由於水溶性維他命攝取過剩時會排出體外，但脂溶性維他命若攝取過剩，則會產生頭痛或噁心的副作用，所以不論小量、足量或大量的維他命補充，都應以專業合格醫師的評估與建議為準。

維他命補充之水庫理論

一般無特殊遺傳性疾病或無過敏體質者（如高血壓、糖尿病、氣喘、鼻竇炎、自體免疫功能疾病、癌症……等），在日常生活中如果能平均攝取充足養分的非過敏飲食，那麼這種人對於維他命的需求是可以依照FDA所建議的標準量攝取。但是大部分的人，或多或少都有一些疾病的症狀，由於現今社會環境汙染嚴重，飼養食用動物或家畜類時添加許多抗生素、荷爾蒙……等，農作物栽種使用許多農藥、殺蟲劑、除草劑……等，以及再製食品添加色素、防腐劑……等，導致人類營養普遍不均衡，各種重金屬及化學毒物大量在人體內累積，因為人體需要代謝這些毒物，消耗掉許多可以幫助代謝的維他命，造成人體內維他命嚴重不均與缺乏。

因為人們基因、體質與疾病不同，攝取食物的內容與均衡性也不同，所以缺乏的維他命也不盡相同，此時，我們補充維他命的方法也必須因人而異，就如同「老天到底要下多少雨，水庫才需要洩洪？」還記得數年前，全台灣水庫乾涸見底，大家都開著越野車在水庫底部嬉戲，全國各級官員到各種不同的廟宇向老天求雨；這兩年，颱風來之前，石門水庫因為水位過高，每每提前洩洪，容易造成水庫下游水患。

每個人身體所缺乏的維他命不同，因此維他命的需求種類與劑量也會不同，如同颱風前水庫內的水量多寡不同，如果老天下的雨量，能盡如人意，則不會缺水，也不會有水患。所以，當我們在為患者補充維他命的種類與劑量時（如同老天的雨量），對於維他命缺乏量大的患者而言，補充大量的維他命是必須的（既有療效又不會中毒）。如果只補充小量的維他命，對這種患者而言，即便長期補充維他命，還未必有療效（就好像水庫已經見底，每天只下一些毛毛小雨，對紓解水庫的乾涸是無效的）。當然，對不缺乏維他命的健康者而言，補充極小量的維他命即可。但現代社會，誰敢說自己是「完全健康的人」。

最近有許多報告顯示長期補充維他命是有害的，但這個結論是「有待商榷的」。長年以來，我們使用傅爾電針針對不同品牌的維他命做測試，發現即使是名牌的維他命，對許多患者也是不適合的（可能是賦型劑、崩散劑、色素、膜衣……等，或是處方比例不適合），所以維他命的補充是「科學」也是「藝術」。因為使用錯誤品牌的維他命，所造成的一些副作用全部歸罪在維他命本身，因此讓大眾對維他命有極為錯誤的認知，而造成服用維他命者的恐慌。就是這個原因，我一直強調在「對的時間」吃「對的藥物種類」與「對的劑量」。

D_3強化人體免疫力

一般市面上所謂的維他命D大多指D_2，但很多卻假冒標示為D_3。D_2的單位為IU（國際單位），而D_3的單位為Microgram（微克），其最主要的功能是把鈣帶到身體最需要鈣的地方。

人體最需要鈣的地方為骨髓。中醫云：「腎主骨髓，腎主先天氣。」意指腎與免疫功能有極大的關係。人體缺鈣時會抽筋，中醫云：「肝主筋膜。」西醫則認為身體最大的免疫器官是肝，所以結合中西醫的概念，D_3與人體免疫功能有重大關係。可惜的是，現代醫界還難以接受這種說法。

西元二〇〇一年十二月，美國有醫學論文（by Ashton F. Embry）發表維他命D_3可以預防與壓抑多種自體免疫疾病，諸如：類風濕性關節炎、紅斑性狼瘡、自體免疫性腦脊髓炎、第一型糖尿病……同年六月，三軍總醫院研究證實D_3可以幫助腦細胞活化；三總為中風的老鼠注射維他命D_3，結果注射D_3的老鼠比未注射D_3的老鼠，腦缺血的體積少了一半。

由此可知，無論自體免疫疾病，或氣喘、過敏性鼻炎、食物過敏、異位性皮膚炎……等過敏症，以及骨質疏鬆、植牙手術與其他各種手術前、中風、巴金森氏症、老人癡呆症、過動兒、情緒障礙……等，均可由補充足量的D_3而達到症狀改善與緩解的效果。

D_3把鈣帶到骨髓

在臨床上，我發現D_3對鈣的平衡是極為關鍵的角色；D_3不足會造成骨質疏鬆或抽筋，而常見的臨床症狀，如夜間磨牙、習慣性眨眼，均可由補充D_3來改善症狀。

事實上，台灣大多數人都已從骨頭湯、雞湯、魚湯……等食物中攝取足夠的鈣，只是因為缺乏D_3，而造成鈣在身體分布的位置不對而導致疾病；例如鈣沉積在血管壁會造成動脈硬化，沉積在水晶體會造成白內障。D_3可以把鈣帶到骨髓中，骨髓是製造各類型血球最重要的地方，可治療骨質疏鬆，更可對各種血液疾病有幫助。如果使用得當，長者們的牙齒、骨骼都能更為健康，因為長年補充D_3，我父親到八十八歲植牙都不需要補任何的骨粉。

有一位朋友因車禍造成小腿脛骨及腓骨骨折，手術後每日給予十二顆○・二五微克的D_3，疼痛與水腫明顯消失；卻因未再來診所取藥，一個月後，疼痛與水腫復現。再服用D_3，兩天後，疼痛與水腫明顯又消失，此時他才深信D_3對他骨折術後恢復的重大意義。

臨床上我曾看過一位孕婦，在懷孕八個月時全身皮膚潰爛、奇癢無比，婦產科醫師告訴患者，此為「胎毒」，在經過我處方一天使用五微克的D_3（每天服用二十顆○・二五微克的D_3），兩週後，皮膚完全恢復健康。此乃因為D_3可以把足夠的鈣同時供應母親與胎兒，幫助骨骼發育與提升免疫功能，所謂的胎毒症，也就因此消失無蹤。

營養療法臨床實例

平時補充營養救了他

何謂治病？何謂保養？舉例來說，感冒時才找醫師，叫「治病」；而經常性的照顧身體，讓自己感冒的頻率變少或不感冒，叫「保養」。治感冒的花費少，經常性的保養身體，須供應足夠的營養，加上休閒、運動，因此一定會需要較多的花費。

臨床上，經過「保養」與「未保養」的病患最大的區別，在於發生重大疾病或傷害時，生命韌性有重大的差異，以及身體恢復程度與速度的不同。

我有一位數年不見的朋友來看我，我從他焦黑慘白的臉色和手指，發現他有嚴重的貧血。我震驚的問他：「你怎麼尿毒了？」他回答我：「在泌尿科吃控制攝護腺肥大的藥物，腎功能一直變壞，泌尿科醫師說：『沒關係！』但腎臟科醫師檢查，卻說腎功能ＢＵＮ已超過一百（尿素氮，正常值為10～20mg/dl），ＣＲ已超過十一（肌酸酐（creatinine），正常值為0.7～1.5mg/dl），因此宣判『要洗腎』，但我寧死也不要洗腎。」在走投無路的情況下，我只好給予一些營養品去維持他的體力狀況；但我明白的告訴他，我沒有辦法讓他的腎功能恢復到正常。

半年後的一個早上，他太太緊急通知我：「他很不舒服，意識不太清楚。」我請她馬上將她先生送到醫院。送到急診室僅僅才二十分鐘，結果是「到院死亡」。經過兩個小時的急救，血中酸鹼度ＰＨ值六．五（正常值約七．四），表示血的酸鹼度與正常值相差約十倍，在這種情況下，體力再好的人也很難急救成功。還好他運氣不錯，碰到一個很賣力的醫師，共幫他施打了四十支碳酸氫鈉；結果，他被救活了，也開始洗腎。

隔日，他意識恢復，腦部完全沒有因為心跳停止的時間過長而造成損傷。之後他還能正常工作，南來北往開車做生意。當時為他急救的醫師說：「他平常的身體一定很好，否則也救不回來。」醫師忘了，他是一個尿毒超過半年又不肯洗腎的患者啊！這時，他的家人終於知道這半年來的營養補充，就是讓這兩個鐘頭的急救能發揮功效的最大因素，正所謂「養兵千日，用在一朝」。

年輕女孩不再月亮臉

我在臨床上看過一個葡萄膜炎的患者，這是一種自體免疫的疾病，她經歷類固醇及器官移植後的抗排斥藥物治療一年，但治療的結果令她沮喪；同時也因藥物的副作用，導致全身水腫、滿臉青春痘及月亮臉。眼科醫師建議，直接將類固醇施打在眼球內，同樣是醫師的父母親認為此舉極為不妥。後來他們經人介紹，請教了一位年長且經驗豐富的眼科名醫；該醫師認為使用品質好且足量的維他命，或許有機會讓她的眼睛獲得改善。

之後，經人介紹輾轉來到我的診所，我讓她使用了足量的維他命、胺基酸及礦物質，並合併「螯合療法」。兩週後，停用器官移植後的抗排斥藥物，並改用另一種適合患者的類固醇，患者眼睛的情況獲得明顯改善，走路不再有沉重感；抗排斥藥物所造成的青春痘也好了許多，她的心情跟著好了起來。

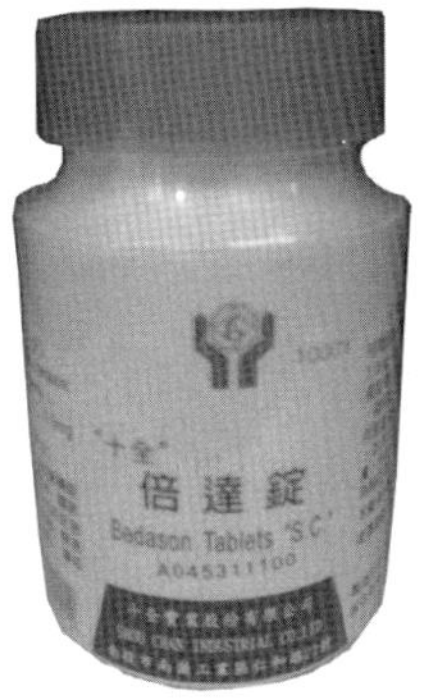

▲使用類固醇須經過專業醫師審慎評估

戰痘成功漂亮起來了

另有一位二十五歲、從事美容美體業的林小姐，不知什麼原因，臉上長滿了青春痘、膿瘡，又紅又腫、又痛又癢，已足足困擾她三年，仍找不到治癒的方法。她說無論使用由國內外引進，宣稱多自然、功效多好的保養產品，也依然無力回天。從外觀上來看，令人不忍卒睹，更直接影響到客戶對她的信心，她自己更因此而有「抬不起頭」來的感覺。

首先，我要求林小姐把她所使用的化妝品和保養品全部帶過來，運用傅爾電針測試的結果，竟然全都是不適合她的產品。林小姐對這個結果似乎不太能接受，嘴裡還喃喃念著：「那都是我花了很多錢買的進口保養品……」

進口保養品並不見得適合國人，歐美氣候乾燥，美容保養品油性較重，而台灣屬於濕熱性氣候，不適合塗抹油性保養品；何況其中含有什麼成分，我們更是難以掌握。我建議她：「最好立刻全面停用這些保養品，並且盡快從市面上找到適合妳的產品。」

於是林小姐到某家藥妝店與店家商量，付了一筆押金，帶了一大堆清潔、保養的瓶瓶罐罐回到我這裡，希望我幫她從中挑選出適合她使用的產品。另一方面，傅爾電針還測出她需要補充維他命A、C、E來「戰痘」。就這樣雙管齊下，內服外敷，從裡到外的重新改造，林小姐的青春痘和膿瘡慢慢地消失無蹤，也沒有留下她原本害怕的痘疤，反而還原一張白淨的臉龐，讓林小姐開心不已。

臨床上我們發現，維他命A、C、E的補充對於「戰痘」有很好的效果，不但可以使急性青春痘減緩，而且不會造成黑色素沉澱或留下痘疤，甚至還有美白的效果。不過每個人的體質不同，即便應用在美容上的維他命，仍應經過醫師的診斷才是。

也許你也跟林小姐一樣曾有過類似的經驗：興沖沖的買了新的洗面皂，卻發現使用後長滿了青春痘。華麗的彩妝卸去後，只能任由鏡子裡反射出臉上毫不客氣的黑斑。許多強調美白的化妝品，一旦停止使用後，反而會讓人變成「黑美人」，這都是彩妝內含有對人體不好的重金屬成分。以往我們塗抹保養品、上妝後，若產生紅腫、發熱、疼痛等現象，頂多認爲「不合適」，換掉就行了，殊不知其中重金屬成分，對於沒被看見的肝、腎造成日積月累的傷害與負擔，比立即性的過敏反應更甚，這才是身體健康最可怕的隱形殺手。所以美是沒有速成的，只有均衡地補充維他命及各種營養品，才是從身體內部的健康表現到外在皮膚的最好方法。

產婦健康，寶寶跟著幸福

有位協助我多年的護士，抱著出生三個月大的女兒北上來看我。我看這嬰兒很躁動，非常不好抱，我問母親：「妳的小孩是不是有白帶、外陰部異味，而且臉色潮紅、氣喘的症狀？」她很驚訝的說：「對！」而且孩子才滿月就有這些症狀。她反問我：「怎麼會知道？」

「因爲這些都是妳懷孕時的症狀，但妳沒有好好的治療，讓症狀持續存在，所以會影響體內的胎兒。」我說。

如果從主流醫學的細胞學來看，每一個器官，包括懷孕中的母體與孩子，都是獨立的個體，所以我的「影響論」令他們覺得不可思議。但從物理學的角度來看，胎兒這坨電子雲被包覆在母親這坨大電子雲之下，因爲「共振磁化」的效應，胎兒必然會產生跟母親一樣的體質，因此，胎兒幾乎複製了與母親完全一樣的症狀。

當時正在哺乳的她問我，是否可服藥治療她仍然存在的症狀？一般西醫認爲，若孕產婦在懷孕與哺乳時，先不要吃藥較好，以免影響到嬰幼兒。我依據電子雲共振的理論，認爲「懷孕與哺乳時不但可以吃藥」，而且「應該要吃藥」。因爲小孩在子宮內就因與母親產生共振，而有與母親相同的疾病，所以母親吃藥治療白帶時，更可透過乳汁同時治療小孩的症狀。她聽從我的建議，使用傅爾電針篩選適合的藥物服用，一個月後，小孩白帶、外陰部異味、臉色潮紅、氣喘的症狀都好了，並且完全沒有副作用。

真正一人吃兩人好

前例中，我的護士就是受了「孕婦不可吃藥」這個觀念遺毒的影響。當然，止痛藥、抗生素、類固醇在懷孕或哺乳期間，除非有很嚴重的感染，否則我堅決反對使用。可是「只有孕婦在身心狀況健康的情況之下，才能生出身心狀況健康的小孩」這個觀念，是我要大力提倡的。台灣因爲醫病互信關係不正常的發展，許多婦產科醫師爲了保護自己，就把孕婦教育成「不要吃任何藥物」，事實眞的是如此嗎？如果母親在懷孕過程中有心律不整的狀況，代表這個大磁場的心律是不規則的，連帶會影響到胎兒這個小磁場，造成胎兒心律不規則。所以，是否就應該運用適當的藥物來解決孕婦的問題，讓孕婦這個大磁場變爲健康的磁場，讓胎兒也能發展爲健康的磁場。

這些「有益的藥物」，包括了以「藥」的形式存在的營養品、維他命與礦物質等等。我們每天吃的食品添加物，諸如：防腐劑、色素、抗氧化劑……等都是化學物，廣義的解釋，也可以稱之爲「藥」，只是它們對孕婦而言是有害的；同理，由於磁場的共振，對胎兒的發育也是有害的。此時，我們是否應該給予一些能夠幫助孕婦與胎兒代謝掉這些「化學物」的「藥物」，這時候的「藥物」就是「有益的藥」。

試想，我們對發育中的孩子會叫他「多吃點」，可是從一個受精卵要變成三千公克的小孩，那不只是增加幾公斤的事，而是增加好幾萬倍。因此營養也需要增加好幾倍，才足以支應孩子的成長。

哺乳也是一樣。母親將身體裡面的營養轉換製造成母奶供應給孩子，如果從食物中無法攝取足夠的營養時，她必須從營養品中去補足。假設我們把製造母奶的母親當做機器，營養當做原料，如果原料的品質不好，那麼母奶的品質就會不佳。所以治療自己身體的藥物，從醫師和病人的角度來看或者稱之爲藥，但從母親和孩子的角度，則應該稱爲修理和保養的「營養」。懷孕及哺乳的母親們應該要好好保養自己這部大機器，並補充足夠的原料，才能產生優質的產品——嬰兒與母乳。

維他命講求個別化

主流醫學對於維他命的使用，多半仍停留在衛生署以性別及年齡制訂的「每日建議攝取量」，但這並非最好的規範。如同醫藥應個別化，維他命的種類、用量也須因人、因時、因症狀而異。所以在我的臨床治療中，維他命、胺基酸……等營養物質可說與中、西藥並重，在健康與醫療保健上各占有一席之地，其重要性不容忽視。

營養療法施作流程

一般而言，無論是主流醫學、另類醫學或營養療法，用來治療人體或做預防醫學，必須考慮幾個因素：第一，各器官功能是否正常運作；第二，人體內是否有毒物及需要代謝掉的產物；第三，各種人體所需的營養是否均衡與充足。

當然，這幾種條件之間的關聯與變化，對人體健康是會有影響的。舉例來說，塑膠射出成型，首先要考慮的是：第一，模具的安裝是否正確，密合度是否足夠；第二，模具內部是否有雜質存在，若有，必須清理乾淨；第三，進原料的比例、顆粒大小是否正確。前面三個條件都具備之後，塑膠射出成型才能射出品質優良的產品。我們用這麼簡單的道理，就可以清楚了解營養療法用來治療人體，或做預防醫學的思考模式與流程。

生機飲食與酵素療法（Organic and Enzyme Therapy）

生機飲食或酵素確實是很好的輔助性療法，能夠在主流醫學或其他另類醫學不足時做很好的補充；在我思考如何給予病患最佳的診療和照顧時，也讓我有更多元的選擇。

當我踏入另類醫學的領域，所有跟另類醫學有關的治療方式，我都充滿無限的好奇和興趣。至於能從中獲得什麼？在研究每一個學問之前，我從未有任何期望，只是蒙著頭鑽進去；一旦發現它是無用或不實用的，我就退出摒棄不用，僅保留在臨床上能幫助我及病患的療法。畢竟我是個臨床的、作戰的醫師，需要的是能夠擊退病魔的軍火和槍炮。而生機飲食與酵素是輔助我打仗的利器，曾助我攻克許多山頭。

渾身發冷的生機體驗

猶記得民國八十一年秋天，我們是台灣首批組團到美國舊金山Santacruz「琉璃光養身中心」參加雷久南博士「生機飲食營」的團隊。爲了正確獲知生機飲食的作用及療效，我帶著傳爾電針、能量測量儀和調整儀同行前往，並仔細關切我們所吃的食物種類、來源、烹調方式，以及身體的反應。

美國比較極端，生機飲食講究的是完全不熟食的「全生食」，但雷久南博士認爲西方人體質屬於熱性，「全生食」並不適合體質屬寒性的東方人食用，因此倡導全蔬果、半生食的生機飲食。老實說，葷素不忌的我，的確有點擔心全素食會讓我的身體無法適應而「能量不足」。活動的第一天，是位印度廚師照料我們的飲食，我整天吃素，卻沒有虛弱或不舒服的感覺。第二天，雷博士怕我們吃不慣印度料理，換了一位中國廚師；沒想到了晚上八、九點左右，我漸漸覺得身體很冷，同時我使用能量測量儀來測量自己與十幾位同行者，包括雷博士本人，發現我們的能量都處於明顯不足的狀態，便開始對生機飲食存在一些問號。

發展生機飲食當務之急

從那次的經驗之後，歷經一些時日的觀察，我發現，生機飲食造成能量明顯不足的原因，其實是值得重視的，而這也是目前台灣發展生機飲食首要解決的問題。

其一，葷食者突然改變飲食習慣，生機飲食絕無法提供足夠的熱量，加上東方人「能夠產生熱量的素食」使用得比較少，譬如辛香料：咖哩、胡椒、茴香……等高熱量調味料。當我們在美國吃印度廚師烹調的料理時，並不會有冷的感覺；可是當中國廚師掌廚時，華人通常只習慣用蔥、薑，連八角或花椒都要比較特別的菜裡才看得到，因此很容易熱量不足，讓我們的能量值偏低。

其二，我們發現美國的有機農業定義得非常嚴格，包括認證機制，乃至於種植方式，但台灣在主客觀條件上幾乎都不可能發展有機農業。

從土壤有無汙染的角度而言

在台灣，有機農作幾乎需要以沒有耕作的處女地作爲耕地。因爲台灣多數農地噴灑過DDP，而DDP是很難分解的化學藥劑，若以國際認證的標準，台灣很多農地是無法作爲有機農作的耕地。

從水源有無汙染的角度而言

有機農作必須抽取深層的地下水，並經過蓄水淨化處理。台灣一般農地多使用溝渠引來的水源或淺水井所抽取的水作爲灌溉用水，很容易受到隔壁種植非有機農田的汙染；另台灣淺層地下水多受到重金屬或農藥的汙染。

從環境有無汙染的角度而言

有些農藥在無風的狀況下，靜態飄送即可達四百公尺，所以美國USDA有機農場緩衝區，必須達到五百公尺以上，因爲「耕者有其田」政策，造成台灣多微小面積耕地，故一般平地農場很難做到有

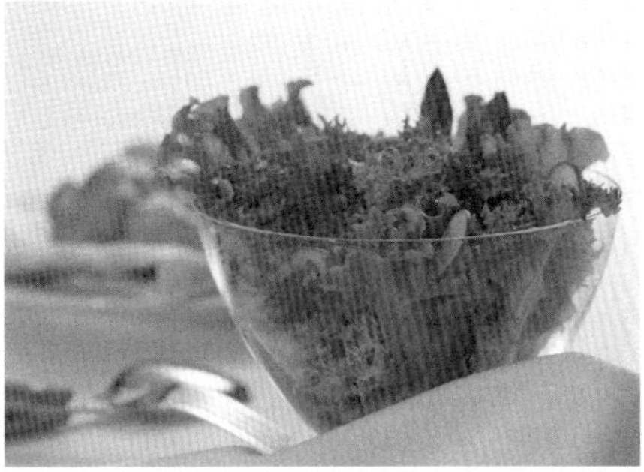

▲台灣在發展生機飲食上仍有一定困難度

機農作種植。

以客觀條件來看，美國所謂的有機蔬果，其種植耕地周遭二十公里內不能有任何汙染，因爲地下水的水脈直徑可能達二十公里之廣。可是台灣實施「耕者有其田」之後，每個農民所持有的土地面積都不大，即使你有十甲地，只要旁邊有地下水脈流經，一樣造成土地的汙染。以科技重鎭新竹市爲例，其土地、農地很多被偵測到大量的鎘，全部強制休耕。這還是含鎘量過高的，事實上還有不同程度、不同種類的重金屬（如汞、銅）、農藥（砷）汙染存在台灣的土地上。因此，台灣的有機蔬果雖說是不灑農藥，但地下水經過的地方還是會被影響，只能說它的重金屬與農藥比例會比較小一點，這是台灣有機農業比較遺憾的地方。

其三，台灣要以全生食或半生食爲主，仍有其努力的空間。譬如前陣子才鬧得沸沸揚揚的「中部某國小自來水汙染造成學童痢疾」事件，還有以地下水清洗蔬果後食用所造成的寄生蟲感染事件，生食畢竟沒有經過煮沸的階段，光靠過濾的水，實在無法完全除蟲殺菌，難免會帶來類似的疑慮與困擾。

篩選過敏食物比較重要

然而，生機飲食所強調的「全蔬果」眞的對人體就是好的嗎？我認爲他們忘記一個比生機飲食更重要的事，那就是——篩選過敏食物。

主流醫學對過敏患者，都以「減敏治療」或避免食用過敏食物爲主要的醫療方法。如果一個人對蘋果過敏，無論它是否有機都會過敏；所以如何選擇「不過敏」的食物，才是最重要的飲食原則。

我曾有一位甲狀腺功能亢進造成眼球斜視的病患，每天都吃一顆最貴的日本蘋果，但排便習慣非常不好，有時便秘、有時軟便，總覺得頻有便意。後來經過「傳爾電針」的測試，改食另一種平價許多的蘋果，結果她的結論是：「我很明顯的感覺到我的大腸在蠕動，每天的排便順暢了，也不再有大不乾淨的感覺。」

另有一位癌症病人的家屬對我說，他都吃生機飲食，照理說纖維的攝取量應該足夠，爲什麼還是便秘？我便要他把平常吃的食物盡可能的都帶來，用傅爾電針篩選一遍，結果其中的確有某幾樣食材並不適合他。我要病人的家屬回去之後別再吃這幾樣東西，過幾天後他告訴我，便秘不藥而癒了。可見他吃了很多不適合的生機食材，所造成的過敏反應導致他便秘。如果食物會讓他便秘，即使吃的都是有機的、貴的食物，對他來說也不算是好的食物。所以我們在坊間所購買的「精力湯」，是否也應該根據個人體質的需求來進行食材的調整，才是眞正爲健康加分的「飲食療法」。至於它是不是有機農作並不重要。有些農作物雖然施灑了農藥，但只要時間夠長，生物自然會對農藥產生中和的化學性，分解毒性，對人體的傷害會遠比食物過敏來得輕微。

如果我們能食用不會過敏的有機農作物，當然對身體健康更有益處。

避開過敏食物的選擇法

我們在篩選過敏食物時還發現一個很特殊的現象：會讓某人過敏的食物，往往也是他最喜歡的食物。也就是說，同一種食物長期性的刺激，就會造成過敏反應。因此，飲食應該要有「輪替性」，均衡地攝取，就算你今天選擇了非過敏性的食物，但你一直吃、一直吃，仍然會令身體過敏。另外，就是要選擇「當季」的食物，夏天吃西瓜、冬瓜……冬天吃蘿蔔、橘子……當季食物符合節氣，最不需要施灑農藥或其他添加物，而且價格便宜，農民也不會提前採收。

當季的食物往往是人體與節氣平衡「最有效的藥物」。我們到山上去，農民說當季的食材才有辦法任其有機的生長，可是當季的作物往往又便宜、又醜，所以他們一定要「契作」，有合約才種，不然農民種的有機農作因爲價格較高，蔬果外型又不夠漂亮，一般人一定會跑去跟別人買漂亮的非有機農作，對種植有機農作的農民來說是得不償失的事。

減敏治療善用除濕機

一般而言，過敏原檢測分為兩大類：一、食物過敏；二、塵蟎、家塵、黴菌……等造成的過敏。前者以不再食用過敏食物為治療方法，後者大多使用減敏治療。減敏治療至少需一年，甚至兩、三年以上的時間，而且效果有限。坊間還有許多號稱防蟎的被套、枕頭、棉被……等，但效果並不明顯。事實上，對抗塵蟎、家塵、黴菌……最重要的是營造一個乾燥、讓它們無法生存的空間。而讓環境乾燥最佳的家電製品，就是除濕機了。

在此說明除濕機的使用原則：

一、一定要在沒有人的空間內使用，絕對不可以睡覺時將除濕機放在旁邊使用。

二、房間內衣櫃、衣櫥、抽屜……等全部要打開，讓衣服、棉被、被套、枕頭……等均在除濕機的作用範圍內。

三、第一次使用時，在每個單位環境中，每天至少八小時，連續一週；在家人上班、上學後，趁家中無人時緊閉門窗，數台除濕機可同時開啟。

（註：前些日子曾發生除濕機爆炸案例，但各大電器公司已在這方面加強安全措施，應該已無安全顧慮。）

傳爾電針找出過敏原

主流醫學現在一般以抽血來檢查過敏原，這種檢查方法存在相當多的問題。例如：抽血檢查患者會對蘋果產生過敏反應，因此患者從此不敢吃所有的蘋果。但試想，市場上蘋果品種不下二十種，外型迥異，口感相差甚大，難道這些不同品種的蘋果，都可以用同一種過敏原來判定是否會造成過敏反應嗎？如果以「傅爾電針」篩選，我們就可以找出讓患者可以食用的蘋果品種，且不會產生過敏反應。

傅爾電針可以幫助篩選出正確的食物，只要把不同品種的蘋果都拿來做檢測，就能精確地獲知到底是哪幾種品種的蘋果不適合了。而很多嬰幼兒喝奶粉會拉肚子，到小兒科就醫時，醫師一定會建議改喝減敏奶粉，問題是：一、嬰幼兒是不是奶粉過敏並無從確認，只能「試試看」；二、減敏奶粉又貴又不好喝，容易造成嬰幼兒食量減少。傅爾電針此時即可發揮功能，從眾多奶粉中篩選出適合嬰幼兒的品牌，孩子喝了就不會再拉肚子。臨床上我做了許多案例，都非常有效。

篩選過敏食物的重要性遠大於食用未經篩選的有機農作物

主流醫學要了解患者的過敏狀況，通常使用抽血檢查或食物檢測。一般人對過敏的印象，通常只有過敏性鼻炎、氣喘、蕁麻疹……等，事實上，過敏所造成的疾病還有倦怠、情緒的起伏、暈眩、視力模糊、心悸、腸胃道不適、肝炎，甚至肥胖等，許多肥胖者都是因為過敏食物長期刺激後，脂肪細胞的累積與強化所造成的。

早期使用皮膚過敏原測試，每週注射十六至二十種過敏原，分數週檢查，以決定何者為過敏食物；近十餘年，已使用抽血來跟食物過敏原配對，可快速診斷食物過敏原。前述兩種方法共同的盲點是，對同一種食物的不同品種，無法做出是否會引發過敏的區別。同一種食物長期食用，容易激發體內產生抗原抗體反應；同樣的，長期未食用過敏食物，也會減輕該食物的過敏反應，但經數次食用後，又會有過敏反應。

我曾診治過一位長年受苦於氣喘毛病的軍系立委，他非常喜歡吃牛肉，但偏偏對牛肉過敏。經過半年未吃牛肉後，有一次聚餐，他忍不住吃了一份牛排，氣喘竟未發作，他喜出望外，因此開始食用牛肉；沒想到吃了數次之後，氣喘再度發作，差點要了他的老命。

就食品添加物而言，既被標示為可食用食品添加物，就表示在安全劑量下有某種程度的無毒害性，除非某人對該食品添加物有過敏反應，否則傷害有限。因為一個過敏反應，可能在短短數秒間導致過敏性休克，嚴重的話甚至死亡。大家最常聽見的是打盤尼西林過敏致死的案例，可見過敏反應之激烈。

當然，長期大量食用食品添加物，必然會傷害身體，因為人體的肝、腎無法長期負擔如此巨大的解毒與排毒功能，但是過敏反應卻足以在極短的時間內徹底摧毀我們的肝腎功能。

再針對農作物殘餘農藥與殺蟲劑而言，即使農民都能在藥物安全期過後採收，供大眾食用，仍然多少會對人體產生傷害，但比起過敏反應，仍可能是小巫見大巫。

我們當然希望能夠攝取不使用抗生素、農藥、未含食品添加物，又不會導致過敏的食物，但如果不能兼得，食用食物最簡單的原則是：一、食用不過敏的食物；二、選取沒有或較少化學肥料與農藥的食物；三、選取沒有或較少添加物的食物*。

大家有一個迷思，以為天然的一定好，實則未必！某國之大老生前過敏性鼻炎甚為嚴重，結果發現是經常食用天然發酵醬油的黴菌所造成，經過「傅爾電針」檢測，改食合成醬油，過敏疾病就好了。因此天然的一定好嗎？未必！合成的一定不好嗎？也未必！

同理，以酒為例，對肝、腎功能不良與過敏體質者，原則上我們建議飲用蒸餾酒，如高粱、威士忌、白蘭地等，而不建議飲用發酵酒，如啤酒、紅酒、清酒等，因為發酵酒中含有黴菌、酵母菌，較容易引起過敏反應。而在蒸餾酒中，經過「傅爾電針」檢測後發現，各不同廠牌的威士忌、白蘭地均是用不同比例的香料及色素所調和而成，而高粱酒的色素香料最少，品質最佳，最適合飲用。當然，想要確認何種酒類對當事人傷害最少，仍應個別以「傅爾電針」檢測，而縱使已選擇出適合的酒類，仍以少量為宜，因為少許酒可以活血，大量則必傷肝、腎。

＊有毒添加物入侵人體

最近國內外發生了相當嚴重的三聚氰胺事件，不僅令全民人心惶惶，更造成藍綠對抗、衛生署長下台。三聚氰胺是一種常見但不應發生的食品添加物，它存在於許多不同的食品當中，醫界對不慎食用後的處置有一套說法，認為可藉由飲用大量的水，從腎臟來排除掉這些妨害健康的添加物。從這種說法似乎可以揣測，三聚氰胺對人體應當不會產生立即的危險性與致命性，但世界先進國家將三聚氰胺的添加濃度標準設定為０ＰＰＭ，也就是不可出現；而我國衛生主管單位卻曾出現浮動標準，令人憂心。

現今，衛生主管單位對其他食品添加物或化學物，諸如：農藥、有毒重金屬、抗生素、荷爾蒙等，是否也用這樣的檢驗標準來審核呢？這是相當值得探究的問題。有許多豆類（例如黃豆），在大量噴灑巴拉刈（一種含有劇毒的除草劑）後便立刻採收，這是民間眾所皆知的事，卻從未見衛生主管單位對此做過全面性的評估或檢查。巴拉刈的毒性嚴重到即使只喝一口就馬上吐掉，被救回的機率也幾乎等於零的致命程度；更何況在製成豆漿的過程中，還要添加石灰；如何才不會出問題，並非一般升斗小民所能理解，卻遲遲未見衛生主管單位具體的把關動作。

當初在大閘蟹身上發現孔雀綠，結果台灣的魚身上驗出更多的孔雀綠，現在，難保台灣養殖魚身上不會再驗出孔雀綠；而蘿蔔乾會脆、貢丸會Ｑ、蝦仁會有彈性，難道都沒有添加傷害人體的添加物嗎？倘若衛生主管單位對所有食品添加物或化學物能主動做全面性的稽查，而不是頭痛醫頭、腳痛醫腳，爆發一件就查一件，勢必能更有效地確保全民的健康與生命安全。畢竟，預防性檢查總是比事發後緊緊張張補救要來得好多了，不是嗎？

選擇好食物的思考方式

受限於耕地面積，我們在市場會看到一種以人工提供營養素所種植的「水耕農作」，這種水耕農作所被給予的營養素通常不夠完整。大自然的土地裡有太多我們無法想像的東西，例如「地氣」。雖然對某些科學家來說，他們並不相信地氣這種虛無的存在，可是對練氣功的人來說，雙腳能踩到土地非常重要；相對的，人能吃到經由土地種植出來的食物也是很重要的，而水耕就沒辦法做到這一點。

再者，我不反對葷食，也不反對因爲宗教信仰去選取食物的種類，因爲人類腸道的長度本應爲雜食性；我只希望做到，即便是葷食，仍要選擇不過敏的食物來食用。在某些另類醫學領域中，認爲豬肉代謝出來的物質是最毒的，但我們拿豬肉以傅爾電針檢測，一樣有人適合，有人不適合。有人說雞肉打荷爾蒙不要吃，事實上只要經過的時間夠長，雞隻自然會代謝掉這些生長激素，食用後對身體的影響相對較小。我的看法是，不要把這些添加物的問題看得太過嚴重，而是要在意它是否使用過量，或沒有經過足夠時間將它給代謝掉。

酵素是好東西卻受爭議

接著我們再談談頗受爭議的酵素。酵素又稱爲「酶」，我們從國中的課堂上就開始被教導：口腔有澱粉酶、胃有蛋白質酶等等。事實上，每一種動植物、每一個細胞都有酶，它扮演著維持細胞新陳代謝的催化作用。但隨著年齡漸長、身體老化、環境汙染、飲食習慣不佳、生活作息不正常、濫用藥物等內外在因素，體內的酵素活性會日趨下降，進而影響到我們的健康。

由於酵素的不耐高溫性，使得食物中的酵素在經過消毒、烘焙、煎煮、燒烤之後破壞殆盡。因此在日本，他們採用許多青菜、水果，加入濃厚的糖漿使之發酵，成爲風味酸甜的健康食品，可每日攝取、補充身體所需的酵素量，維持身體正常的分解、合成、再生、輸送功能，進而改善某些系統性的疾病，如消化系統的消化不良、便秘、脹氣，或是免疫系統的過敏性疾病等等。但在台灣，酵素卻替不肖商人背負了胡吹亂說的原罪；事實上，我們應該有足夠的智慧了解——「任何一種學問都有它的優點和缺點」，而不是一味地誇大它的療效。

歸經酵素可保健身體

《本草綱目》中很明確的將所有食物歸經，也就是不同的食物對不同經脈會有特別的助益。我採用《本草綱目》的記載，尋找可歸到不同經脈的食物，再經過加入不同的菌種發酵，發酵之後再重新測量它的經絡歸屬，反覆確認無誤之後，才在臨床上使用。

不同疾病的人飲用不同經絡歸屬的酵素，就能達到「保健」的效果；而「保健」與「治療」只在於程度上的差異而已。從醫師的立場來說，我不願意吹噓酵素是可以治療疾病的，但我們確實在臨床上看見正確使用酵素，對疾病是具有療效的。

有些人飲用酵素後「治療」的效果，遠超過我們的預期。曾經有個心血管疾病的病人來看病，帶回一星期的藥和一瓶歸屬於心經的酵素，結果他每次都三週才回診一次。他告訴我說：「你的藥可以讓我維持一個多星期，這瓶酵素也可以讓我維持一個多星期，所以我三週才來看你一次。」我聽了覺得很欣慰，由我們親自調配出來的酵素能夠讓病人舒緩症狀。只要能舒緩症狀或減緩疾病發作的時間，最終它就能減輕疾病對人體的傷害，乃至於有治療的功效。

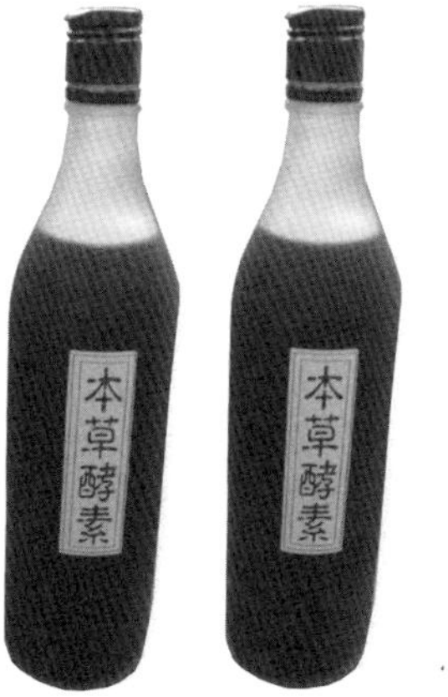

▲本草酵素

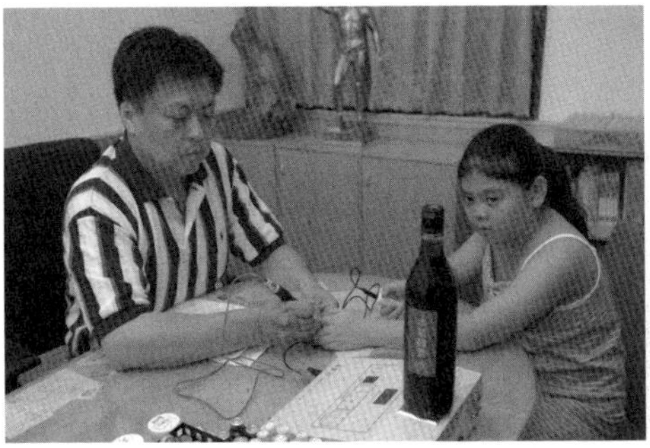

▲尋找可歸到不同經脈的食物，發酵後再測量它的經絡歸屬，確認無誤才在臨床上使用。

輔助效果好值得採納

特別要強調的是，我使用生機飲食或酵素作爲治療的輔助療法，而不是用來作爲治療的唯一方法。生機飲食或酵素確實是很好的輔助性療法，能夠在主流醫學或其他另類醫學不足時做很好的補充。任何一位好的醫師都應該了解各種不同的另類醫學項目，在面對同一種疾病時，應該區別在不同的患者身上，是否造成疾病的原因不一樣；治療時，更不應該執著於使用同一種方法才是。

在另類醫學的路上非常容易走岔路，許多人排他性太強，包容性太少，一直緊抓著自己所學的少數學問不放，不去體驗或了解其他種種另類醫學的不同面向。主流醫學有它的優點，絕不能全盤否定，但如何協同各種不同另類醫學的治療方法，歸納整理出對不同患者最有效而簡潔有力的醫療計畫，是每一個自詡爲優良醫師都應該認眞學習的功課。

主流醫學應該了解與包容另類醫學，另類醫學不應完全放棄主流醫學，或對主流醫學不以爲然。因爲每種學問都有成功與失敗的臨床案例，如何從患者的角度，在經濟、時間的便利性與舒適性上，評估規劃對患者最完整、有利的整合治療模式，是每個醫師都應該深思的課題。

大腸水療法（Colon Hydrotherapy）

「大腸水療法」是一種用水徹底清洗結腸的方法，在潔淨、隱私的舒適環境中，完成整個結腸回復的清潔過程，同時可重建結腸肌肉正常蠕動的節奏，使它獨立健康運作。

好的療法卻遭人誤解

過去國內大腸水療多由非醫療專業人員提供服務，行銷與服務方法引人爭議，衛生主管單位認爲該等行銷方式有誇大醫療效果之嫌，予以取締。我認爲，所有主流與另類醫療行爲均不宜以商業包裝或行銷手法誇大療效，但如果能正確了解並使用大腸水療來保養腸道，對健康裨益甚大；大腸水療因政府單位的取締而被社會大衆誤解，殊爲可惜。大腸水療若由醫療專業人員以正確的方式評估、施作，就能幫助患者眞正體驗大腸水療的益處，並確保患者的醫療權益。

據聞，蔣宋美齡女士也施作大腸水療法來養生與保健，我相信大腸水療對人體健康絕對有幫助，亦是蔣夫人長壽、美顏與健康的重要方法之一。但大腸水療絕非唯一的方法，據蔣夫人的護士在接受訪問時表示，必須整夜爲蔣夫人按摩……所以她應該還使用了許多其他的養生方法才對。使用越多的另類醫學方法，它的效果絕對可以加乘。

從我的體質開始改變

從小學開始，我一緊張就會拉肚子；而學生時代的大考、小考最容易讓人緊張，每當我考試考到一半，舉手表示要去上廁所時，總要忍受同學的嘲笑和老師的懷疑。腸躁症是我一生的痛，所以當我知道大腸水療時，自然躍躍欲試。而做過水療後那種渾身舒暢有如洗三溫暖的感覺，也確實讓我深知大腸水療的療效。

執業後，我在診所裝置一台大腸水療機；我的母親被診斷爲巴金森氏症，嘴巴一直不自主的咀嚼，連神經內科醫師也治療無效。但神奇的是，經過第一次的大腸水療後，至今已快兩年，這個症狀從未再出現。雖然症狀恢復的學理依據仍然無法明確了解，但對於患者而言，怎麼好的並不重要，重要的是：「好了！」至於研究疾病產生的學理依據及治病的法則，那就是醫師的責任了。

維護大腸健康很重要

根據以下所述的種種資料可以得知，維護腸道的健康絕對刻不容緩。

一、國人腸道健康每況愈下

1.根據研究報告顯示：民國六十八年，大腸直腸癌年發生率爲每十萬人口中有十一．八七人，民國八十八年躍升爲每十萬人口中有三十五人，位居十大癌症第三名。

2.十萬學童七天便便一次，65％的高中生腸道老化。許多人深受便秘所苦，連小學生都有22％每週排便三次以下，5.6％是每週排便一次以下的嚴重便秘。

3.腸癌是竄升最快速的世紀癌症，西元一九八四至二〇〇四年的二十年間，腸癌在每十萬人口死亡率占癌症比例中上升了三倍之多。

二、腸道是最重要的免疫器官

身體只要有黏膜的地方，就會有淋巴系統加以保護，其中以腸道的表面積最大，所以腸道淋巴組織最發達，集結了人體70～80％的免疫細胞，是人體對抗外界細菌的第一線戰場。而腸道中有一百兆個細菌經常棲息在裡面，可以說是身體最多細菌、最危險的地方。

三、腸道是第二大腦

1.兒童的自閉症與腸道有關。西元一九九八年，英國皇家學院莫許博士研究五十位自閉症兒童，其中四十七位有明顯腸道發炎現象（中醫理論：火剋金，火爲心，主神志，金爲大腸，表示神志有異常的人，經常會影響到大腸的功能）。

2.腸道和大腦一樣分泌各種荷爾蒙。

3.腸道健康與心理健康狀況相互影響。

四、腸道細菌控制腸道健康

1.腸道菌隨著年齡而變化，年齡越大，好菌大幅降低。

2.腸道壞菌嚴重危害健康，影響肝臟功能，引發消化性潰瘍、高血壓與癌症。

在腸道中造一個好環境

便秘導致代謝機能惡化，使肌膚粗糙，引發肝斑、肩膀痠痛、焦躁不安、打呵欠、胸口鬱悶、頭重……等，是美容與健康的大敵；新陳代謝的不順暢，更是導致肥胖的主要原因。「大腸水療」卻能藉著清潔結腸的方式，促進代謝和消化體內多餘的廢物，達到瘦身的效果。但我們不強調大腸水療的瘦身效果，而重視它對身體健康的預防保健功能。

大多數尚未認識大腸水療的人，第一個反應是「恐懼」和「抗拒」，馬上聯想到當水從肛門灌入大腸，把大腸中的糞便沖走時的感覺。其實，大腸水療並不是直接用水在高壓下將結腸內聚積的廢物大力沖走，而是採用每平方吋一磅的水壓，這比自己平時用力排便的壓力還低。

整體而言，成年人結腸長度爲五至六呎，直徑爲兩至三吋，在三十至四十分鐘的大腸水療過程中，約只有二至八公升的水是流入結腸深處，將長期聚積的廢物溶化、稀釋。大部分的水是用來推動肛門附近的肌肉，刺激結腸肌肉收縮反應，而將稀釋的糞便擠出來，過程機制與一般正常大便無異；依然要靠自己的結腸蠕動收縮將廢物排出，這也是喜歡乾淨的患者對大腸水療接受度較高的原因之一。它對身體保健的好處相當多，謹摘錄如下：

回復清潔，促進代謝

「大腸水療法」是一種能徹底清洗結腸的方法，它只用水而不是用化學劑或藥劑清洗結腸，因此不會產生依賴性，主要機轉是促進代謝和消化不必要的物質。在潔淨、隱私的舒適環境中，完成整個結腸回復的清潔過程，同時可重建結腸肌肉正常蠕動的節奏，使它獨立健康運作。

洗去壞菌，繁殖好菌

在健康的結腸中，細菌的組成爲85%有益的乳酸桿菌和15%壞的大腸桿菌。由於現代人飲食習慣的改變，速食、食品添加物、色素……等過度使用，而未加入足量的有益菌，因此大多數人的結腸中沒有足夠的有益菌叢，導致壞菌繁殖過盛，有害身體健康。大腸水療法確實可以將壞的細菌洗去，讓好的細菌有一個清潔的環境繁殖。

幫助消化機能，瘦身美容

我們平時吃下各種油煎及加工過的食品、精製糖、調味品、食物添加劑等，這些高度加工的食物，缺少正常消化過程中所需要的酵素，食物中又缺少纖維，增加停留在結腸的時間，使得食物在腸內即開始腐敗，讓結腸變成有害菌孳生的溫床，並產生更多的毒素。體內的毒素越多，就越容易生病。

人從出生後開始進食，細菌就開始在結腸內繁殖。在成長過程中，腸內益菌與壞菌同時成長，所以我們需要在大腸水療過後口服益生菌，是爲了加快在人體中有益菌的再繁殖，一方面可幫助消化機能，另方面可瘦身美容。

有專業醫師指導才可進行

施作大腸水療，一定要在醫師的指導下才可進行。大腸是人體最大的吸收器官，大腸末端腸壁上表皮可再回收維他命、礦物質、水及其他有益的物質，並排出不需要的代謝物與糞便。人體大腸腸壁應該要功能良好，能迅速排毒，否則易成慢性病。目前大腸水療是輔助療法，是結合溫水刺激、按摩、多元化的大腸復健，用溫水浸泡、來回深度清洗。

大腸水療和一般的清水灌腸（Cleaning Enema）不同，在精密儀器設備的協助下，能更安全有效的清除大腸壁上黏結物。來回的用溫水浸潤來軟化黏結物並排出，直接且溫和的刺激腸蠕動，恢復腸肌原有的蠕動功能。大腸水療並結合按摩、腹式呼吸，直接或間接的幫助腸肌正常蠕動，同時結合營養學、腸道細菌學，重建健康的腸道機能及腸內細菌叢之正向生態。

大腸水療釋疑

以下是一些關於大腸水療常見的疑問，在此我簡單做一些說明：

做大腸水療會痛嗎?

水療的儀器擁有專利，並經美國ＦＤＡ（美國食品藥物檢驗局）檢驗合格。本療法在歐美醫療院所已實際操作超過二十年，尚未有任何一人在專業醫療單位因本療法發生過任何傷害。大部分的人並不感覺到痛，最多是有拉肚子時的感覺而已。

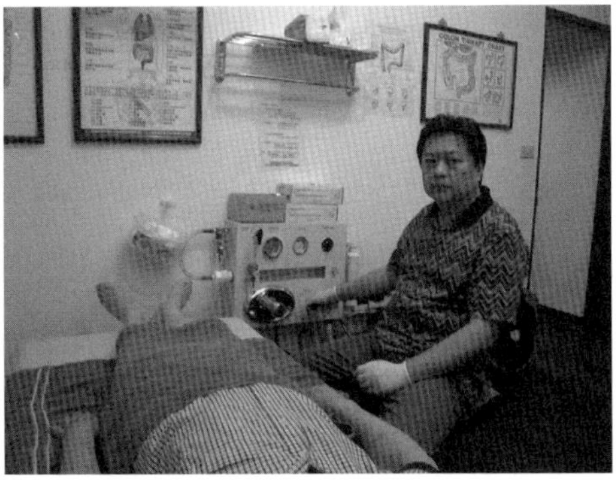

▲大腸水療是結合溫水刺激、按摩、多元化的大腸復健，用溫水浸泡、來回深度清洗。

一般健康的人需要做大腸水療嗎？

美國腸胃外科醫師Dr. Lwonard Smith極力提倡大腸水療，他說一般健康的人來做大腸水療是基於預防，但常會對所排出的那麼多廢物感到驚奇。

做大腸水療腸子會不會被水壓撐破？

人體大腸所承受的壓力約在五磅左右，而水療機器都維持在一·四五磅以下，超過此壓力，機器就會暫停供水，所以不可能將腸子洗破；除非本身有大腸息肉炎或腫瘤破裂的情形，所以須專業醫療人員評估與施作。

做大腸水療是否會產生依賴性？

水是人體大腸代謝功能中最佳的清潔兼潤滑劑，可使大便滑潤容易排出。大腸水療使用溫水且不添加任何藥物，利用溫水軟化糞便，溫和地刺激腸子蠕動，喚起腸子原本的功能，而不是透過藥物刺激，所以不會有依賴性。

應該多久做一次大腸水療？

大腸水療分爲三階段：清除期、重建期、保養期。清除期時，一週約兩至三次，將大量積存已久的宿便清除，之後依照個人的飲食習慣、排便情形，醫師會做個別性的評估與建議。

腸內黏膜和好菌是否會被洗掉？

其實，每當我們排泄時，黏膜也都會被排泄出來，洗腸和臉去角質一樣會再生，所以不必擔心，再加服高單位的有益菌，可幫助重建新的腸內菌叢生態，更能增強腸胃功能。

肛門洗久是否會鬆弛？

肛門有擴約肌，在管子那麼小的擴張力下，不可能將肛門撐大的。一般而言，只有產婦、年紀大、經常性肛交的人，肛門才會鬆弛，不可能因做水療而撐大。

你會建議什麼人做大腸水療呢？

有疲勞、煩躁、記憶減退、口臭、手腳冰冷、泌尿道感染、肝功能異常、皮膚暗沉、頭痛、腸胃脹氣、失眠、體重過重、大便氣味惡臭、不明原因痠痛、便秘、免疫功能下降……等症狀的人，我都會建議他們做大腸水療來改善症狀。

CHAPTER 3

重金屬汙染與螯合療法

重金屬汙染人體，威脅人命

一般人都不知道重金屬對人體的傷害是無比的沉重與巨大，更不知道如何排除體內沉積的重金屬，或者治療重金屬引發的病變，只是很鴕鳥的認為——「那個倒楣的人應該不會是我吧！」

重金屬汙染入侵生活

當我撰寫這段篇章的時候，外邊電視新聞播報吸引了我的注意——「消基會抽查市面二十件微波餐盒樣品，在盒蓋部分檢測出含有重金屬鎘……鎘會長期累積在身體裡面，尤其是骨骼部分，它是造成痛痛病的主因……」（二〇〇八年一月三日新聞報導）。

「痛痛病」是一種全身關節無端疼痛的慢性疾病，因礦業開採、工業電鍍、金屬化工的廢料汙染了水與農地，長出了鎘米、鎘菜，日積月累地吃進了人們的肚子裡，直接對肝、腎造成傷害，導致蛋白質與鈣質流失，引發骨骼的疼痛。目前，主流醫學僅能給予痛痛病患者支持性療法——止痛，並無根治之道。

含鎘的微波餐盒只是被揭出的冰山一角，還有許多不被廣大群衆得知的重金屬汙染潛藏在你我周遭，無可避免。甚至我們早已習慣與這些重金屬爲伍，如汽油、油漆、電池中含鉛；補牙的汞合金、海產類、油漆、疫苗含汞；農藥含砷；香菸、金屬電鍍含鎘；鋁鍋、鋁箔紙、胃藥的制酸劑含鋁；牡蠣含銅。另外，電子業所使用的各種有毒重金屬，也普遍存在我們的環境中。大家都認爲自己不曾吃到電池、金屬電鍍液……等有毒重金屬，但實際上這些東西後來都變成垃圾，並且積存在我們的地下水中，遺禍深遠。

不單是民眾，連一般的醫師都不知道重金屬對人體健康的傷害是無比沉重與巨大，更不知道如何排除體內重金屬，或者治療因重金屬沉積所引發的疾病，而只是一味的用鴕鳥心態認爲——「那或許沒有關係吧！」「那個倒楣的罹病者應該不會是我吧！」

慢性中毒禍遺下一代

事實上，二十一世紀的疾病，多屬於「廢物累積造成的疾病」，主要來自於重金屬（如鉛、汞、鎘、鋁……）、化學添加物（如防腐劑、殺菌劑、抗氧化劑、漂白劑、香料、調味料……）以及高頻等。

受高頻影響時，我們可運用順勢療法與製劑，來消除高頻對人體的傷害；而合格及合法的添加物，雖然在使用時會增加人體的負擔，但如果肝、腎功能正常，這些添加物就可以在人體內逐漸被分解與代謝（非法商人所使用的不合格添加物不在此限）。唯有重金屬，不僅會在體內長期累積，代謝更是緩慢，半衰期[1]以數十年來計算。同時，它又會和蛋白質結合，影響酵素活性，並與核酸結合，使細胞或基因的結構產生變化，終使我們的身體產生病變，甚至影響到下一代。

西元一九六二年，Dr. Denham Harman首先提出自由基造成老化的理論；而環境中的重金屬促使人體自由基活動旺盛並提早退化，傷害更是嚴重，這可從不斷增加且年齡往下修正的種種退化性疾病，如動脈血管硬化個案中可見一斑。如果動脈硬化發生在腦部不同的區域，會產生中風、阿茲海默症、巴金森氏症、頭痛、頭暈、人格情緒變化、記憶力衰退；發生在腎臟，會產生蛋白尿、糖尿，最終導致尿毒、腎衰竭；發生在肝臟，就是肝硬化、肝癌。我們更相信，許多器官的病症，乃至於癌症，都與重金

註1：半衰期意指減少至一半的量所需要的時間。

屬的慢性中毒有關。

舉一個西元一九五〇年代在台灣西南沿海很有名的「烏腳病」爲例，最初大家都不知道烏腳病是什麼原因造成的，後來才發現是井水及農藥裡的砷，使得經常赤足在田裡走動的農民雙腳產生末梢血管的病變，嚴重者還須截肢處理。因此，我們有必要在進入螯合療法的領域之前，對重金屬汙染的來源、傷害的程度，以及可能造成疾病的型態和症狀先做一番了解，如此才能更眞切的體認到「螯合療法」之於人類的幫助與意義。

螯合療法改變罹癌死亡率

美國Dr. Cranton所著的《*Bypassing Bypass*》一書中，曾提到美國做過這樣的實驗：Dr. W. Blumer and Dr. T. Reich發現兩百三十一個居住在交通頻繁高速公路旁的人當中，癌症的死亡率大大高出那些住在同樣城市、但車流量少的地方。因此作者假定：較高的癌症死亡率，是因為汽車的排放廢氣和公路上的灰塵所導致，因為它們含有鉛、鎘和其他致癌物質。這樣的推測，立刻獲得某些調查癌症成因者所支持。他們發現，城市癌症的發生率的確高於鄉村，即使居住在城市裡的人並不抽菸；也因此他們判斷，若長時間暴露在小量的鉛之下，就會降低對癌症的抵抗力。

Blumer和Reich長期追蹤後續「接受螯合療法」和「沒有接受螯合療法」治療兩組人的死亡率。五十九位住在交通繁忙地段的成人有接受「螯合療法」，一百七十二位沒有；經十八年的長期追蹤後，「接受螯合療法」治療的五十九個病人當中，只有一位死於癌症（比例是1.7％）；而一百七十二位「沒有接受螯合療法」治療的病人，則有三十位死於癌症（比例是17％），兩者比例相差十倍之多。調查人員比較這兩組人的差異，發現唯一的不同，在於是否使用「螯合療法」，其他並沒有任何干擾因素可以解釋這麼大的差距。

他們得出一個結論：在十八年之中，因重金屬罹癌的死亡率降低了90%，唯一的原因是使用了「螯合療法」來排除體內的重金屬。至於因為重金屬所造成其他原因的死亡——包括心血管疾病——在「接受螯合療法」的這一組中，死亡率更是大大的降低。

重金屬導致身體病變

重金屬對健康的危害並非危言聳聽，而是每天都在你我身邊真實上演的驚悚劇。有毒重金屬長期攝入體內無法排出，就會對人體細胞造成嚴重的影響與重大的傷害。

積存骨骼引發心血管疾病與癌症的鉛毒

鉛中毒：傷害生殖、神經精神、心血管、腸胃、造血等系統及腎、肝，胎兒或嬰幼兒若遭汙染，則易導致智能障礙。

發現長時間暴露在高濃度鉛的環境下會導致鉛中毒的狀況，可追溯至羅馬帝國時期，當時貴族們已將鉛廣泛使用在化妝品、漆料等日常用品中，目的是使顏色更爲持久。十九世紀工業革命之後，鉛更被運用在銲接劑、電池、陶器釉料、罐頭、水管管線、彈藥之中，汽油裡也加入鉛來防止引擎震爆……

當這些在鉛環境下工作的人，不斷發生肌肉痲痺、痛風以及腹絞痛等症狀之後，專家學者才開始著手研究鉛中毒的嚴重性，並進而建議各國對鉛濃度的管制訂定安全規範。

雖然台灣目前規定「血鉛濃度每一百毫升大於四十微克（40ug/dl）」爲鉛中毒的通報標準，但相關學者的研究證實，即使暴露在低於標準的鉛濃度環境（20ug/dl）中，仍可能對健康造成嚴重的影響；而且鉛經由呼吸道、消化道或皮膚進入人體之後，會隨著血液循環帶至各個器官，並沉積在骨骼中（成人骨骼中的鉛約占85％以上，而骨骼鉛的半衰期可長達數十年之久）。鉛之於人類如此，相對於動物亦然，這也是爲什麼曾經有人呼籲，應避免食用大量的大骨湯來補充鈣質的原因，因爲那將會很容易的就從骨頭湯中攝取到過量的鉛。

近年來，台灣學者致力於鉛中毒的研究，有了重大的發現。他們證實：即使暴露在低濃度的鉛環境中，距離正常血鉛濃度的上限（20ug/dl）甚遠，仍可能對健康造成嚴重的影響。成年人血鉛濃度每一百毫升大於十微克（10ug/dl）、孩童每一百毫升大於五微克（5ug/dl），即要留心是否有過量鉛暴露發生的可能性。因此有許多學者認爲，鉛在體內的含量所造成的毒害，並沒有一定的安全範圍。

儘管台灣早已改用含鉛量較低的汽油，但懸浮的鉛微粒仍大量殘留在空氣中。生活中的玻璃物品大多含有鉛，加上斑剝的舊油漆、鉛製瓷器、鉛製罐頭、農藥、被酸雨汙染的地下水等，使得土壤裡的鉛粉塵在車輛穿梭的城市裡飛揚，不但人體容易吸入鉛，連帶的生長在交通繁忙區域的農作物，多少也含有鉛的成分；尚未更新的自來水鉛管、鉛製玩具、噴漆、殺蟲劑、染髮劑，不當的中藥如八寶散、驚風散等，都容易使我們生活在鉛環境中而不自知。而幾乎所有彩色化妝品均含有大量重金屬，也增加了體內的鉛含量，造成生殖系統（如早產、流產及不孕）、神經精神系統（失眠、幻覺）、心血管系統（如高血壓、動脈硬化）、腸胃系統（如食欲不振、便秘及腹痛）、造血系統（如貧血），以及腎臟（如腎炎、腎衰竭）與肝臟（如全身無力、倦怠）等的傷害。胎兒或嬰幼兒若遭鉛汙染，則大腦易受損害，導致智能障礙；且鉛合併其他干擾因素（如抽菸）的致癌性，更是毋庸置疑的。

導致肝、腎功能障礙的鋁毒

鋁中毒：引發貧血、骨質疏鬆、骨頭疼痛、腸胃障礙、腎臟障礙、肝功能障礙、手腳痙攣及阿茲海默症與巴金森氏症等。

鋁是地球中含量最豐富的金屬，它的質地輕、柔軟、延展性高、導熱性強，因此大量被運用在生活中，包括飛機、汽車及航太科技、電纜材料、建築材料、烹調器具與包裝材料等等；另外，大自然中的水、蔬果穀物、海產、畜禽也都含有鋁，而大氣汙染所降下的酸雨，也會使得泥土的鋁汙染水源，再透過蔬菜等食物進入人體；加上台灣人習慣在胃不舒服時食用的胃乳片（含有氫氧化鋁作爲抗胃酸製劑）……看來，我們根本無法避免鋁的生活，又怎能脫離鋁的傷害呢？

事實上，健康的腎臟可以代謝鋁使之排出體外，但腎功能一旦減弱，大量的鋁會讓腎臟負荷過重，血液中的鋁濃度便會上升。在與氧結合形成氧化鋁後，更會侵入骨骼及腦中，引起貧血、骨質疏鬆、骨頭疼痛、腸胃障礙、腎臟障礙、肝功能障礙、手腳痙攣及阿茲海默症與巴金森氏症等。

生活中，減少鋁製器具的使用量，尤其絕對避免用鋁鍋、鋁箔烹煮或烘烤酸性物質；罐頭類食品開封後立刻盛入一般餐具中，都可以有效減少鋁的吸收量。而鈣和鎂有助於排出鋁，因此將這兩者加入螯合劑中，排鋁的效果更爲顯著。

造成全身痛痛病的鎘毒

鎘中毒：引發腎及肝功能障礙、疲勞、高血壓、肺氣腫、胸痛、腳痛、骨骼異常、風濕性關節炎、食欲減退、癌症等病症，並影響腦部活動。

鎘是造成痛痛病的原因，但除了重工業廢水與廢氣汙染的水源與土地之外，香菸、二手菸、鹼性電池、汽車、輪胎、水泥、石灰粉塵、受汙染的海鮮、印刷品的油墨也都是鎘的主要汙染源。許多年輕人習慣將速食店的醬料直接擠在托盤的DM上食用，就很容易透過油墨吃進鎘而不自知。

一般人每天約從食物中攝入二十至五十微克的鎘，吸菸者每抽二十支菸又會增加十五微克，同時也使周遭親友籠罩在尼古丁及鎘的傷害中。由於鎘在人體內的半衰期長達二十五年，所以會累積在身體裡造成慢性鎘中毒，引發腎及肝功能障礙、疲勞、高血壓、肺氣腫、胸痛、腳痛、骨骼異常、風濕性關節炎、食欲減退、癌症等疾病與症狀。另外，還有研究者從許多罪犯的毛髮中檢驗出高濃度的鎘，因而推估鎘會對腦部活動造成某些偏執的影響。

永久傷害神經系統與造成自閉症的汞毒

汞中毒：對肺部及中樞神經、腎臟、腸胃、神經等系統造成嚴重傷害。

汞又稱水銀，是唯一在攝氏三十八度以下呈現液態的重金屬，其毒性及所傷害的器官與汞存在的型態有關，共分為下列三種：

一、**液態元素汞**：超過攝氏三十八度的液態汞將轉化爲氣體，若吸入過多的汞蒸氣，對肺部、中樞神經系統有嚴重的傷害，會產生顫抖、運動失調、重聽、平衡功能障礙、癡呆等症狀，腎臟亦有中毒之虞，同時還會引發咳嗽、呼吸困難，嚴重時會肺水腫，導致呼吸衰竭而死亡。

二、**無機汞**：一般工業所產生的廢水、廢氣、廢料等皆屬無機汞，透過呼吸道或消化道進入人體，可能會造成慢性或急性中毒，主要對腎臟、腸胃系統及神經系統造成傷害，引發金屬味、噁心、嘔吐、口腔內灼熱感，甚至引發消化道出血及蛋白尿、腎小管壞死導致急性腎衰竭等病症。

三、**最爲嚴重的有機汞**：有機汞如甲基汞，是無機汞經過微生物的轉化所形成的。環境中的汞汙染了水源，便會帶動一連串的食物鏈，透過水產或農作物，經由腸胃道被人體所吸收且積存在體內，造成神經系統永久性的傷害，如小腦功能失調及癡呆等。西元一九五〇年代發生於日本九州的水俁病（甲基汞中毒導致腦細胞受損，患者輕則手足麻痺、運動障礙、失智、聽力及言語障礙；重則痙攣、神經錯亂，最後死亡；懷孕婦女亦會將這種汞毒害傳給胎兒）即是其中最著名的汞中毒事件。

而令人警醒的事實是：工業廢棄物造成汞汙染水源的行爲並沒有停止，反而有擴大的趨勢。因爲汞汙染，以往專家呼籲大家少食用近海魚，多食用深海魚，但近年因爲海洋食物鏈，在亞洲及歐美某些海域都發現了汞濃度超出ＷＨＯ標準值的鮪魚、旗魚及鯊魚等，所以無論攝取何種魚類，汞汙染已成爲不可避免的生態浩劫。

然而，無論近海或深海魚，畢竟都有其不可忽視的營養價值，亦不該因噎廢食。除此之外，補牙時所用的汞合金，已被認爲是造成異位性皮膚炎及自閉症的原因之一；利用汞當防腐劑的某些預防接種疫苗，也被合理地懷疑是導致兒童自閉症或過動兒的成因。

對所有人類而言，汞在體內累積已無法避免，所以如何去除體內重金屬，才是未來人類健康最重大的課題。

引發周邊血管疾病的砷毒

砷中毒：造成溶血性中毒，抑制細胞代謝，使身體各器官功能受損；孕婦體內若含砷量過高，恐將有畸形胎的顧慮。

前文曾提及砷是造成烏腳病的原因。事實上，中國人應該對砷不陌生，因為傳統中醫藥中所說的「砒霜」，指的就是砷。雄黃中也含有砷的成分，只要攝取○．○一至○．○五公克的雄黃就會有砷中毒現象，攝入○．一公克便有致命的危險，所以端午習俗中應景的雄黃酒最好勿沾為妙。而在台灣，含「砷」最大宗的族群是「農藥」，幾乎所有的農藥均含有砷，所以國人體內的含砷量相當可觀，對身體健康有極大的傷害。

砷這種含有劇毒的重金屬，會經由呼吸和皮膚接觸，直接引起呼吸道疾病和皮膚潰爛。在台灣的砷汙染，通常是殺菌劑、農藥、玻璃製造、電子半導體和電腦工業，以及木材防腐劑的使用所造成，其毒性會透過水源串成食物鏈，積存在水產動植物中，進而進入人體。曾有報導指出，歐洲葡萄園的工人誤食了殘留砷殺菌劑的水果，導致肝硬化、肝癌、腹水、神經系統障礙、血尿、腎臟機能損害及癱瘓等病症。

而砷化物易與血紅素結合的特性，會造成溶血性中毒，並抑制細胞代謝，使身體各器官功能受損，其中又以腦部及心臟細胞為最。而孕婦體內若含砷量過高，恐將有畸形胎的顧慮。

荼毒人體天天上演

重金屬汙染的危害眞可說是「族繁不及備載」，諸如：使用在電子零件、汽車活塞中的「鈹」；充電電池及ＰＥＴ寶特瓶中的「銻」；電鍍、焊接、合金業（包括以其方式所製作的不良飾品、用具），以及殺菌劑、染料、漆料中所含有的「鎳」、「鋅」、「銅」、「鉻」、「錳」、「鉑」、「銀」、「鉈」、「錫」等等，都是存在我們生活周遭的有毒重金屬，長期攝入體內無法排出，就會對人體細胞造成不良的影響與傷害，導致各種疾病的發生。

重金屬對健康的危害並非危言聳聽，而是每天都在你我身邊眞實上演的驚悚劇。要如何避免受到重金屬的「迫害」？在下一個章節中，我們將揭露本書要談論的重點——螯合療法。

認識螯合療法

「螯合療法」（Chelation Therapy）是運用ＥＤＴＡ螯合藥劑合併適用於患者的維他命、胺基酸、礦物質、抗氧化劑……從靜脈注射入人體，螯合住體內有害的重金屬，使之經由腎臟變成無害的尿液排出體外。

說明螯合療法之前

在說明螯合療法之前，我希望再次聲明及強調：螯合療法及本書中所提的所有另類療法，其目的與角色都在輔助及彌補主流醫學的不足，而不是否定主流醫學的價值。也就是說，雖然螯合療法有助於舒緩並安全而有效地改善慢性疾病（尤以心血管疾病爲最）的症狀，但並不表示人類就不再需要外科手術；只是在手術前，尚有非侵入性的螯合療法可供選擇。而醫學治療的先後順序，應該是將侵入性的手術治療當成最後一張王牌才是。

螯合療法的源起

像螃蟹大螯牢抓目的物

在第一章我的個人經歷中，已談過我接觸螯合療法以及學習、鑽研它的過程。事實上，國人聽來陌生的螯合療法，在歐美等先進國家早已行之有年，且早在十九世紀便有跡可循。當時瑞士的諾貝爾獎得主Alfred Werner所提出的「如何結合重金屬與有機分子」理論，便是日後螯合化學的濫觴。

所謂「螯合」——Chelation，是由希臘文裡的Chele（意即螯）演變而來；我們可以想像成螃蟹強而有力的大螯，牢牢地抓住目的物。二十世紀之初，螯合被廣泛地應用在化工產業——油漆與工業染料加工、橡膠、石油、電鍍業中，就是利用螯合劑能夠抓住金屬及礦物質，使其輕易排除的化學結構與特性，來防止染料在硬水中與鈣結合，並作爲清洗機具上的沉積物及汙染的整治之用。我們現在在化工材料行可以買到，用來清洗茶壺及熱水瓶內那層白色鈣化物質的檸檬酸，就是當時經常被使用的螯合劑

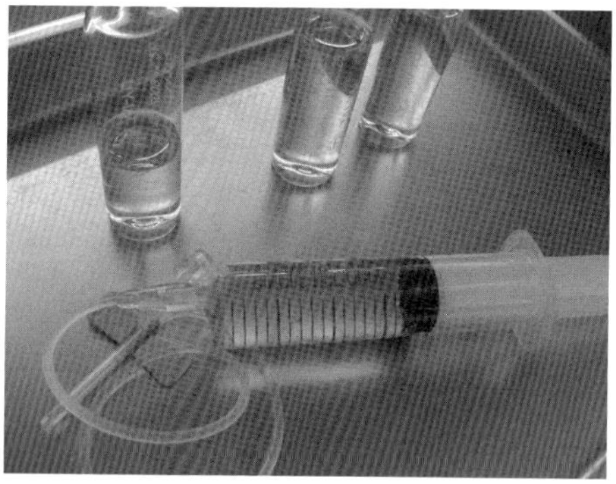

▲螯合療法運用EDTA，螯合住體內有害的重金屬，使之變成無害的尿液排出體外。

之一。

西元一九三〇年代中期，由於國家之間的利益與競爭，德國致力於研究發展品質與經濟效益更高的螯合物，Ethylene diamine Tetra-acetic Acid（乙二胺四乙酸，簡稱ＥＤＴＡ）於焉產生。ＥＤＴＡ各方面優異的效果，迅速取代了檸檬酸且被發揚光大，美國及德國更藉此不斷研發出ＥＤＴＡ螯合住各種重金屬的功能。至今，我們的生活周遭都有ＥＤＴＡ的存在，如廚房及浴廁清潔劑中，若沒有ＥＤＴＡ來螯合出髒汙，那麼環境整潔的維護將是很艱辛的工程。

戰後最有利的解毒劑

行文至此，想必你一定也跟我當初一樣，存在一個大疑問——ＥＤＴＡ這種看似清潔用的化工用品，怎能成爲治療疾病的利器？

回溯西元一九四〇年代，第二次世界大戰引爆，各國政府都在擔心毒氣戰的可怕效應時，便發現ＥＤＴＡ是最強而有效的解毒劑，它不單可以治療由砷所引起的毒氣中毒，還可以螯合出原子彈爆炸後的輻射性落塵（其落塵組成爲同位素的金屬離子），成爲螯合療法被引進醫療體系的開始。

從此以後，使用ＥＤＴＡ螯合劑成功地作爲重金屬解毒的案例比比皆是，尤以鉛中毒的例子爲最，包括：美國密西根州的電池工廠，以及美國海軍因粉刷船隻和設備而吸入過量的鉛中毒事件。但奇怪的是，當時因鉛中毒而接受螯合劑解毒的患者，紛紛表示他們的視力、聽力、記憶力和思考力也意外地變好了；還有

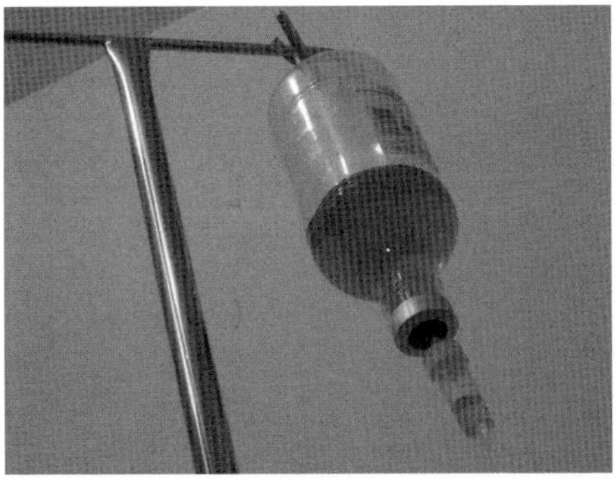

▲螯合療法合併幹細胞理論療法可有效改善動脈硬化及增進健康

一些原先因爲腳痛、胸痛，甚至心絞痛，只要活動一會兒便會感到不舒服的病人，也表示他們疼痛的次數減少了，健行的距離拉長了，運動的持久力也增加了。這一切聽起來實在有些不可思議！爲什麼解除了鉛毒，還可以讓這些人有如此出乎意料的良性轉變？一定有什麼原因，打通了阻塞的血管，使得血液流量增加，才因而改善了他們的症狀。這些現象引起美國心臟科醫師的興趣，於是開始著手研究EDTA改善循環系統及動脈硬化疾病的可能性；種種相關的醫學報告，也開始刊載在美國的醫學文獻中。

螯合療法進入醫療體系

醫學先驅投入鑽研療效

根據可靠且值得信任的醫學期刊記載：西元一九五〇年代，最早投入研究EDTA螯合療法的兩位專業學者，一位是底特律 Wayne 州立大學的化學教授亞伯特（Albert J. Boyle），另一位是同所大學裡、當代最知名的心臟內科教授戈登（Dr. Gordon B. Myers）。他們嘗試跟在主流醫學中已被放棄且走投無路的病人溝通，並建議他們使用EDTA螯合療法，來改善嚴重的動脈硬化與心血管疾病。

起初，幾次治療後的效果雖然沒有想像中的好[2]，但持續治療後，卻出現奇蹟似的轉變。他們發現

註2：起初亞伯特與戈登兩位教授使用EDTA沒有獲得立即的療效，其原因推論有二：一、當時的螯合療法尚在實驗階段，關於疾病與劑量的掌握尚未精準純熟，因而效果並不明顯，但對於已被放棄治療的病人而言，沒有繼續惡化，其實就是很大的進步（現今專業合格能夠執行螯合療法的醫師，對於如何安全而有效的使用EDTA早已毋庸置疑）；二、此時剛巧為病患的好轉反應期，有些患者無法看見立即的療效，會重現舊有的臨床症狀，但一定是依照疾病發生的先後，以「倒序方式」陸續呈現，爾後即可見類似奇蹟般快速改善的療效。

被宣告不治的心臟功能衰敗患者，竟能有明顯的回復，而且疼痛的感覺減少，使得止痛藥隨之減量；血流量增加，使得他們四肢回暖，膚色也紅潤起來，還有運動的持續力變好，也沒有出現呼吸急促或胸痛的症狀……這些改變，讓兩位教授及受惠的患者都高興不已。

接著，西元一九六〇年代任職於美國西北大學醫學院的艾佛烈醫師（Dr. Alferd Soffer）更於其著作中明確表示：「重複使用EDTA螯合療法，可以明顯改善動脈硬化以及因周邊血管阻塞所造成的腳痛，特別是糖尿病患者。」

臨床研究證實療效驚人

有了這幾位醫學先驅的努力，醫學界對於研究EDTA螯合療法有了更大的迴響，進而相繼投入臨床研究。在臨床實證中他們發現，EDTA對於改善各類血管病變的功效十分卓越：在腦血管部分，可改善眩暈、記憶力退化與喪失、癱瘓、妄想症等；在心臟血管方面，阻塞減少、心肌強度增加，代表血流量、心臟功能趨於正常；在腎臟方面，腎臟血管獲得改善、腎功能改善，幫助患者免除洗腎的痛苦；糖尿病患者的腿部潰瘍與視網膜病變，甚至於原本已需要截肢的腿部壞死組織，在經過EDTA螯合治療後，竟能偵測到原本已消失的腳趾脈搏……

這一切，在經過精通「非侵入性放射同位素檢查」的Dr. Casdorph確認後表示，動脈硬化的病人在使用EDTA螯合療法之後，已明顯的改善心臟功能，並增加了腦部血流量，同樣的檢查運用在頸動脈的結果亦是如此。此外，McDonagh運用眼球壓力的變化，來測知眼球後動脈壓力的方法（因為眼球與腦部在生理結構上是一個整體，所以眼睛可以反映出腦部的循環），也獲得如Dr. Casdorph一樣的結果。其餘一般健康指數如：肝功能、高血壓、膽固醇、紅血球與白血球數等，都在客觀而精準的檢測下獲得了轉佳的數據。

其實，即使沒有Dr. Casdorph與Dr. McDonagh精準而完美的檢驗，也能確知EDTA使得血流量增加；因爲光是看著病人的臉色從蒼白轉爲紅潤、四肢從冰冷變爲溫暖……等，就知道EDTA的治療效果是不容忽視的。

三個螯合療法治癒實例

實例一：喬治醫生治好心絞痛[3]

西元一九七〇年，洛杉磯一位著名的耳鼻喉科主任——喬治醫生在打高爾夫球時，胸口猛然一陣疼痛襲來。

「我覺得像有一隻大象跳到我的胸口上。」喬治醫生形容自己當時的感覺。

經過心電圖、運動心電圖、心血管攝影等檢查，心臟科醫生沉重地對喬治說：「你的情況不太好，冠狀動脈有阻塞，建議立即做心臟血管繞道手術，因爲冠狀動脈隨時可能會完全阻塞而造成猝死。」

喬治心裡很清楚，就算施行心臟血管繞道手術，也同樣存在危險；而且在那個年代，死亡率高達10～15％，即便存活下來，也沒有長期進步的保證，沒有人敢說移植的血管不會再阻塞。

當醫生自己面臨手術時，會比一般人更爲恐懼——因爲他們太清楚手術中可能發生的錯誤。喬治的猶疑，加上血庫的血存量不夠，只得暫緩手術的進行；但在這段期間，他有幸聽聞了關於EDTA螯合療法在醫學上的報告，使他決定先去了解並接受這個安全的治療。

「我發誓，治療之前我連十步路都走得艱難，但只進行了十次的螯合療法後，我的心絞痛就不再

註3：源自《*Bypassing Bypass*》書中實例。

發作了。」喬治醫生信誓旦旦：「我還看到許多比我嚴重的病人，在我認為他們可能都無法再進步的狀況下，接受了螯合療法的治療，竟然都奇蹟似的好轉。雖然親眼所見，可是這些事實仍然讓我困惑極了。」

實例二：Jenny 保住了腿[3]

另一個故事是發生在西元一九七九年的維吉尼亞州，將近五十歲的Jenny因動脈硬化產生的循環系統病變，造成右腳組織壞死而被告知需要截肢，否則將有可能導致敗血症而死亡。

可是所有的敗壞性組織都要以切除作為治療途徑嗎？有沒有除了截肢以外的選擇？何況截肢之後，因為沒有處理造成循環系統動脈硬化病變的根本原因，健康情況仍然會持續惡化下去！

當時，Dr. Cranton告訴Jenny：「妳要不要試試螯合療法？如果成功的話，雖然有可能仍然需要一點小手術來切除已完全壞死的組織，但可以讓妳的腿回復到令人滿意的程度；若是不成功，再截肢也不遲。」

無計可施的Jenny接受了醫生的建議，而ＥＤＴＡ螯合療法沒有令她失望，並且發揮了最完美的功用，不僅讓Jenny的腿恢復正常的功能，也讓動脈硬化的問題獲得穩定的改善。Jenny 不禁責怪醫生說：「為什麼不讓我早點知道ＥＤＴＡ的好處？」

老先生心肌梗塞險度難關

在臨床上，我曾看見一位七十多歲、被診斷為急性心肌梗塞的老先生，在做過心導管手術後，發現三條冠狀動脈均罹患血管阻塞合併鈣化，只能做血管繞道手術。患者寧死不從，只好用螯合療法試看看。老先生從南部北上當天，胸痛、暈眩，感覺好像要中風一樣，但經過一次螯合療法治療後，隔天，他竟邀集兄弟姊妹到家中快樂的打麻將。據其子女轉述他的感覺是——「前後判若兩人」。

此外，臨床上我們還有無數成功的案例，讓我們對螯合療法的未來充滿無限的期待。

自此開始，無數類似的情節不斷的上演，EDTA一次又一次地拯救了那些原以爲是無力回天的患者。直到經過那麼多年以後的現在，這些疾病的致病原因才眞正被正視爲「體內重金屬累積所導致的退化性疾病」，而「螯合並去除重金屬」改善動脈硬化，造成退化性疾病的復原，這就是螯合療法最主要的功效。一切只能歸之於人類對於科學的所知甚少，許多已能明確獲知的結果尚須留待未來證明，才能使衆人信服，的確是我們推展螯合療法以及其他另類療法深感艱辛之處。

螯合療法完全釋疑

讀者對於「究竟什麼是EDTA？什麼是螯合療法？」一定充滿好奇，我利用幾個病患經常與我對答的題目來說明，希望能幫助大家更清楚了解什麼是EDTA螯合療法。

螯合療法到底是什麼？

排除重金屬達到體內平衡

「螯合療法」主要是使用EDTA這種胺基酸，螯合住體內有害的重金屬，如鉛、鋁、鎘、汞、砷等，使之成爲安全的螯合物，經由腎臟變成無害的尿液排出體外。

現在台灣施行的螯合療法，大多運用EDTA這種螯合藥劑，合併適用於患者的維他命、胺基酸、礦物質、抗氧化劑、稀有元素等，以靜脈注射的方式來治療疾病，也就是把「螯合療法」、「營養療法」與「幹細胞理論療法」合併使用。其主要的功用，是螯合住體內有害的重金屬，將其排出體外，再運用營養療法補充各種營養素，使體內原有的幹細胞在補充充足的營養素之後，回復再生能力，讓組織、器官恢復正常。因爲補充的原料足夠，所以讓身體回復健康的狀態就更有效率。

螯合療法還可以移除體內不正常存在的營養性金屬離子，有效改善新陳代謝與循環系統的功能。譬如：銅和鐵雖然是人體所需的金屬離子，但銅過多時會造成「威爾森氏症」（前陣子報載新竹沿海地區的牡蠣中即含有過量的銅）；而因重度地中海型貧血而長期輸血者，血中的鐵含量必然過高……這些都是有用的金屬離子濃度過高所產生的疾病，此時也需要螯合療法來達成體內的平衡。

人體內早已存在螯合劑

我在還未運用EDTA螯合療法之前，早已開始使用維他命、胺基酸等來治療病患，我稱之爲「營養療法」。但我發現，如果重金屬對人體已造成傷害，就如同齒輪中帶有沙子，此時添加再多的潤滑油都不足以減少沙子對齒輪的損傷，因此必須先清除沙子，再同時使用潤滑油，才是正確的保養之道。而EDTA就扮演著清除沙子的功能，它先清除細胞裡的重金屬，再給予它們營養，對疾病的療效自然事半功倍。

而EDTA的運作機制，就是讓有機的胺基酸去結合無機的金屬，成爲一個相容的物質，再排出體外。其實，生物體內原本就存有類似功能的螯合劑，譬如：紅血球中的血紅素就有螯合鐵的功能，讓骨髓吸收鐵之後能再製造新鮮的血紅素；而植物中的葉綠素則有螯合鎂的功能，讓植物能維持翠綠的顏色，並進行正常的光合作用。如今螯合療法所使用的EDTA，屬於一種合成胺基酸，而胺基酸本來就是人體蛋白質組成的重要分子，因此透過靜脈注射進入人體後，是溫和且安全的。

螯合療法合併幹細胞理論療法

「幹細胞療法」是取出人體內原始的幹細胞，如人體胚胎、臍帶血、體細胞或骨髓，在體外培養，以不同比例的營養，如維他命、胺基酸、礦物質、抗氧化劑、微量元素……等作為培養基，培養出不同組織器官細胞，再打入人體。

患者因為不同的疾病，所以受傷的器官也不相同，因此我們檢測不同體質的個人，需要幹細胞再生的細胞、組織也不相同，給予的營養比例也不一樣。每個人體內器官均有潛在的幹細胞，我們依照個別的需要，將不同比例的營養直接打入人體內，可以活化自體體內的幹細胞，由各個器官內的幹細胞直接吸收的養分，再生成各器官的細胞與組織，就相當於在體內直接培養幹細胞成為器官的細胞與組織，不須在體外培養，冒感染、變性等的危險，更直接有效地讓每個組織中的幹細胞就地分化再生完成，這樣的作法稱之為「幹細胞理論療法」。

我們在國外一家銷售幹細胞培養基的公司——Invitrogen Corporation所提供的資料中，發現它不同種類的基礎培養基處方裡，大致分為六大類：一、無機鹽：如鈣、鎂、鉀、鈉、磷等；二、胺基酸：各培養基所含胺基酸種類與濃度各異；三、維他命：各培養基所含維他命種類與濃度各異；四、微量元素：各培養基所含微量元素種類與濃度各異；五、蛋白質：如白蛋白等，各培養基所含蛋白質種類與濃度各異；六、其他組成物：如乳酸鈣、葡萄糖、膽固醇等。而這些處方內容與我們螯合療法的處方內容有80%的相似度，其他在「幹細胞理論療法」中未加入的部分，很多都是我們人體內原本就存在的營養物質。

「螯合療法合併幹細胞理論療法」是預防醫學與疾病治療最佳的組合，它結合了「螯合療法」與「幹細胞理論療法」，在清除體內重金屬的同時，供應身體內原有幹細胞再生所需要的營養，讓體內受傷的器官與組織經由細胞再生的方式，修復受傷的器官與組織，重新建造一個相對健康的身體。

幹細胞療法v.s.幹細胞理論療法——水耕農作v.s.有機農作

「幹細胞療法」因為每個不同疾病的患者受損的器官不同，所以在施作「幹細胞療法」時，所打入培養出來的組織細胞也不同。這種醫療方法必須在醫學中心施作，絕非一般診所拿出一瓶針劑施打在所有不同疾病的患者身上，即宣稱這是「幹細胞療法」。

「幹細胞療法」如同「水耕蔬菜」，是由人所設定的營養成分及比例的不同種植蔬菜；同理「幹細胞療法」是把幹細胞經由人所設定的營養成分及比例的不同培養出組織細胞。我們深信，土地中一定有水耕蔬菜培養基中所沒有的養分與地利（地氣），就如同人體內一定有幹細胞培養基中所沒有的營養與能量（生命的氣），因此將水耕蔬菜培養基的養分直接灌溉入土中的「有機農作」所種植出來的蔬菜，一定比單純水耕蔬菜品質優良；同理將幹細胞培養基的養分直接打入人體，誘發人體內原有幹細胞再生的「幹細胞理論療法」，當然比只由培養基中所培養出的「幹細胞療法」更直接有效。

當然「幹細胞療法」在醫學上絕對有其存在的必要，如人體器官嚴重毀損，急救時需要大量組織細胞的修復，「幹細胞療法」可發揮最大的效益；但在慢性疾病或調養身體時，則「幹細胞理論療法」絕對占優勢，畢竟由自己身體幹細胞所分化出的組織細胞，才是修復自己受損器官品質最優與最佳的組織細胞。

螯合療法可清除體內有害重金屬，會不會連有用的元素一起帶走？

隨時監控濃度，大可放心

不會！因爲積存於體內的有害重金屬離子與人體結合的結構是鬆散的，而EDTA與有毒的重金屬離子螯合的程度非常強，因此可以很輕易的螯合住它們並排出體外；相對地，有用且健康運作的金屬離子，因為與人體的結合較為緊密，所以不容易被螯合而移除。唯一的例外是，當對人體有用的金屬離子濃度過高時，ＥＤＴＡ與之螯合的程度自然也會提高，難免就會帶出一些有用的金屬離子，所以我們會監測它們的濃度，同時於ＥＤＴＡ的注射液內補充或另由口服維他命、礦物質的方式來補足。

我需要螯合療法嗎？螯合療法適不適合我？

先問自己要如何對待自己的身體

根據長庚大學曾在全台做過隨機抽樣研究，從七百二十三個受檢者頭髮中得知，有高達98％的人，體內含有高濃度的重金屬。而現今醫學界已確認，重金屬是抑制人體酵素功能、造成自由基旺盛，並導致各種退化性疾病的主因。那麼，是要在疾病尚未形成前即運用螯合療法「預防」？還是留待疾病生成後再「治療」？每個人的觀點不一。重金屬所造成人們「症狀」與「疾病」定義的界線為何？「預防」與「治療」的界線又是什麼？完全取決於自己對現今環境汙染認知的程度，所以如何選擇，端看個人的決定。

螯合療法可以改善全身血液循環是早被肯定的事實。它不是藥物治療，只是一個可清除體內有毒重金屬的清除劑，效果雖非立即性，但可以很快的改善症狀，並根治疾病的根源；尤其是去除導致動脈血管硬化的汙染源、增強身體免疫系統、有效控制病情，使許多病患免於手術的發生，且大幅改善生活與生命的品質。

螯合療法肯定具療效的病症

部位	病症
心血管	高血壓、心律不整，冠狀動脈硬化及阻塞，如心絞痛、心肌梗塞，可取代或延緩冠狀動脈繞道手術。
腦部	癲癇、巴金森氏症、阿茲海默症、中風、注意力降低或記憶力減退、四肢麻痺等。
腎臟	骨質疏鬆、腎臟功能異常等。
肝臟	急慢性肝炎、肝硬化等。
免疫功能	紅斑性狼瘡、類風濕性關節炎、僵直性脊椎炎、甲狀腺機能低下或亢進、乾癬、氣喘等。
循環及代謝	糖尿病、下肢潰爛及壞疽、手腳冰冷、陽痿、膽固醇及三酸甘油脂過高等。
其他	降低癌症的發生、抗衰老、眼睛退化及病變，以及改善情緒方面的疾病，如憂鬱、躁鬱症等。

心臟病莫等閒視之

許多人經歷過無預警且無徵兆的心臟病發作，甚至剛做完全身健康檢查顯示完全正常的人，卻突然心臟病發的案例亦時有耳聞，通常都等到被送進急診室才被診斷出罹患了心臟病。

其實，心臟病絕對不是「無徵兆」的，譬如胃經常不舒服被當作是消化不良，肩頸痠痛及落枕被當作是脖子的肌肉痙攣，還有手腳冰冷、短暫的喪失記憶、陽痿、經常不自覺的深呼吸、胸悶等症狀，都不會讓人與心臟病或動脈硬化症聯想在一起，可是它們確實是心臟所發出的警訊。有些人是以腳後跟疼痛、膝蓋疼痛無力等方式來呈現警訊，但往往都是經過骨科長期治療無效後才發現。

心臟病或心肌梗塞，可能是物理上的栓塞、凝塊、血管硬化所引起，導致切斷心臟輸送血液的路線；也有可能是冠狀動脈的痙攣所引起，導致瞬間血液阻塞，無法讓血液正常地運送氧氣，將使心臟肌肉受損，最終演變至心臟肌肉無法癒合而失去功能。心絞痛有時也會變成心肌梗塞，有時發病原因可能是原本就存在的部分阻塞，加上動脈痙攣所致。

現在有許多醫學報導指出，就算沒有罹患其他疾病，或者身體檢查後被認定為「健康的動脈」，仍不能確保沒有心臟病。因為心臟電腦斷層六十四切檢查也只能證明，檢查出來有病變的血管一定是有病變的，但有病變的血管則不一定能檢查出來。譬如美國的太空人不曾心絞痛，身體極為健康，且被訓練成對艱苦環境有極強的容忍度，照理說，是所有人追求的完美體格；但在西元一九六七年阿波羅火箭發射計畫失敗後，接受解剖的三名太空人，卻都發現了動脈硬化的徵兆，也就是心臟病的前奏。

另外，習慣運動健身的高危險群，以運動員最多，因為經常運動會使血中含氧量提高，反而容易讓當事人的臨床症狀不明顯而造成猝死；這種情形與過勞死因為過度疲累造成心肌梗塞引起的猝死，是不太相同的。二〇〇八年二月份《基層醫學》第二十三卷第二期報導，高中生猝死事件有90%發生於運動訓練或比賽中，猝死原因以心因性猝死為主因。大於三十五歲的成年運動員最常見的是冠狀動脈疾病發作，小於三十五歲的年輕運動員，猝死原因以肥厚性心肌病變最高。

運動員心電圖檢查異常比例約40%，遠高於同年齡非運動員。過去一般人普遍認為運動有益健康，所以早期運動員心電圖異常，通常被視為一種可恢復、良性的變化，不過有越來越多的研究持相反的看法。許多追蹤研究發現，運動訓練造成的心電圖異常，在訓練停止後仍無法恢復。運動造成的心臟結構變化，可能會增加心律不整的機率，導致心因性猝死的危險性增高。男性運動員猝死的比例是女性運動員的九倍，耐力訓練選手，如馬拉松、長泳、自行車、籃球、足球選手，心電圖異常的比例高於舉重、摔角、拳擊等肌力性運動選手。

螯合療法對我有什麼幫助？

有效改善許多難纏病症

螯合療法已被證實可以增加人體的血流量，亦有報告指出，它可以改善肝功能、血中膽固醇的比例、降低血脂肪及血壓、減少腿部的痙攣、心絞痛、關節炎及老化的症狀，使因爲血液循環不良所造成的潰瘍癒合，預防心肌梗塞、中風、巴金森氏症及多發性硬化症，增進視力、記憶力，並降低癌症的發生率。

要知道，人體數千條動脈，大多數的動脈血管都比頭髮來得狹窄，那麼細小的通道很容易被一些結締組織附著，如金屬離子與蛋白質的結合（像血鈣），或非金屬離子之間不正常的結合（像硫與硫的結合），都會造成動脈血管的阻塞。

ＥＤＴＡ並不能使血管擴張或者讓血流量增加，但它能清除血管內壁的斑塊，讓血流順暢，血流量自然增加，就如同水管工人用清除水管內汙垢的方法，讓水流量增加，而不是加大水管使水流量增加。

我被搞糊塗了！鈣不是人體所需的一種營養素嗎？為什麼要去清除它？

太多太少都算是異常

當鈣依循適當的比例存在骨骼中時，是被人體所需要的一種營養素；但當鈣的濃度超過正常值，或發生疾病時，鈣便會竄入細胞中使新陳代謝惡化，最後在血管壁上沉澱成一層水晶般的鈣，阻礙血液流動，並讓氧氣無法運輸、導致細胞死亡。越多的細胞死亡，即代表能夠健康存活的細胞越少，人體基本運作的能力因而受到影響。動脈硬化症就是一種血管鈣化的現象，而鈣在不同的錯誤位置，會造成不同的疾病，例如：鈣在水晶體會造成白內障，在軟骨內會造成關節炎等。

當ＥＤＴＡ遇到鐵、銅、鉛、汞、鎘、鋁等重金屬時，因為ＥＤＴＡ與鈣的螯合力小於ＥＤＴＡ與這些有毒重金屬的螯合力，它會終止與鈣的結合，轉而去捉住這些重金屬，並轉化成能經由腎臟排出的成分，因此不用擔心ＥＤＴＡ會帶走屬於人體所需的鈣質；而且ＥＤＴＡ會讓人體的鈣質重新分布，讓鈣回到人體最需要的地方，如骨髓處。

螯合療法需要多久時間？它會讓我有痛感或其他感覺嗎？

忙裡偷閒體驗身體變化

進行螯合療法之前，你最好將手邊的事情暫且告一段落，因為我們希望每一位接受螯合治療的人，能在安心且舒適的狀態下去感覺和體會身體的變化。依據每個患者的不同，我們先用傅爾電針篩選出適合且足量的維他命、礦物質、胺基酸、抗氧化劑、微量元素等，加入ＥＤＴＡ的注射液中，爾後按照一般的靜脈注射程序進行。因為所給予的營養素是足夠的，所以對有些患者而言，偶爾會有頭脹、頭暈的感覺，注射部位有時會有刺痛感，有些人偶爾會有噁心的感覺，但這些不適都可以很快的運用醫學芳療、磁療……等方法消除。

正常情況下，單次約二百至三百西西的注射液，以三至四秒一滴的速度，約需三至四小時的時間來完成。這段時間，只要不影響點滴進行的情況下，你可以隨意的躺著休息，和朋友聊天，斜倚著看電視、看書、打毛衣，甚至輕鬆地喝下午茶；如果事務繁忙、不得閒的話，你還是可以進行打電話或處理公務等靜態的活動。

用主流醫學檢查，客觀印證

多數人在注射完EDTA之後，會立即感覺到精神變好，那是因爲EDTA裡加入了身體所需的足量維他命與礦物質、胺基酸、抗氧化劑、微量元素等，體內細胞汲取充足的養分後，自然顯得「活力旺盛」。少數人在頭幾次的螯合治療後會有一些疲倦感，這時最好順著身體所發出的訊息補足睡眠，通常第二天就會恢復正常，不必太過於擔心。

全世界有關螯合療法的規範，是由International Board of Chelation Therapy（IBCT）以及American Board of Chealtion Therapy（ABCT）這兩個國際組織所訂定的，但我們依照東方人與西方人不同的體質，做了一些必要的修正。對於已有症狀的患者，建議每週進行一至兩次的螯合療法，我們將二十次設定爲一個療程；需要幾次或幾個療程，端視疾病嚴重的程度而定。大部分的人在幾次的治療後，就會明顯感到自己的身體有顯著的進步；而我們鼓勵病患透過主流醫學的各項檢測，更客觀地證實這些進步。若爲預防性治療，也需要依照個別身心狀況，來決定治療的次數。

如果螯合療法安全又有效，為什麼沒有被放在主流醫學中？而且我很少聽到關於它的介紹？

達成主流醫學不可能的任務

如同美國闡述螯合療法相當著名的艾默爾醫師（Elmer Cranton）在其著作《再見吧！心臟繞道手術》（*Bypassing Bypass*）一書中所提到：「由於政治以及龐大的經濟利益，導致螯合療法無法被廣泛的接受。」

在美國，一種新的藥品要獲得ＦＤＡ（美國食品藥物檢驗局）承認對某項疾病具有療效，需要一筆近乎天文數字的經費。ＦＤＡ並沒有制止ＥＤＴＡ在醫療行爲上的使用，遺憾的是，ＥＤＴＡ的專利權因過期而喪失，因而沒有廠商願意挹注經費在ＥＤＴＡ的學術及臨床研究上。加上每年因施行心臟繞道手術與相關藥物的金額高達數億萬美金，若ＥＤＴＡ螯合療法被納入主流醫學體系中，勢必嚴重影響某些單位的利益；因此，檯面下的政治運作，介入了螯合療法的普及與發展。

不過，所有力量都無法制止從螯合療法中受惠病患的口耳相傳。患者在螯合療法中獲得很好的改善，而其中只要在合格醫師使用正確劑量的情況下，幾乎沒有副作用，也沒有因爲螯合療法受到傷害或致死的病例。主流醫學中，冠狀動脈繞道手術對於狀況良好的患者，尚有3～4％的死亡率，更別說合併其他危險因子，如高齡、多條血管阻塞，以及急診手術等等的死亡率，更是高達5％以上；而手術副作用，如中風、血塊阻塞、感染、術後疼痛等，更高達35％。

再者，當人體的血管有局部阻塞時，表示全身動脈均有不同程度的阻塞與硬化。對急性心肌梗塞的患者施行冠狀動脈血管支架，只是對其中大約一．五公分的狹窄有所幫助，而心臟繞道手術也只是對其中最嚴重的一小段冠狀動脈做血管的置換，難道冠狀動脈其他的部分完全沒有硬化與部分的阻塞嗎？身體其他的動靜脈循環系統也都沒有硬化與阻塞的現象嗎？所以，只有螯合療法足以改善全身血管的硬化與阻塞，且安全性大於手術治療。

二〇〇七年取得衛生署核准許可證

衛生署已於西元二〇〇七年核准ＥＤＴＡ在國內製造上市，已取得衛生署核准之藥品許可證。可惜的是，仍有許多醫師由國外私下帶入不知名以及無法確認藥物種類與有效期限的藥品，而自行宣稱爲「螯合療法」，這種情況頗令人憂心。所以我們特別成立「中華民國螯合療法醫學會」，正式在醫學界教育與推廣正確的使用方式，更希望醫界當與藥界合作教育民衆，在民間推廣正確的觀念，共同防範不合法的藥物，確實保障民衆醫療權益與用藥安全。當然，任何一種醫療行爲都需要有法律、醫師良知與倫理的保護，才能確保患者的醫療服務品質與療效，並建立醫病雙方的互信，以減少醫療糾紛的產生。

儘管醫師說螯合療法「幾乎」無副作用，但有可能發生的副作用是什麼？

短暫不舒服可快速解決

副作用之所以會發生，是因爲EDTA與不同的重金屬離子的親和力是不同的，所以當它螯合到親和力更強的重金屬離子時，會釋出親和力較弱的重金屬離子，此時會產生微量重金屬短暫中毒症狀；只要合併使用順勢療法製劑，即可預防，而即使有短暫的不舒服症狀，也可以快速解決（可參考文末「水溝汙泥理論」）。

在台灣，我們會利用能量轉換儀器，如神農21ET，以訊號轉換方式，製造出治療重金屬汙染的順勢療法製劑。現今的技術，順勢療法製劑的勢能已不再是以往十分之一的方式稀釋，而是以訊號轉換方式，很輕易即可製出複方。

我將在什麼地方進行螯合療法？

由於螯合療法以靜脈注射點滴的方式進行，因此在診所內即可完成。

我可以隨時終止螯合治療嗎？終止後對我會有什麼影響？

終止後會慢慢回覆原狀嗎？

任何時候都可以終止，而前次螯合療法所帶來的助益約可維持一至兩個星期，此端視患者體質、體內重金屬含量與病情輕重而異。螯合療法並不會造成依賴性，也不會在停止治療後，病況就突然急轉直下。那是因爲螯合療法是清除體內重金屬，就如同清理廚房，我們停止清理，廚房只會一天天慢慢的變髒、油膩，而不會立刻變得髒亂不堪。所以，停止螯合療法也只是讓血管很慢的再回復原來的狀況。

只有在ＥＤＴＡ清除體內的重金屬之後，自由基的傷害才得以減輕，血管才得以修復，讓血液回復到正常的流量，逐漸使臟器機能恢復正常的運轉機制，這一連串的過程與結果，須視個人情況與治療次數、頻率而定。因此兩次治療的時間若相隔太久，有可能是一個月或半年以上，症狀就可能重新出現，對前次的治療而言，總會有前功盡棄的感覺。任何一次的治療都一定是有意義的，就好像每一次清理廚房，至少都會讓廚房在那時乾淨一些。當療程結束，且醫師與患者評估已恢復至期望的正常狀態後，有時須每一至兩個月做單次的預防性螯合療法，以維持最佳體況。

重金屬對人體的傷害，依照每個人的基因、生活、飲食與運動……等情況而有所不同。以上這幾種情況，他們重新施作螯合療法的頻率就越高：一、被基因影響越嚴重的人，會被重金屬傷害越重；二、生活在重金屬汙染嚴重環境下的人；三、對養生保健觀念越強也願意實踐的人；四、有嚴重家族遺傳病

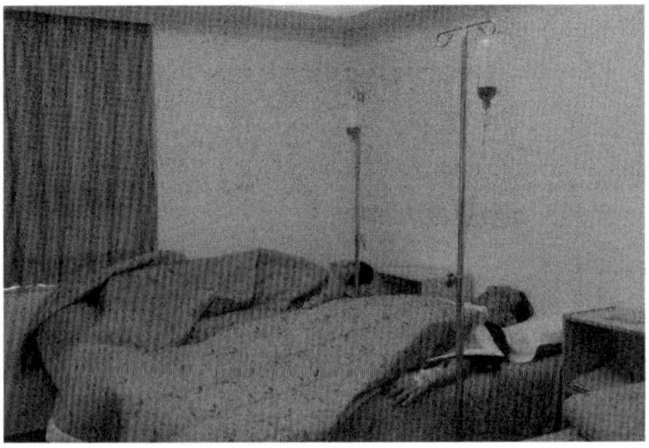

▲實際施作螯合療法合併幹細胞理論療法

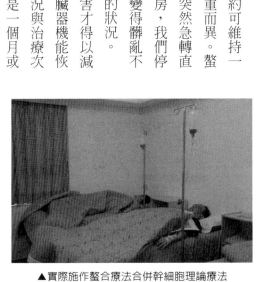

史的人，無論何種疾病，因為重金屬的傷害會造成生化反應的異常，也就會提高遺傳病發生的機會；
五、覺得自己老化速度太快者。

清理廚房理論

每年我們至少都會做一次家庭大掃除，所需用到的時間、金錢，取決於房子老舊的程度與平時對環境維持的狀況而定；而廚房更因使用的頻率及平時清理的程度而有所差異。越老舊的房子、使用頻率越多的廚房，平時清理程度越不足的，大掃除時就要花更多的時間與金錢來做整理。同樣的道理，遺傳基因越不好的，工作、生活壓力越大的，平時對健康越不注意的，當然在做第一次螯合療法時，就必須要花更長的時間與較多的次數，才能達到滿意的療效。

每個家庭對廚房髒亂程度的容忍度不一樣，有的家庭會每天都做辛勤的擦拭，有的家庭每週會做一次小清理，有的家庭一個月一次，有的則一年才會做一次大掃除。但無論如何，清掃過的廚房，總比不清掃的廚房乾淨些。而多久清掃一次？對清潔程度的要求如何？端視每個家庭如何定義「乾淨」的程度來決定。

重金屬在人體產生的傷害程度，與每個人對重金屬傷害的忍受程度也有極大的差異，因此我們建議每個患者至少必須做完醫師評估所需的次數，等療程結束後，再依個別的身體狀況決定後續的治療間隔與次數。

螯合療法對我們而言，是「需要」還是「成癮」，它們的差異是什麼？

「需要」會讓人健康，「成癮」會讓人健康受損。我以下列表格來說明「需要」與「成癮」的差別：

項目與狀況	需要	成癮
使用時	人會覺得舒服。長期使用，身體健康。	人會覺得亢奮。長期使用，身體受損或死亡。
戒斷期（停用時）	會難過不適，但無戒斷期。因不使用越久，身體出現的症狀越多，最後導致疾病或死亡。	會難過不適，但拖過戒斷期，則身體恢復健康。
停止使用後再用	因停用後所產生的症狀與疾病，可因復用後而漸漸恢復健康。	戒斷後再使用，則會重新成癮，使身體健康受損或死亡。

因此，螯合療法對身處在重金屬汙染已極爲嚴重之台灣子民而言，是一個經常「需要」的治療與保健方法，而不是一個會讓人「成癮」的治療方法。

EDTA可以口服嗎？

口服只能清除消化道的微量重金屬

EDTA螯合療法的主要功效，在於清除體內重金屬汙染，減少動脈血管的阻塞以增加血流量。體內重金屬含量比例最高的位置在骨頭，若採用口服方式，EDTA無法從消化道吸收，只能讓消化道內微量的重金屬隨著糞便排出，無法改善血管硬化的問題。

商人們已洞悉EDTA所帶來的龐大商機，聲稱他們的口服產品中含有EDTA的成分與療效；其商品是否屬實我們暫且不論，因爲EDTA無法從消化道吸收，僅能透過靜脈注射，隨著血液循環進行

「血管清道夫」的工作，清除體內血管、軟組織、骨骼等中的重金屬，以改善血管硬化。

螯合療法對我一定有效嗎？

雖非萬靈丹但確實有效

即便在過去數十年，數以百萬計的患者使用螯合療法之後，都擁有令人驚喜的戲劇性轉變，但如果病症經醫師判斷確實與重金屬的存在相關，此時，螯合療法當然是有效的（Everything can be something）；如果症狀與疾病和重金屬的存在無關，當然螯合療法就不是萬靈丹了（Nothing is everything）。

但若先使用螯合療法清除體內重金屬之後，再使用針對患者疾病症狀的治療方法時，將會有「事半功倍」的效果。這也就是我一直堅持的，只要用對時機，任何一種醫療方法都有可能是一種好的方法，絕對沒有一種醫療方法可以用在所有的時機。

但是，螯合療法清除了體內的有毒重金屬，不只是與重金屬有直接相關的疾病有效，即使沒有直接相關的疾病，清除體內有毒的重金屬，仍有助於人體各器官生化反應回歸正常運作，此時即可再針對病症對症下藥。

螯合療法對各種疾病都有直接與間接的輔助功能，它能使「將會發生的疾病」的時間延後，能夠使「大多數人健康長壽」，能使「生病的人」改善他們的生活品質，能救治生命。雖然螯合療法可以延緩面對死亡的時間，卻無法對抗死亡，但有無數已被主流醫學醫師宣布放棄積極治療、什麼也不能做的患者，因爲接受了螯合療法，能夠享受跟正常人一樣的工作、讀書、休閒、社交……等活動，而感到無限的幸福。

我還需要注意什麼？

調整生活慎選執行醫師

在做螯合治療時，有幾個需要注意的重點：

1.抽菸者最好戒菸，飲酒者最好戒酒，以免妨礙治療效果。

2.適當的減少脂肪、精製品與糖分的攝取。

3.可補充營養品，如維他命、礦物質、酵素等等，這些都對螯合治療有正面的幫助。

另外，選擇一位專業合格的醫師，使用來源及效期明確的合法藥物（最好能出示合法藥物使用證明），更是確保治療過程安全的不二法則。

為什麼沒能早點知道？

走過辛酸現在可以大聲說

曾經有許多病患向我抱怨，爲什麼我沒能讓他們早點知道EDTA的好處，以至於沒能盡快地接受治療？其實，其中有許多不足爲外人道的辛酸。

但如今，我們已在台灣取得EDTA合法的生產與製造，終於可以使用EDTA實施螯合療法。期盼能夠治療一些我們原本力有未逮的患者；也希望經由本書的付梓，能夠盡早讓更多的人體會它的美好。

水溝汙泥理論

曾有臨床醫師以血清中的膽固醇、三酸甘油脂……等濃度，作為評估螯合療法是否能改善血管硬化的指標，但這是正確的嗎？

試想，我們常見溝壁覆蓋著厚厚汙泥的水溝，它的水是清的；當我們用鏟子剷除汙泥的當時，水溝的水必然會變成混濁的狀態；至於何時會恢復清澈，則有許多不同的變數。例如清除的時間與程度、水流速度、是否有人持續丟棄廢棄物……等，可是只要剷除過汙泥，待水清澈後，溝壁上的阻塞物必然會變少。

同理，血壓、血糖、膽固醇、三酸甘油脂及有毒重金屬……等均是造成動脈硬化的原因之一，也就如同是覆蓋溝壁的污泥。患者在施行螯合療法時，因為螯合療法正將血液中有毒重金屬清除，所以會造成血液中膽固醇、三酸甘油脂及有毒重金屬……等濃度「短暫性」的增加，甚而有些人會因血中短暫性有毒重金屬濃度增加，而造成「短暫性」重金屬微量中毒現象，並有不同的臨床症狀出現。所以，在治療過程中不宜以血中膽固醇、三酸甘油脂……等，來作為治療是否有效的指標，而應以患者臨床症狀改善與否作為評估標準。

治療過程中，短暫性出現的症狀，必定是患者平常有的症狀，表示患者平常這些症狀多是因為這些有毒重金屬在體內累積所造成。就如同汙泥是造成水溝內水混濁的原因。如何能讓這些有毒重金屬快速沉澱下來，快速改善患者的臨床症狀，此時，最佳的選擇就是「順勢療法」。順勢療法製劑可以快速平衡體內短暫微量有毒重金屬汙染現象，快速改善短暫汙染所造成的臨床症狀。

螯合療法與抗老化

我將螯合療法整合其他另類療法，成為「抗衰老」的完美組合，讓人們不只可以保健、養生，還可以讓人從裡到外抗老化、變年輕，我覺得這才是醫學科技的極致表現。

抗老化必須長期作戰

「抗老化」應該是一個醫療行爲的結果，是一個完美醫療養生保健行爲的附加價值，而不該是醫療行爲的目的。若將「抗老化」當成商業行爲，那在強調「抗老化」的任何醫療行爲上，必定會使用過多的劑量；因爲「眞正的抗老化」是長期醫療養生保健的結果，而非一蹴可幾。

健保制度壓縮了醫師們生存的空間，所以各型醫療院所，包括婦產科、皮膚科、耳鼻喉科、眼科……等，紛紛推出了各種自費市場，而最大宗的莫過於「抗老化」與「減肥」。以抗衰老而言，確實不容易下定義，因此大多數人都以看起來「變年輕了」作爲「抗衰老」是否有效的指標。依此標準，最容易達到效果的非「整形外科」與「皮膚科」莫屬，但它們都是僅止於外表的改變，非涉及人體內在器官、組織或細胞的活化，這也是醫病雙方都有的共識。

荷爾蒙施作不可過量

在另類醫學中最能被主流醫學接受的「抗衰老療法」是「荷爾蒙療法」（Hormone Replacement Therapy）。使用最主要的荷爾蒙爲生長激素（HGH），再加上甲狀腺荷爾蒙、女性與男性荷爾蒙（動情激素、睪固酮）以及EPA、DHEA……等。若欲在短時間內就看見變年輕的效果，勢必會使用過量的荷爾蒙，以致破壞人體自身荷爾蒙的平衡，造成嚴重的副作用。

在治療疾病的原則下，正確補充人體缺乏的荷爾蒙，並不易在短期內看到外貌變年輕的效果，當然就沒有市場性，所以「荷爾蒙療法」勢必形成從事此療法「醫師道德良知」與「患者對抗衰老認知程度」平衡的拉鋸戰。

所謂「荷爾蒙療法」（HRT）補充的荷爾蒙劑量，應該是小於患者所欠缺的劑量，非足量，更非過量；因爲人體荷爾蒙的正常值是統計學的數值，變異非常大，若以「抗衰老」爲目的，想要達到消費者的願望——很快的看起來變年輕，這時候使用的「荷爾蒙療法」就容易補充過量，可能造成人體細胞變性，進而導致惡性腫瘤。

如果能正確補充患者所缺乏的少量荷爾蒙，再合併使用一些另類醫學的項目，諸如：螯合療法、營養療法、醫學芳香療法、中醫藥、大腸水療……等，必然能使患者更健康，進而提升其生活品質，長久之後，就能達到眞正「抗老化」的結果。

螯合療法抗老化安全又有效

除了荷爾蒙療法外，既安全又有效的抗老化療法，非EDTA螯合療法莫屬。我們來看一個Cranton所提供的實例：西元一九八一年，七十歲的貝絲太太被女兒帶到診所，在初診病歷上幾乎塡滿了所有的項目，包括兩次心臟病發作、支氣管氣喘和肺氣腫引發的慢性肺炎、心臟衰竭、嚴重的骨關節炎、胸腔和腿疼痛、骨質疏鬆、白內障、失眠和健忘。「我甚至會忘了我女兒叫什麼名字。」貝絲太太哭訴。

她的女兒則表示，所有主流醫學的醫療和藥物雖然改善了母親某方面症狀，但往往又帶來新的問題，似乎只是增加她的負擔，並加重病情。「每一個醫師都告訴我，媽媽因爲老化的緣故，健康正在走下坡，過不了多久，她會需要一位看護。」女兒焦急地說。

老實說，所有的醫藥只能醫治生命，不能抗拒生命自然的衰老和死亡，螯合療法也不例外。而且醫師多半不喜歡醫治年老的患者，因爲他們的變異性實在太難掌握；但Cranton 還是想試試看，希望能改善貝絲太太的生活狀況。

於是在西元一九八一年，Cranton在十週內替貝絲太太進行了二十次螯合療法。神奇的是，貝絲開始能自己料理家務，甚至烹煮火雞餐並邀請朋友來慶祝感恩節，所有的親戚、朋友都驚訝地談論著貝絲的恢復，彷彿時光倒退了二十年一般。

這並非神話，螯合療法對於治療類似的老化疾病有跡可循，因爲血管內皮細胞損傷造成血管功能失常，是動脈硬化的主因，如果血管壁恢復健康與彈性，膽固醇、血脂……等就不易附著。重金屬若積存體內，會造成血管內皮細胞損傷，導致動脈硬化。所以清除體內重金屬，可以改善血管內皮細胞並恢復血管壁的彈性，有效改善任何具有血管的器官功能；器官功能一旦獲得改善，必能減少老化疾病的發生。

在螯合療法施作時，我同時也提供了很多的營養素，如維他命、胺基酸、抗氧化劑、微量元素、礦物質……等，當然就可以延緩老化。因此，「螯合療法」輔助以「營養療法」或稱之爲「幹細胞理論療法」，就是「抗衰老」最基礎的、最根本的療法。

身體外貌都變年輕了

在我的臨床個案中，有許多接受螯合療法來預防疾病的人，都明顯地「變年輕」了，我自己就是最好的例子。因爲改善了循環，並減少因身體不適所引起的焦躁和易怒，便會連帶降低自由基活動所產生的皺紋，同時還會減緩掉髮的數量，甚至是使已灰白的頭髮回復原來應有的髮色；另外，因細胞廢物積存在體內所引發的老人斑、皮膚乾燥粗糙等問題，也會慢慢的變淡終至消失，效果比市面上任何標榜美容的產品都要好。

我整合各種另類療法，幫助許多人在治病過程中，同時達到抗老化的效果，其原因在於：「螯合療法」清除體內重金屬，「營養療法」補充人體所需的維他命、礦物質、胺基酸、微量元素、抗氧化劑……等，讓體內存在的幹細胞得到充足的營養素，使受損的組織與器官修復與再生；用「荷爾蒙療法」依個人不同需求補充微量荷爾蒙；「醫學芳香療法」讓人放鬆肌肉與情緒，與中醫經絡理論結合，更可達到人體五臟六腑均衡發展的目的；運用「中西醫整合療法」可治療與平衡人體不同的疾病症狀，如血壓、血糖、血脂……等的穩定狀態；強化肝腎功能，以代謝各種農藥、化學肥料、食品添加物、外用或內服的生化產品……等化學毒素；「花精療法」可以平衡人們不同的負面情緒，改變負向人格，促進心理健康……等。其實，這些療法都是「抗衰老」非常重要的一環，若能併用前述各種醫療保健方法，讓人從裡到外「抗老化」，才是醫學科技的極致表現。

CHAPTER 4

另類整合醫學臨床案例與診治

提前化解心臟病發危機

個案一：郭先生／五十六歲／醫師／居住台北
症狀：睡眠品質差、胸悶、心律不整、冠狀動脈部分阻塞

我不想動手術

我本身是醫療從業人員，劉醫師是我醫學院的學弟兼好友。長期以來，我們各自在自己的專業領域裡忙碌而努力著，有空碰面時就交換彼此醫療方面的心得。我在他所謂的主流醫學裡鑽研，但在另類醫學的範疇裡，我亦相當推崇他的診治，並轉介過幾位我無法處理的個案給他，其治療都得到很好的效果——包括我自己在內。

近四、五年來，或許因為工作壓力大的緣故，晚上總是睡不著；即使勉強入睡，睡眠品質也很差，多夢，或時睡時醒。如此一來，便影響到白天的精神與體力，自覺工作專注力和效率均降低很多，情緒很容易感到煩躁不安，連我這個醫生都沒辦法好好處理自己的問題，但要我去看心理醫生，又似乎太小題大作，於是，就這麼擱著……

可是近一年來，我開始出現胸悶及心律不整的症狀。經過心臟核磁共振攝影、四肢血管阻力檢查後，發現冠狀動脈有部分阻塞的情況；也就是說，如果這種情況持續下去，萬一心肌梗塞發作，我就必須進行氣球擴張術、裝心臟冠狀動脈血管支架，或是做冠狀動脈繞道手術。無論是哪一種，都不是我所願意的情況，身為醫生，我總得想個辦法防範於未然才好。

纖維瘤透露什麼玄機？

於是我想到我這位優秀的學弟——劉大元醫師，我知道他在另類醫學以及處理心臟疾病方面是箇中翹楚，他一定有辦法讓我免於這場已然成形的災難。果然，我來到診間，才剛挽起袖子，他看見我的左手臂便問：「你怎麼在這個位置長了一個瘤？長多久了？」

「這個神經纖維瘤已經快十年啦！檢查過是良性的，怎麼啦？」這個我都快忘了它存在的纖維瘤，莫非透露著什麼玄機？

「你知道嗎？你這個瘤長在三焦經的位置上面，它與心包經為表裡經，而心包經、三焦經多與冠狀動脈有關，臨床上的症狀為胸悶、胸痛；以中醫的理論來看，心主血脈，心主神志，表示你的心臟、血管或情緒可能有某些問題。」我的學弟，在我什麼都沒來得及說的時候，就像個通靈者一樣看穿我的來意。我永遠忘不了那一刻，是我身為一個主流醫學醫生對於另類醫學的驚訝與歎服。

「我就是為了心臟問題來找你的。」我開始陳述我歷來的症狀以及我檢查後的結果；而劉醫師仍然運用傅爾電針為我測試心臟藥物組，以及所需的中、西藥、維他命等等，並用他自身的經歷與我溝通，建議以螯合療法來治療我的心臟問題，我自然從善如流。

螯合療法投下震撼彈

當我開始進行每週一至兩次的螯合療程之後，原本難以入睡的情況便獲得改善，煩躁的情緒也漸漸平穩，精神體力也變好，工作專注的程度自然提升許多，胸悶和心悸的症狀亦慢慢地不再發生。更奇妙的是，我手臂上的纖維瘤竟然逐漸縮小；當我做完一個螯合療程之後，已縮至原本的十分之一而已，且堅硬的組織也變得柔軟。

這時候，劉醫師建議我再做一次心臟核磁共振攝影，以重複確認心血管的情況。果然，原先阻塞和心律不整的部分都已明顯改善，讓我免受動刀的折磨——重點是，動刀只在於救急和治標，還不一定有治療或治癒的效果。

即使我是一個主流醫學的醫生，我仍相信螯合療法將在台灣的主流醫學界投下一枚震撼彈，並且撼動主流醫學、甚至是心臟內外科的權威。因爲它對於人類心血管疾病的治療貢獻，將推翻許多傳統醫學思維的價值，並掀起一股改革性的觀念。

可是相對地，劉醫師要如何以一人之力，去因應、面對如此龐大的主流醫療體系而仍能立定腳跟，才是千萬患者之福？在另類醫學這條路上，不知已有多少人受惠，但就現實、對於患者而言，只要能讓他減輕症狀、精神體力改善，就是最大的幸福。我們身爲醫師，只能給予患者最大的祝福。

劉醫師診治說明

螯合療法找到治癒關鍵

我非常肯定主流醫學對疾病治療與健康促進的貢獻，但在臨床上，我也看到主流醫學仍有許多的限制與不足之處。我想再次強調，另類醫學是做主流醫學的輔助與補充性療法，目的在於提供患者更多不同的醫療選擇機會；若是與主流醫學分庭抗禮，絕非病患的福氣。

許多主流醫學心臟科醫師們對螯合療法仍有許多不同的見解與評論，但從患者的立場來看，螯合療法的確提供患者另一種不同的選擇，如果能帶給他們健康與更好的生活品質，又何樂而不爲呢？

以胸痛、胸悶爲例，許多人經常需要深呼吸才吸得到空氣，但是到醫學中心做心電圖檢查時，醫師卻告訴他們，檢查一切正常，心臟沒有問題。但是患者依舊胸悶、無法呼吸，甚至晚上睡覺時必須坐起來才吸得到空氣。如果再去看心臟科醫師，向醫師主訴其症狀，醫師就會告訴他們：「你可能是自律神經失調、焦慮或者心身症，放輕鬆，壓力不要太大。如果有醫生說你是心臟病，那可能是在恐嚇你。」對患者來說，他們要的是症狀的消失，而不是一個無法處理與治療的診斷；而這些病患在接受螯合療法之後，胸悶、胸痛、無法呼吸的情況馬上都獲得了改善。如果主流醫學的診斷是正確的，那麼螯合療法就可以醫治比心臟病更難治療的自律神經失調、焦慮或者心身症，那豈不是更加神奇？

爲什麼螯合療法具有治療上述疾病與症狀的功能呢？因爲中醫有云：「心主神志，心主血脈。」「心主神志」，表示心臟與壓力、情緒、睡眠有極大的相關；「心主血脈」，表示全身血管是由心在統領。因此，以中醫的觀點，螯合療法對於心臟本身、全身血管（包含冠狀動脈）與情緒疾病、睡眠等，均有極佳的療效。所以我學長在經過一個療程的螯合治療後，冠狀動脈的阻塞即獲得顯著的改善，而相關的睡眠、精神、體力、情緒等問題也都迎刃而解。

對症下藥改善心臟功能

主流醫學在心臟疾病的診斷上仍有許多限制，如果健康是0，能被診斷出來的心臟病爲10，那麼介於1至9之間的心臟疾病就會被忽略。

一般而言，門診只做一般性的心電圖，如果沒有明顯的病變，就不會做進一步的檢查，如運動心電圖或心臟電腦斷層等等，所以無法提早發現疾病，當然也就無法做預防及治療。這也正是爲什麼每每到了心臟病發作、急迫地送往急診室時，才會被「確認」出是罹患了嚴重的缺氧性心臟病的原因。

我有個學弟的父親今年七十一歲，不到半年前才做過運動心電圖，被告知完全正常。結果，現在嚴重胸悶、胸痛，被診斷爲急性心肌梗塞；經過心導管檢查後，醫生告訴他，他的三條冠狀動脈都已阻塞且嚴重鈣化，無法裝支架，必須馬上施作血管繞道手術，否則隨時會有生命危險。

聽到這樣的診斷，讓同爲醫療專業人員的我深感疑惑，血管從硬化到鈣化，會在這麼短的時間內形成嗎？還是心電圖的檢查，甚而運動心電圖的檢查，對於心臟病的診斷仍有許多的死角？而心肌梗塞這個急症，往往都是在急診室內被發現的，無論醫師叫你裝支架，或者做血管繞道手術，都得立刻做決定；即使事後後悔，也於事無補。那麼，我們是否應該在有些微症狀時，就應該開始做預防性的治療，避免症狀擴大，甚至危及生命呢？

當然，改善全身血管硬化，恢復血管的彈性，對充滿血管的肝臟、心臟與腎臟，以及所有有血管經過的器官組織，均有極大的助益。對於血管分布較細而遠的腦部，螯合療法也有極佳的療效，即便重金屬並非造成疾病的主因，也仍具有改善症狀的功效。

從急性心肌梗塞邊緣救回

個案二：羅先生／七十一歲／公職退休／居住嘉義

症狀：冠狀動脈硬化且鈣化，頭暈、頭痛、耳鳴、胸痛、腰痠痛、兩膝無力

長年對抗高血壓病症

家族性的高血壓及心臟病，讓我父親在一次酒後，因急性心肌梗塞送醫急救不治。而存在我身上的顯性遺傳基因，使疾病在青壯年時就緊隨著我。

原先擔任教職的我，爲了改善家計去報考郵局職員。年輕時頭腦好，很會唸書，在當時一千多名考生中，我以第二名的優異成績錄取爲郵局的正式職員。可是，由於職位升遷仍需要考試，我必須不斷的讀書、考升等考試，才能供給一家大小生活所需，肩頭擔子的沉重，旁人難以體會。因此，我便學習以打坐調理身心，希望藉由信仰的力量，來幫助我度過難關。

果然，三十歲開始，我就因爲工作及考試壓力太大，十二指腸陸續出血過許多次；其中較嚴重的八次，甚至必須住院治療。四十八歲時的中風，嚴重的頭昏腦脹、頭腦渾沌，讓我連最簡單的一到十都無法順利數完，完全無法記憶與思考。之後連續四、五次的輕微中風，身體狀況及生活品質更是每況愈下；所幸我的辛勞換得了孩子的長進，兒子唸醫學院當了醫生，也娶了個門當戶對的醫生媳婦。

但是，即便兒子和媳婦都是醫生，仍然無法解決我服用高血壓藥的明顯副作用——有時頭暈，有時膝蓋嚴重疼痛，有時全身覺得不對勁、手腳發麻……等。由於我的身體感覺很敏銳，吃了不適合的藥我馬上就知道，因此我請兒子把所有的高血壓藥都買回家，由我自己來決定服用哪一種。兒子對我這種病人除了搖頭，也不知如何是好。

寧死不做手術

除夕前三天，我在家中打坐唸經書時，劇烈的胸痛突然來襲，前胸心臟處痛到好像要爆炸一樣。媳婦趕緊讓我服用舌下甘油片，連續吃了三顆，才讓這種可怕的疼痛緩解。但這一痛，讓我自知自己的病一定很嚴重。

兒子急忙將我送到大醫院的急診室，經過一連串的檢查，診斷爲急性心肌梗塞。醫生原本想要在我的冠狀動脈中裝支架，可是過年後經過心導管檢查，發現我有三條主動脈都嚴重鈣化與硬化，根本無法裝支架。於是醫生告訴我：「你的情況只有兩條路可選：如果不開刀，生命看得到盡頭；如果希望生命能延續，唯一的途徑就是馬上做心臟血管繞道手術。」

兒子與媳婦都認爲手術非同小可，因而透過許多醫藥界的關係諮詢，所有醫生的答案卻都一樣，就是「手術」。

我聽說這種手術需要切斷幾根肋骨，還要鋸開胸骨，又要從大腿中將部分靜脈血管切除，移植到心臟取代阻塞的冠狀動脈，危險性很大，手術中併發中風的例子更時有耳聞；即使手術成功了，復原期也很長。幾經思量，我告訴兒子：「寧死也不做手術。」

當醫生的兒子非常擔心，他知道我不動手術的後果就是隨時會有生命危險，卻也拗不過我的堅持。就在此時，我兒子陽明大學的學長——劉大元醫師剛好有事找我兒子，我兒子便跟他談起我的病情和我不肯動手術的決定。沒想到劉醫師告訴我兒子，在他的診所中有一種「螯合療法」，對心臟血管方面的疾病有很好的治療效果，既然不願動手術，那麼要不要試試看？

那……姑且一試

經過幾天的考慮，我心想，如果有一種治療方法可以不必開刀，又或者有效，那何妨一試？說不定就是生命的轉機。

還記得搭乘高鐵上台北的那天，車行途中又出現了我從前中風時那種身體麻木無力的感覺；好不容易到了劉醫師的診所，使用電針完成檢查後，他看了我一眼說：「你的下眼皮發綠，表示脾氣很急，你知道嗎？」我尷尬的點點頭，然後劉醫師更明確的指出我其餘的症狀，諸如：困擾我甚久的頭暈、頭痛及耳鳴，胸痛的位置、早晨起來會腰痠痛以及兩膝無力等等。這些我尚未開口告知，甚至連我兒子都不太清楚的症狀，卻被劉醫師一一道明，實在令我訝異。

劉醫師又接著說：「既然不手術，只能等死。既然願意等死，而且也不怕死，事情處理起來會比較單純——就是搶時間，盡快做治療。」我參不透劉醫師話語裡的機鋒，聽不懂我究竟要怎麼「被處理」？只見劉醫師拿了一瓶精油在我手上塗抹，不單滿室生香，連我的胸口、脖子及肩頸也頓時覺得輕鬆許多，呼吸順暢，那種快要中風的感覺，竟隨之完全消失了。

找回生而為人的價值

後來劉醫師使用「中西醫整合療法」再加上「螯合療法」爲我做治療，並教會我如何使用精油與玉磁，告訴我萬一急性心肌梗塞發作時，若立刻使用它們，可讓我活著被送到急診室接受急救。

當晚八點，我離開劉醫師的診所回南部，隔天，我覺得自己的身體前所未有的舒暢，心情大好，便找來了弟妹們在家裡打麻將；他們看到我都覺得我精神健旺，前後判若兩人，實在是出人意料。

其後，每回接受螯合治療，我更是越感輕鬆。我頻頻問劉醫師：「我要治療幾次，才可以讓我的冠狀動脈恢復正常？」可是劉醫師針對這個問題卻始終不答。到了第七次治療時，我忍不住告訴劉醫師：「我終於活得像個人了。」

我是一個有宗教信仰的人，在生死關頭遇到劉醫師這個救命恩人，總感覺是恩師至聖先天老祖的牽引保佑。記得在螯合療法的治療過程中，兒子問我：「當初如果不手術，萬一出了問題，臨走前那一刻你是否會後悔？」我肯定地回答說：「不會。」因爲我相信多做好事，就會善有善報。

手術之外還有活路

今年大年初三晚上，爲了一個在南部被送進急診室的親戚，我聯絡了擔任該醫院科主任的學弟。他跟我說心情很煩，壓力很大，因爲父親被診斷爲「急性心肌梗塞」。事實上，這位學弟的爺爺同樣是因爲急性心肌梗塞而驟然過世的。

學弟告訴我，初六他父親要在另一家醫院做心導管檢查，結果初七時他就以電話跟我聯絡說：「我爸爸三條冠狀動脈均有硬化且鈣化現象，必須馬上進行心臟血管繞道手術，否則隨時會有生命危險。」但他的父親卻堅決表示，寧死也不要開刀。

我說：「既然如此，那就到台北一趟，看看我是否能幫什麼忙吧！」我相信他們全家都在掙扎，所以直到初十，才全家一起北上到我診所來。

置之死地而後生

還記得那天中午他們來到我的診所時，他父親的臉色凝重、面頰發紅、眼眶發青。經過傅爾電針的檢測，發現他有心肌缺氧、心律不整、情緒不穩定、易怒、腰痠、膝蓋無力、失眠、多夢……等症狀，我開始與他父親及所有家人溝通病情。其實對醫生而言，無所畏懼的就是「一定會死的患者」，正因爲所謂「置之死地而後生」，只要患者不死，就是醫生的勝利。所以我綜合運用了「中西醫整合療法」、「螯合療法」，並教會他們如何使用「醫學芳香療法」與「玉磁療法」。幸而當晚八點，學弟父親的狀況一切正常，便離開我的診所回南部。

學弟的叔叔十年前就是我的患者，翻開他的舊病歷，同樣是高血壓、心律不整、缺氧性心臟病。學弟的父親一直問我：「冠狀動脈什麼時候可以恢復正常？」而我始終沒有回答的原因是：他來就診時已七十一歲，冠狀動脈血管硬化合併鈣化，又有強烈家族遺傳病史，說穿了，他每次的治療都被我視爲「救命的治療」，而不是「預防性的治療」。我想，直到心臟電腦斷層的追蹤檢查改善之前，我都不能掉以輕心，也不會給任何的承諾，唯有一步一腳印，小心翼翼。時至今日，我相信他已脫離立即死亡的危險。

後來我學弟告訴我，當天搭高鐵北上時，他的父親感覺好像要中風一樣；可是隔天，他父親對自己身體的感覺卻是：判若兩人。我聽了很爲他高興，但我仍告訴他：「急性期並沒有過去，你仍須小心。」之後，每週兩次的治療，讓患者的情況日益改善，到了第三週時，他告訴我：「我現在在家裡上下樓梯，腳步輕快，膝蓋有力，腰也不再痠痛了，而且長久以來，我打麻將時都昏昏沉沉的，最近打麻將因爲腦袋清楚，已經開始會贏錢了。」

預防醫學追求的理想

上消化道出血是國人常見的疾病，多因爲上消化道潰瘍所造成。上消化道潰瘍分爲兩種：一爲胃潰瘍，另一爲十二指腸潰瘍。西醫的看法是：胃潰瘍容易惡性化，而十二指腸潰瘍比較不易惡性化，多與情緒壓力有關，好發於年輕人。中醫則認爲：心經與小腸經爲表裡經，十二指腸屬於小腸，又心主神志，故可知「心」、「小腸」、「神志」是相關聯的。病患從年輕時，十二指腸就陸續潰瘍出血多次，當時已可預知心臟遲早可能會出現問題，這與年老時急性心肌梗塞竟有如此大的關聯。所以，如果能夠深入了解越多不同領域的醫學，相信對疾病走向的預知、治療及預後都會更清楚，而這不就是預防醫學要追求的理想嗎？

衝冠一怒為支架

事實上，使用「螯合療法」在治療心絞痛、心肌梗塞等缺氧性心臟病或心律不整時，無論是國外的報告或是我自己的臨床經驗，都有神奇的效果。

自從我自己心肌梗塞之後，使用「螯合療法」讓我身心同感進步，外表還有變年輕的感覺，這是所有親友在久未看到我後，再見面時共同的「驚訝」反應。或許是老天故意讓我碰到一位在我病情不需要時，卻幫我裝了一根隨時可能發生障礙、又無法取出的支架的醫師。記得當年我向健保局申覆後，健保局來函表示：我的情況未符合健保給付標準，也就是說，我的病情在當時不需要裝支架，這讓我「衝冠一怒爲支架」，進入了「螯合療法」的世界。

希望不再有醫師爲患者做不必要且無法後悔、又是一顆不定時炸彈的手術。螯合療法無論在急症處理及預防醫學的健康管理上，都有相當大的助益，我希望可以在台灣推廣「螯合療法」，讓它能併入主流醫學成爲其中一支，造福全體國人。

無微不至治療我的肝癌

個案三：黃先生／六十六歲／公職退休／居住雲林西螺
症狀：虛弱、反覆感冒、肝臟惡性腫瘤

讓他治病是一種幸福

民國九十年，我身上發現了癌細胞，肝臟處長了六個大小不一的腫瘤，最大的一個有三・八公分，聽起來是滿令人悲觀沮喪的疾病。可是我碰到了最好的醫生，接受了最好的、正確的治療，並且擁有人性的尊嚴，我反而覺得，身爲病人能給劉醫師治病，是一種幸福。

栓塞治療後味如嚼蠟

發病之初，我在南部某醫學中心就醫，做栓塞治療（用導管插入肝臟血管，注入栓塞物質，使肝癌細胞缺乏血液供應而壞死的治療方法）。後來癌細胞再度發作，由於之前替我看病的醫生請假一年留職停薪，但他曾在嘉義的教學醫院指導過肝癌的治療，因此我便轉到嘉義的教學醫院接受治療，可是結果均不甚理想，只好再轉到台北某專門治療癌症的醫學中心。沒想到他們卻告訴我，依我的情況，無法進行栓塞或注射酒精治療。

幸好經過劉醫師的介紹，我得以轉到台北某醫學中心做肝癌的栓塞治療。治療前一天晚上，心想要吃得好一點，就跑去吃平常喜愛的牛肉麵，還喝了碗蓮子湯。這些東西消化得很快，剛好家人買了頗富盛名的紅豆奶酥土司麵包回家，我便一口氣吃了三片，還交代家人把剩下的兩片留著，等我做完治療後再吃。

隔天，治療時間相當漫長，從早上十一點到下午三點鐘，整整四個小時才結束。我虛弱無力的躺在病床上，突然想起昨天沒吃完的紅豆麵包，便叫女兒拿給我吃；沒想到前一天那麼好吃的麵包，此時吃來卻像沙子一樣，難吃得讓我馬上吐掉。這才知道肝癌治療後，整個味覺都變了，不吃些東西又不行，貼心的女兒覺得湯品可能比較好入口，便下樓買了碗溫州餛飩湯回來，我很勉強吃了兩個，喝了一點湯，便覺得食不下嚥；那種味如嚼蠟的感覺，眞的非常不好受。

螯合療法猶如神助

劉醫師知道我做完治療後一定很不舒服，便要我盡快向醫院請假到他的診所進行調養。可是我連從二十二樓坐電梯下樓吃一碗麵這麼短短的路程，來回就要休息五次，每次十分鐘，實在沒有力氣依約前往。直到隔週三，才好不容易有了些元氣，可以坐車到劉醫師的診所。

劉醫師立刻替我檢測適合我的營養劑，利用螯合療法做靜脈注射。奇妙的是，本來我連走路都很難過的，打完針劑後，卻可以自己提著行李，從診所坐捷運到火車站，又走了二十幾分鐘到公路局車站，爾後滿身大汗的趕搭九點鐘回西螺的末班車。這有如神助的體力是哪兒來的？或許是螯合療法的緣故吧！

感冒是小事？那可不！

其實我十多年前就在斗六認識了劉醫師，只是後來他北上開業，因為距離的關係，自覺不是太大的毛病，就不會特別北上來看診；包括最近一次感冒，我也認為那是小病，每個醫生都可以看得好，看哪個醫生都一樣。等到連續看了四個醫生，從六月份看到八月份，竟然都不見痊癒，我才發現感冒是很嚴重的，體力沒有了，不想吃飯，一直咳嗽、吐痰，說是感覺「僅存的生命到了末期、微弱的燭光都快熄滅了」也不誇張，我才想到來求助於劉醫師。

這段過程我真的感觸很深。第一個心得是，一個小感冒就看了四個醫生，好像迷路一樣，完全找不到方向，這才知道以前找到好醫生都不知感謝，總以為把病醫好是很自然的事，誰知道看錯醫生就像坐錯車，差之毫釐、失之千里，你要再走回頭路，就不知要多花多少的時間。第二個心得是，從劉醫師的診治中我發現，醫學應該要個別化，醫生對病人的用藥應該針對病人的不同而有差異。舉吃飽這件事來說，雖然每個人吃同樣的飯都可以吃得飽，可是每個人還是會有份量上的差別，更何況是吃藥？品項、份量當然更應有所不同。我深刻的體會到，如果用對了藥，即使是「慢慢的好」，就像往正確的方向前進，總會到達目的地，唯一只是快慢之差而已。可是如果走錯了路，那得多繞多少冤枉路啊？白白受罪而已。劉醫師就常說：「我不怕你走得慢，慢慢的總會到；我害怕你走錯方向，永遠都到不了。」這是劉醫師的醫者仁心。

照顧我更甚於我自己

談到劉醫師，我還想說說——他眞的是個很不一樣的醫師。一般的醫生知道你去其他的地方看過病，多半的態度是「你既然給別人看了，就不要再找我看」，或是「別的醫生開的藥不要吃了，吃我開的藥比較好」。但劉醫師可不是這麼回事。我說我曾給別人看過，他卻說：「沒關係！你把藥拿出來，我幫你測測看合不合？」他是說「合不合」，而不是說「對不對」。其實，劉醫師的藥也許不是最好的藥、最貴的藥，但卻是最符合我們身體和疾病的藥；就像螺絲一樣，重點不在哪個螺絲貴或便宜，問題是，如果螺絲跟螺帽不合，就算再貴也沒有用。就是這麼簡單的道理，可是我們往往都忽略了。

罹患肝癌之後，對於吃東西已經比較注意。天氣熱想煮綠豆湯來喝，劉醫師說要測一測，結果發現綠豆不適合我，但紅豆適合我，便建議我改喝紅豆湯。另外，像我要去韓國玩一個禮拜，換作別的醫生，可能就多開一個禮拜的藥讓我帶出國去，可是劉醫師卻叫我出國前去讓他看一下，還希望我回國後也去診所報到，只爲了出國前確認我身體的狀況，回國後再看看我是否因爲旅途勞累或者多吃了些什麼，而需要把藥物再調整一下。

像這樣連我喝什麼湯都管、照顧我更勝於我自己的醫生，僅僅劉醫師一人而已，讓人很感動。

讓尚存幹細胞再生

別說在各位眼裡，螯合療法對我來說也是「神奇」的。在黃先生適合的螯合針劑裡，我用了很多種維他命、礦物質、胺基酸、微量元素和抗氧化藥物；我發現，這樣的成分跟幹細胞（Stem cells具有分裂成另一個完全相同的細胞，和分化成爲某種特定細胞的能力）培養基中所含的成分很像。爲什麼現在鼓吹新生兒保留臍帶血？就是在臍帶血中可取出幹細胞，把幹細胞放在A、B、C三種不同的培養基裡，可能分別會培養出心臟細胞、肝臟細胞、肺臟細胞，而A、B、C這三種培養劑只是各種營養素的比例不同，基本成分的組成是類似的。我做螯合療法，也就是把這些足量的營養素依照患者不同的需求，調整比例注射到人體裡，使他們體內尚存的幹細胞產生「再生」（Regeneration）的作用；也就是說，體內受損程度不同的各個器官，會依照它們所需要營養素的比例，去擷取這些營養素。所以，我們只要能供應充足與符合比例的營養素，自然能讓體內的幹細胞，依照各個器官受損程度來做修復工作，恢復各個器官原有的功能，達到健康的目的。這種治療方法，我稱爲「幹細胞理論療法」。

當身體的「再生」（Regeneration）大於「退化」（Degeneration）時，人將處於成長階段；但是當「再生」小於「退化」時，人就開始老化了。而再生或退化的速度，取決於營養的攝取和毒物的攝取；如果營養攝取得多，毒物攝取得少，再生能力就越強。我們修正過的螯合療法就是同時具備清除重金屬和補充大量營養的療法，我稱之爲「螯合療法合併幹細胞理論療法」。黃先生在肝癌治療後，體內肝細胞被嚴重破壞，造成吃東西沒有味覺、走路沒有力氣，可是做了一次螯合療法，就能立刻恢復元氣和精神的道理即在於此。

幫忙挖出感冒根源

也許有人看了黃先生的陳述後會覺得，他的感冒已經看過四個醫生，看到我這兒是第五個，算算時間「也該好了吧」！我們知道，通常感冒病毒的週期是五至七天，可是黃先生一個多月來皆爲感冒所苦，正證明了他不是單純的感冒，而是「疾病」本身對人體的傷害，引起免疫系統的紊亂，才會有類似感冒的症狀出現。若能針對病情投藥治療，所謂的「感冒」自然就會好。

感冒是一種俗稱，是多種症狀，如咳嗽、流鼻水、發燒、全身痠痛……等聯合表現的「症候群」統稱。致病原因多爲：一、濾過性病毒感染（有數十種不同的病毒）；二、細菌感染（有數十種不同的細菌），多爲免疫功能不良的疾病，會引發腦膜炎、心肌炎，嚴重者甚至死亡。就好像前些年造成風聲鶴唳的「SARS」，其全名爲Severe Acute Respiratory Syndrome，翻譯成中文爲「嚴重的、急性的呼吸道症候群」。但事實上，這是一個非常不具醫學專業的診斷；因爲既然最後多爲肺炎造成肺功能的喪失而致死，所以原本教科書上「非典型肺炎」的診斷，才是具有醫學專業的診斷。

顯現於外的「症狀」未必是疾病的根源，如果沒有找出眞正的病源，頭痛醫頭，腳痛醫腳，「感冒的症狀」當然不會痊癒。所以我治癒黃先生的感冒，不是巧合，只是「對症下藥」而已。

挑選不過敏的食物

很多人來問我「吃什麼東西好？」「吃有機食物好不好？」我的建議是：「愼選有機食物是對的，但挑選不過敏的食物更爲重要。」

所謂過敏，是指對你身體不適合的一切物質，食物也是其中之一；並不是吃了會發癢、打噴涕才叫做過敏，有些人吃了放入某些調味料的外食，會有胸悶、胸痛、腸胃不適、疲倦、口乾舌燥、咳嗽等症狀，都稱之爲過敏。美國最常見的「Chinese Food Syndrome」，就是因爲中式餐廳使用大量味精所造成的過敏症狀。

我在前面提起過「蹺蹺板」理論，有時候過敏症狀極爲輕微，那是因爲身體長期服用過敏食物，已經造成嚴重的過敏反應，並且令身體已經「習慣」過敏反應，此時再加吃一些過敏食物，也不會有更多的過敏反應發生。如果長期食用不會導致過敏的食物，身體自然會恢復「乾淨」，此時警覺性佳的身體，自然可以分辨出自己對何種食物會產生過敏。

我們長期食用各種食品添加物、化學物、農藥、毒物，如瘦肉精、魚蝦抗生素、雞的荷爾蒙等等，這些都是強烈過敏原食物，而我們的身體已經逐漸鈍化，不再敏感與警覺，所以無法分辨何種爲過敏食物。病識感不佳的人，經常會忽略過敏反應的存在，卻不代表過敏不存在，可能是食用量少，才沒有引起身體大的過敏反應，只是你不知道；就好像身邊隨時潛伏著地雷，不知何時引爆一樣。如果某個食物是有機栽培的，但它卻不是你適合的食物，那麼雖然它是有機栽培，對你同樣是有害的。

黃先生說想煮綠豆湯，我替他用傅爾電針檢測，請他改煮紅豆湯，對黃先生的身體才有加分的作用，即是一個很好的例子。

整合療法照護肝癌給我一線生機

個案四：蔡先生／三十歲／居住斗六／現仍休養治療中
症狀：疲勞、倦怠、多發性肝臟惡性腫瘤

肝癌，為什麼是我？

二十六歲，正值當兵退伍、準備在事業上全力衝刺的時候，癌症的侵襲卻瞬間擊潰了我的雄心壯志，瓦解了我夢想的未來。

我住台中，從事重機械材料的外務工作。因爲胃老有脹脹的感覺，所以前往中部的區域教學醫院去就診。檢查後醫生說：「在你這個年紀，肝不應該會那麼深層的粗糙。」就開了藥讓我回家每天吃；我以爲我這個毛病吃藥就好了，並沒有想太多。

半年後，我每天都覺得很疲倦、很累，我又回去看醫生，醫生這次說我是B型肝炎急性發作，開了肝適能和抗病毒的藥給我；同時我也去看了中醫調養身體。就這樣中西藥又吃了一年左右，因爲每個月例行的追蹤檢查，發現我的肝臟有大約一公分大的腫瘤，意思是——我得了肝癌。這個答案，讓我非常震驚。

我不抽菸、不酗酒，自認生活作息還算正常，怎麼會二十八歲就得了肝癌？理智告訴我，這個時候太多的怨天尤人也於事無補，我努力叫自己不要往壞處想，也不要想太多，乖乖按照醫生的建議去做就對了；天，應該無絕人之路吧！我這麼安慰著自己。

為了活命唯有換肝？

民國九十五年六月，我接受第一次栓塞治療並沒有成功，胎兒蛋白的指數仍維持在一千多（胎兒蛋白是一種腫瘤的信號，正常的胎兒蛋白指數爲二十以下，超過即代表有發炎現象，甚至是惡性病變），表示藥物沒能成功的將腫瘤血管栓塞住，於是才隔兩個月，馬上又做了第二次栓塞。這次的栓塞雖然成功，胎兒蛋白指數降到八十左右，可是每次複診，指數又慢慢的偏高，醫生便合理的懷疑應該還有小的、新的腫瘤又長出來，讓我的心情始終處於低靡的狀態。

民國九十六年四月，與第二次栓塞相距十個月，胎兒蛋白指數再升高到六百多，我做了第三次的腫瘤栓塞，指數降至一百出頭；五月、六月……重複前兩次的循環，九月份又做了第四次栓塞，主要做了三顆比較大的腫瘤；可是實際上血管攝影的時候，在深層的部分還有小的，醫生說他看得到的都塞了……那，看不到的呢？一般做過栓塞的肝癌病患，透過良好控制，大多能撐個兩、三年，但我兩年內卻做了四次栓塞，可能因爲我的體質吧！腫瘤容易復發，每一次的腫瘤又是很多顆，連醫生都忍不住建議我：「去排排看做肝臟移植吧！」

肝臟權威判我死刑

周遭親友，包括我自己，聽了醫生的建議後，還是拚命說服自己要樂觀，所以便積極打聽，終於知道中部有位肝臟移植權威。這個消息對我而言無疑是一線曙光，大家也都希望他能對我的病情有扭轉性的幫助。

好不容易在中部某大學附設的教學醫院見著了這位肝臟移植權威，他開門見山的問我：「你要幹嘛？」我當然回答說我想排肝臟移植手術，可是權威看了我帶過去的病歷後卻說：「你這個多發性腫瘤，在台灣是排不到的啦！」我極爲錯愕；他的意思好像是告訴我，醫院不可能把我排在肝臟移植的順位中。但何種狀況才能排入順位中呢？不知道。

我打起精神、鼓起勇氣再請教他：「請問……那我復發的機率有多少？」權威說：「依我的經驗，復發的機率是百分之百、百分之一萬。」權威如此說道，無疑是告訴我只能「等死」一般。

在這樣沉重而巨大的宣判底下，我沉默了。因爲他是權威，在他的經驗裡面，我就是一定會復發，而且等不到換肝……我來找權威，是想找一個活下去的「機會」，可是權威說：「你沒有機會，你等不到奇蹟，我這麼直接是爲了要救你，不想說好話讓你們有一個期待……」是啊！權威的話站在理論的角度是沒錯的，可是站在病人的立場，我除了憤怒和無語外，不知道還能有什麼反應；當時陪我去的姊姊和女友在現場都痛哭失聲了起來。

照護身心重燃希望

回家之後，大家都沒有放棄，到處打聽可能醫治我的醫生及方法。剛好女友的姊姊曾擔任過劉醫師的護士，就經由她的推薦來到劉醫師這裡。

我告訴劉醫師我的狀況和就醫經歷，不知怎麼的，他專注而誠摯的眼神讓我感到安心和信任；同時他也替我做了檢測，並向我說明將用中西藥、維他命和螯合療法來治療我，話語裡透露著撫慰人心的力量。

做過第一次螯合療法之後，我的胎兒蛋白指數控制在八十，是很令人欣喜的數字，且自覺身體有明顯的轉變。本來我的膝蓋沒什麼力氣，且蹲不下去，可是劉醫師拿精油塗抹在我腳上，我的膝蓋竟然就好多了，原本皮膚像濕疹一樣的小顆粒也消失了；還有生病以來，我從來沒有吸飽氣的感覺，做完螯合療法以後都改善了，氣可以吸得很飽，精神也變得比較好，這是我就醫、手術以來從來沒有過的感覺。只是，這兩天又有一點疲倦的感覺。

從生病到現在很多人都跟我談過，包括親友、病友，講的道理我都知道，可是我才三十歲，就算接受了自己的病，但去治療了又復發，心裡眞的很不好過。直到認識劉醫師，他對我身心靈的照護，才重新燃起我對未來的希望。

劉醫師診治說明

補強身心，強化治癒機會

多年以前，我曾有過一位罹患胰臟癌的病人，當時她在某大型醫院開刀，醫生將她的肚子打開來一看，腫瘤竟有十乘十二公分那麼大；醫生當場做切片確定是胰臟癌，就把她的肚子給縫了起來，沒有切除、沒有化療、沒有放射線。等她清醒了，醫生直言不諱的告訴她先生：「你太太只剩一到兩個月的壽命。」然後她就來到我這裡。

我運用各種不同的另類療法，總共讓她活了十五個月，這其中，她只休息了一個多月，就恢復正常上下班的生活。最後讓她離開的主因並非癌症，而是在SARS流行期間，她的同事得了很嚴重的「感冒」，卻不敢就醫，上班又不戴口罩，導致她被傳染而去世。這對我來說是個很嚴重的打擊。想想，十五個月來每個星期見面兩、三次，所建立起來的感情是多麼濃厚啊！她走了，對我來說就像是失去一個家人一樣，我將近有兩、三年間都不太敢看癌症病人，因爲他們走掉的機率眞的比較大，而在與患者有像家人一樣的感情後，那是非常令人難過的事。

為他整合出生存的機會

蔡先生在現代主流醫學的診斷下，似乎只有等待「走」和「換肝」兩條路。換肝雖然是活命的開始，卻也是人生痛苦的開端，換肝術後的排斥，讓他必須終生倚靠免疫抑制劑，身體、抵抗力都會變差。所以「換不換肝」？人生都還有道難題在等著他，我希望能夠幫助他好好面對。

假設蔡先生終於等到一個換肝的機會，那麼他是在虛弱、精神差、心情不好的狀態下去換肝，還是在強壯、精神好、心情平靜的狀況下去換肝？我想，答案是很明顯的。採用螯合療法的作用，即在於給他一個比較好的生理、心理環境去做換肝手術，手術成功率及預後狀況都會更爲理想。不過，這只是我們想要達成的基本目標，更深的期望是，蔡先生已經做過栓塞手術消滅了舊有的腫瘤，如果螯合療法可以拉長下次腫瘤發生的時間和機率，或許就「有機會」讓他不再復發。我們不知道能不能達到這個目標，但起碼可以改變他的體質，讓他的身體強壯起來，讓他多一個機會。

從蔡先生的病史來看，體質、工作、個性……等，可能都是造成他多發性腫瘤的原因，尤其是他的工作經常需要接觸重型機器的工廠，廠內的廢棄物、廢氣、重金屬汙染，多多少少都會積存在體內，造成退化和免疫功能失調，並進而產生病變。

西醫是以切割的方式來看疾病，中醫則是以一個系統來看，每個臟器都會帶動其他器官，因此「好」會變成一個循環，「壞」也會變成一個循環。五行「木火土金水」對應五臟「肝心脾肺腎」，用中醫五行相生相剋的理論看來：肝如果不好，勢必需要心及腎的滋補，這是很典型「心腎不交」的例子——因爲腎水都去滅心火了，才會造成「腎水不足以榮肝木」。

以蔡先生來說，他的心臟在五臟中是比較健康的，所以我們採用螯合療法之後，他的心臟恢復得最快。而火剋金，金是肺，反應在他的皮膚，所以皮膚上的小疹子最快消失；慢慢地，腎水不用再去平心火，當腎可以自立自強的時候，反應在骨上，他原本膝蓋不太能彎的現象就會好轉，而精油更在當下發揮了即時的作用。另外，木剋土，肝不好會連帶影響脾胃，所以蔡先生初期說他「胃脹脹的」就是這個緣故。若肝臟能得到腎的水分滋養，肝健康了，脾胃問題也會隨之消失。建立起一個好的循環後，身體自然會趨近健康。

隨時體察身心狀況

蔡先生在自述中提到「這兩天又感覺有一點疲倦」，可分爲客觀及主觀兩方面來解釋：客觀因素是，我原本開給他一個星期的藥，吃了四、五天之後，他某些症狀已經好了，其中某些藥不再適合他，如果他繼續吃不適合的藥，就會產生疲倦的過敏反應；只要察覺不對，隨時回來檢測、換藥便可解決。

而主觀因素是他的病識感，若將他原本的病痛以一百分來計算，經過我們治療之後他可以恢復到七十分，他就會覺得「前所未有的舒服」了，但當他習慣於七十分時，只要一不小心升高到八十分，他就會覺得「我很不舒服」。所以我們從八十分再著手治療，讓他降到六十分，就算再發作，頂多回復到七十分……；只是，那個痊癒的曲線是慢慢下降，最後趨於健康的狀態。

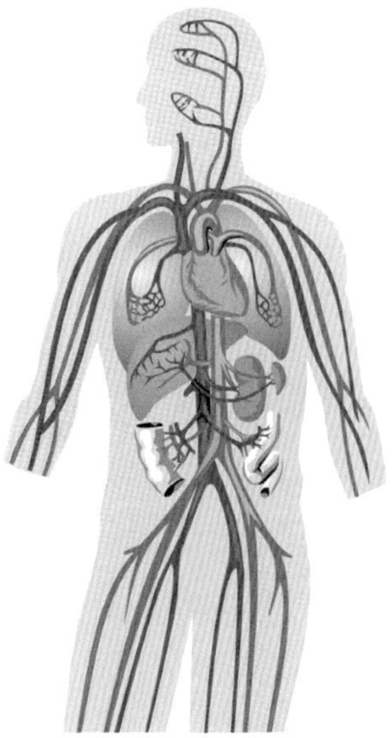
▲螯合療法可幫助人體變成好的循環

不要輕易放棄希望

我要藉此鼓勵蔡先生跟所有重症病患，在主流醫學關上門、治療過程痛苦不堪，或者在主流醫學中無法得到滿意的治療效果時，還有另類醫學這扇窗，它或許不能挽救或延長你的生命，但只要讓你的症狀能夠改善，心情能夠平靜，又何嘗不是一件好事？你們手上握有絕對的「醫療選擇權」，請永遠不要放棄對生命的堅持與想望。

走出自癒力與抗生素迷思

個案五：楊小姐／五十歲／專案企劃／居住台北
症狀：腎盂炎、持續發燒、肩背脊椎疼痛、虛弱、心悸

身體狠狠打個大叉

一直以來，我以為自己的身體還算不錯，雖然不屬於強壯型，偶爾會感到工作疲累，但頂多感冒發燒，休息個兩、三天便會痊癒，因此「看醫生」這件事鮮少發生在我過去四十幾年的生命中。不過，最近這幾年起了一些變化，我的工作負荷量是直線攀升，精神力氣卻是向下滑落，特別是肩背脊椎的疼痛，每每讓我花上半個小時以上才有辦法起床。我越來越無法承受增加的工作量，若將我最近的工作量和身體狀況變壞的速度畫成統計圖表，象限內勢必呈現「大叉」的極端曲線；而我只是漸漸地去習慣身體這樣的情況，甚至還天真的認為，自己只要可以撐下去，健康自然會有所改善。

嚐到兵敗如山倒的滋味

以往我的健康狀況甚佳，體力更是一般人公認的棒，大家常說的胸悶、暈眩、背痛對我來說，是從未有過的體驗；但是，二〇〇六年夏天的一場大病，讓我嚐到一夕間「兵敗如山倒」的滋味。

我從事的是專案企劃與創意設計的工作，雖然這樣的工作必須耗費相當大的腦力和耐力，但一直是我熱愛並樂於接受的挑戰。可是近年來承接的幾件大型專案，與國內外菁英團隊合作往來的過程中，

除了人事協調的繁瑣外，更要面對職場的政治角力，讓我不禁心力交瘁。

那天，陽光正艷的七月三十日，天氣非常熱，整天我都四處奔波開會……到了晚上，在一個會議的空檔，我頓時覺得口乾舌燥，才赫然發現自己居然一天下來都沒喝過水，更別說是好好的吃頓飯了。好不容易熬到會議結束，我驅車回到新店家裡，打開冰箱就是水呀、果汁的猛灌進肚子裡，全身像是虛脫似的顧不得其他，上床倒頭便睡。不料半夜，我因下腹作痛而醒來，上廁所時發現尿液帶有血色，雖然感覺有些不對勁，心想躺回去睡一覺就好了；結果一夜難眠，第二天清晨開始高燒不退。

依照往常的經驗，發燒了，在家休息幾天就會好，而且我曾聽說一些關於「自體免疫功能」的訊息，很能認同「自然療癒」的觀念，加上我以前感冒發燒也是躺躺就能痊癒，所以這回發高燒，我仍然躺在床上，靜待它慢慢退去。

我不要消炎藥

一天、兩天……到了第四天，還是燒，我的呼吸越來越困難，心跳每分鐘已超過一百多下，不同於過去發燒的情況，完全沒有好轉的跡象，而我仍沒意識到需要看醫生。妹妹看我病得奄奄一息，拿起體溫計一量——四十二度！她很緊張地問我要不要趕快去看醫生，我還是搖頭，還認爲只要耐心等待，自然會好。直到同事、朋友們覺得我那麼多天沒上班，情況好像不太對勁，打電話來關心，說不能再任憑高燒下去，還威脅我：「再不去看醫生，我們就要來家裡拎妳去了。」我才在家人的照顧下就近看診。

經過一般的診療程序，醫生說是膀胱發炎引發腎盂炎，然後交代一些飲食和多休息之類的注意事項，便開了藥回家。

看著藥袋上的標示，我知道醫生開的是消炎藥，以我對醫藥根深蒂固的觀念：消炎藥就是抗生素，吃了對身體不好，會儲存在身體裡面……許多濫用抗生素的負面資訊，讓我不願意接受醫生的指示服藥，只吃了兩天讓體溫不再那麼高就不吃了，但身體仍處於比正常體溫要高的低燒狀態（三十七・五至三十八度）；不過與之前的高燒相較，似乎已改善許多，所以就不再吃藥了。

等不到神奇的自癒力

就這麼又拖過一個星期，我還是持續的不舒服，腰、下腹明顯痠痛，無法起身，整個人昏昏沉沉卻又無法入睡，加上呼吸困難、心跳急促……可是我不想再看一般的醫生，我想藉此尋求關於「自癒力」的治療方式，便請妹妹替我上網搜尋，終於找到一本相關的出版品。

我聯繫了這位號稱自然療法的「醫生」，很快地掛了號並前往就診，除了告知膀胱炎以及發燒的情況外，並將困擾已久的肩頸痠痛、脊椎疼痛大致敘述了一遍。這位「醫生」要我去拍X光片，從中「診斷」我有脊椎側彎的現象，因為頸椎、胸椎和腰椎受到壓迫，因此造成肩頸和脊椎疼痛及骨盆腔的問題。我聽得似懂非懂的，但決定在這裡開始接受治療。

接著，他們為我做了一些刮痧、推拿和補充「氣」按摩的自然治療，我也買了一些冬蟲夏草或靈芝之類的健康食品和特調的泡澡酵素帶回家自理。感覺上身體舒服了一些，於是我持續每個星期都去進行療程，刮痧、按摩……一個多月過去了，雖然身體沒有像開始發燒時的痛苦，卻一直沒有好起來的跡象，我想透過「這位醫生」了解目前的身體狀況，可是我再也沒見到「這位醫生」的面，每次去都是治療師在「處理」我，「這位醫生」並沒有對病人有任何持續的關心與進一步的處方。

大約一個半月後，我對這種「自然療法」失去了耐心，因為我衰弱的狀況依然存在，頂多治療的當晚睡得好些，但隔天所有的症狀又都冒出來了。「累積那麼久的疾病，本來就要慢慢調養」的說法，再也不能說服我。

抱著試試的心態就醫

如此來往，我已拖著病體將近三個月，剛好一位朋友來電，得知我的情況，便極力推薦我來看看劉醫師。盛情難卻，我便抱著試試看的心態跨進診所大門。

進了診療室，眼前的景象是我從來沒有見過的：瓶瓶罐罐的中西藥幾乎堆滿了桌面，一台長相奇怪的儀器，和一位沒有白袍、沒有聽診器，但眼神專注而敏銳的——劉醫師。

劉醫師用他桌上那台測試儀器的電針戳著我手指上的穴點說：「妳現在身體的骨盆腔仍有發炎的現象，必須先控制住，任其燒下去只會對妳的內臟器官造成嚴重的傷害。」我很驚訝自己還在發燒，但劉醫師更為驚訝的問：「難道妳不知道自己在發燒？」我表示之前我的確曾發燒到四十一至四十二度，但現在三十八．五度的體溫應該還算正常吧？醫生卻嚴肅地說：「現在如果不使用足夠與適當的抗生素完全控制腎盂炎，會反覆復發，最後導致慢性腎盂炎，這是尿毒的成因之一；如果變成尿毒，那時妳就要洗腎了。」我沒概念這種病會有這麼嚴重結果的可能，但這場病確實拖得很久了。當時的我，一張浮腫的臉、毛躁的頭髮和暗沉的氣色……曾經，我是多麼自豪自己有神的雙眼哪！而今我卻只想戴上眼鏡遮住它，讓別人不要一眼就發現我的憔悴。

「妳現在覺得最明顯、最不舒服的地方在哪裡？」劉醫師又問。其實，我感覺整個人悶悶的，身體虛弱無力，但我沒辦法清楚描述，於是我說：「可能是脊椎側彎的影響吧！每天起床都要花一、兩個小時，很痛苦。」但劉醫師告訴我，人到一定的年紀難免都會有脊椎側彎的現象，可是不一定會發生很難起床的狀況。他拿起一瓶精油在我的手臂內側和小腿內側刮痧，非常痛。然後問我有沒有舒服一點？我皺著眉頭誠實以告：「刮痧的疼痛超越了脊椎痛，我沒有辦法感覺。」

是藥，是毒，一試便知

接著劉醫師用電針儀器檢測適合我的藥物，從中發現我身體的發炎現象，需要且適合我的是一種很舊的抗生素。我再度表明了我不願意吃抗生素，希望用自癒力來改善身體的想法；但劉醫師告訴我：「人雖然有免疫功能和自癒力，可是沒有把身體的狀況調養到某個程度，免疫功能沒有辦法發揮，無法用自癒力來改善身體的狀況，所以妳現在需要外力的輔助。等調整到免疫系統可以運作時，才不需要抗生素，而我的藥方合併了中、西醫療方法的概念。」劉醫師又說：「我一向不排斥西藥即時而有效的作用，因爲妳的發炎必須控制住，但是西藥或有殺傷力，需要中藥來補強，否則身體容易虛弱，承受不住。」

可能是看出我對抗生素仍有疑慮，劉醫師接著表示：「有很多種類的抗生素，每個患者所需的抗生素都不一樣，就妳所測出來的，適合妳的就是這一種，所以如果拿目前醫院普遍使用的抗生素給妳『試試看』，試不成再換藥，那麼除了療效不彰外，還會產生妳所擔心對身體造成負擔的狀況。人體所需的抗生素是可以被分解的，殘留是因爲使用後的時間太短，因爲體內的抗生素最後都會被肝、腎慢慢代謝、分解、排泄掉。而不適合的抗生素會造成細菌產生抗藥性，並增加身體的負擔。」

談了那麼多，劉醫師並沒有忘記我還有脊椎痛的毛病。他又問我，感覺有沒有好一點？我動了動，感覺疼痛是有舒緩些了，可是不舒服的痛點仍隱隱存在。我暗自心想，精油和刮痧本來就有「暫時」的效果，因此劉醫師說什麼我並未在意，倒是他對於抗生素的解釋很讓我信服，於是我乖乖地拿藥回家，按時服用。

藥吃了兩天，不再有發燒的現象了，我整個人開始有鬆開的感覺，身體精神各方面狀況都漸漸轉好，人感覺清爽了許多。可是第四天又好像有些不太對勁了；我跟劉醫師聯絡，他請我盡快去一趟診所。經過電針儀器檢測，發現有許多藥我不再需要，且原來的藥量也減少了。劉醫師說，從第四天起，原來那些藥的其中某些項目對我而言已經變成「毒」，便為我重新更改劑量，跟一般「標準化固定劑量開藥，開出去的藥就不會再調整」的作法有很大的差異。

更奇妙的是，從第二天開始，早上起床，我竟然可以一骨碌地起身，脊椎也不痛了；左彎右彎的試了半天，的確不痛，眞是難以置信！我問劉醫師，為什麼我的脊椎痛塗了精油就會好？他說因為我並不是脊椎側彎造成的疼痛，而是一種「類似」僵直性脊椎炎的疼痛，以適合的質純精油用在對的經絡進行刮痧，便會立即見效。總之，直到現在，快一年了，困擾我多年的脊椎沒再痛過，而前後只經歷過那次「痛徹心扉」的刮痧治療而已。

助我回歸正常軌道

膀胱、腎臟、脊椎的問題都獲得改善後，劉醫師告訴我，接下來該治療的是我的心血管問題。因為我常有心悸症狀，很容易意識到自己的呼吸和心跳，而正常人是不應該有這些症狀的。我自以為是的想，那應該沒什麼，既然已經看過醫生、吃過藥，剩下的就讓它慢慢恢復吧！便停止了治療。卻在今年年初，我恢復工作量後，身體再度瀕臨崩潰的狀態，這才甘願回去求助劉醫師。

這回，劉醫師告訴我，雖然我自覺已經比以往好太多了，但仍是不堪一擊的，這樣並不算是完全康復。他愼重地詢問，要我考慮採用「螯合療法」，並且告訴我這是將ＥＤＴＡ藥劑合併特定的維他命、胺基酸、礦物質……等，以一連串靜脈注射方式做治療，將體內有害的重金屬，如鉛、鎘、鐵、汞等排出體外，協助將身體拉回正常軌道，讓它自己運行的一種療法。

其實，我已明顯感受到身體退化的狀態，在那段期間，一陣子不見的朋友都驚訝於我的蒼白憔悴。於是，我乖乖每週固定進行「螯合治療」，儘管療程中我長了滿臉痘痘、粉刺（劉醫師說這是排毒反應，又稱為好轉反應），但感覺呼吸、心跳逐漸在平穩中，神清氣爽、思緒清晰，有非常顯著的效果，工作變得更有效率且輕鬆了許多。我持續耐心的接受治療，現在我的痘痘不只是完全消失，而且皮膚變得比過去更光滑細緻。

以前的我，不知道什麼是「沒有完全好」，沒有發燒疼痛不就是好了嗎？也不知道原來還有個讓身體「進入軌道」的復原階段。我們對自己的身體眞的了解太少，也太無知了。幸運的是，我並沒有繞太多彎、迷失方向，就接觸到劉醫師的另類療法，整合西醫與傳統中醫合併另類醫學的療法，眞的獲益匪淺。希望提供自身的經驗，減少大家在醫療上的摸索，因爲，健康無法等待，請大家務必要好好善待自己的身體。

劉醫師診治說明

抗生素危害來自食物

當你體內有毒的細菌正在攻擊你，而你的抵抗力打不贏它的時候，你就必須找抗生素這個援軍來幫忙。消滅細菌之後，抗生素就可以功成身退，但援軍的種類要正確選擇，主流醫學選用的方法是細菌培養，加上抗生素敏感試驗，再決定使用何種抗生素，我卻不斷強調：應「在對的時間給對的藥物和劑量」。在你身體需要抗生素時，一定要選擇適合且可以幫助你消滅細菌的抗生素，這些抗生素也才能被你的身體代謝掉。

至於抗生素「殘留」的問題，只存在於食用的牲畜、植物和蔬果上。例如：違法使用在豬隻身上的抗生素——氯黴素（雖然台灣自民國九十一年起已將之列爲禁藥，但又時有耳聞），只有在氯黴素尚未被代謝完全即被宰殺的豬隻身上，才會有殘留的現象。根據各國研究發現，長時間烹煮也無法破壞氯黴素的藥性；所以，當我們經常性的食用這些含有氯黴素的豬肉時，等於我們長期服用氯黴素，久而久之，氯黴素對造血系統會產生影響，這才是殘留抗生素對人體隱藏性傷害最可怕的地方。

抗生素使用原則

抗生素的使用原則是：判定有細菌感染的可能時，直接選用第一線的抗生素，效果無法顯現時，再依照培養結果選用第二或第三線抗生素，但幾乎所有的醫生都無法照這個原則來做。當第一線抗生素臨床治療效果不彰時，此時就算再做細菌培養和抗生素測試，也會出現很大的落差，有時根本無法培養出患者眞正的致病細菌，更無法選出眞正有效的抗生素。而無效的第一線抗生素不只是「無效」而已，還會造成「肝腎的負擔」；更糟的是，患者在服用抗生素時吃吃停停，很容易造成體內致病細菌產生抗藥性，而這些細菌經過傳染途徑傳染給其他的患者，就會造成這種抗藥性細菌的流行，讓感染性的流行疾病難以控制。因此，在細菌感染疾病的第一時間，選擇正確的抗生素使用，成爲非常重要的課題。

第一、二、三線藥物孰先孰後？

目前在台灣有抗生素濫用的情況，幾乎所有醫師都在開同樣的抗生素，很容易產生抗藥性的細菌，造成第一線抗生素的無效。此時醫師面對患者細菌感染時，應該是選用對抗此種細菌有效與適當的抗生素，而不是照著第一、二、三線藥物的順序使用，才能達到在最短時間消滅細菌及減少抗生素對人體的傷害。

同樣的狀況最常發生在免疫風濕科中。對於自體免疫疾病治療的藥物也是分為三大線，第一線為類固醇，第二線為免疫抑制劑，第三線為MTX。臨床上使用也都是從第一線開始選用起，效果不彰或無效時，則加用或改用第二線，最後才使用第三線藥物。以現在醫師用藥的習慣，如果一個患者第一、二線藥物都無效，只有第三線藥物有治療效果時，這個患者至少要「忍耐」一個月，並且還要能活著，才有可能接觸第三線藥物。

如何幫助醫師跳脫藥物使用「習慣」，靈活運用第一、二、三線藥物，幫助患者盡快脫離疾病的痛苦？我們深信，「傅爾電針」獨具的功能，就是這個問題最好的答案。

是毒還是藥？

即使是大家非常熟悉的食物，也會有「毒↔藥」之間角色互換的可能。譬如米飯，當你吃飽了還繼續吃，對你來說，它就是毒；但當你肚子餓時吃它，它對你來說則是藥。可是，如果有人連續十幾天未進食，就必須先從水→米湯→稀飯→米飯循序漸進，否則它仍然是毒。所以毒與藥，一線之隔，端看使用的時機和份量而已。

「對症下藥」使用抗生素，不但不易發生副作用，更對身體有益。但一旦感染消失，抗生素也必須隨時停用，因為這時候的身體已經「不需要」這種抗生素，再用抗生素便是「有害無益」。

還有一種錯誤使用抗生素的狀況，醫學界稱之為「預防性抗生素」，最常用在術後防止細菌感染。其實，術後的患者身體是「虛弱」而非「細菌感染」，應該用「營養補充」讓患者身體擁有足夠的抵抗力，而不是預先投以抗生素來防止細菌感染。若仍無法產生足夠的抵抗力，而發生「細菌感染」，才使用「需要」的抗生素。患者未發生細菌感染前，怎能知道患者會不會被細菌感染？又是被哪一種細菌感染而需要哪一種抗生素？因此手術後，醫生應該「密切觀察」患者病情的變化，確認是否有感染發生，再決定是否需要使用抗生素。我一再強調「在對的時間給對的藥物種類與劑量」，雖然是一條漫長與艱辛的路，但它永遠是我的理想，也是我一直努力的方向。

背痛仍有進步空間

事實上楊小姐透過檢測之後，用對的精油、在對的位置上刮痧就一次OK，我只能說是「Lucky」。一百個相類似的患者，可能會有一百個不同的症狀成因，也不一定都能一次見效。脊椎的病變雖然困擾她多年，但還沒有達到非常複雜的地步，如果她再過五年來看，可能要十次以上才會療癒也說不定。

老實說，我並不認為她的脊椎痛已經完全痊癒，只是她痛了那麼久，如今可以「行動自如」就「心滿意足」了。不過，因為她目前正持續進行螯合療法，對於幫助血液循環有極大的功效，當然可以改善她背痛的問題，痊癒更是指日可待的。

好轉反應必定倒著來

排毒有好幾種途徑：大便、小便、皮膚排汗、長痘痘或粉刺、咳嗽，甚至吐、拉肚子等讓毒素排出體外的方式皆是。很多賣健康食品的人，將吃「健康食品」或「藥」之後的症狀全歸之於排毒的好轉反應（又稱「瞑眩反應」），這是不正確的。該怎麼判斷它是不是好轉反應呢？第一，你長痘痘，但精神有沒有變好？身體是不是感覺舒服？如果有的話，它是正向的，是好轉反應；如果精神沒有變好，身體還是感覺不舒服，那就是中毒反應。第二，好轉反應的症狀皆以倒敘方式重現，如發燒↓吐↓拉肚子，那麼好轉反應便為拉肚子↓吐↓發燒，如果它是跳著出現，也不算是好轉反應。每個人都可以透過關心並記錄自己的身體狀況，來覺知身體的狀況。

遠離遺傳糖尿病威脅

個案六：王先生／六十歲／運輸業／居住台中
症狀：心悸、胸悶、腰痠背痛、四肢痠麻冰冷、疲倦沉重、身體不平衡

發現糖尿病越來越糟

在家排行老二的我，由於父母親都患有糖尿病，因此自覺糖尿病的遺傳基因很強，在兄弟姊妹中，我更是第一個被檢查確認罹患糖尿病的第二代成員。大約八、九年前，我經常口渴，怎麼喝水都沒有用，尿得多也吃得多，體重卻急遽下降，短短一、兩個月，體重就從原來七十九公斤突然降到六十七公斤。當這些糖尿病的指標都出現後，我趕緊到醫學中心檢查，報告結果說我胰島素分泌不足，確定罹患了糖尿病。

經過思考，我決定先找中醫看病。當時我的血糖飯前兩百多（單位爲mg/dl）、飯後三百多（正常血糖是飯前七十至一百零五，平均血糖值通常則低於一百五（mg/dl），平均血糖值八・三（mmol/l）），經過中醫診所以煎煮的中藥控制大約十個月左右，約將血糖控制在飯前一百五，飯後兩百多。這段期間，我都依照中醫師的藥方指示，每天服用中藥兩次。

後來因爲工作忙碌，我間斷將近四個月未到中醫診所治療，等到精神、體力變差，身體經常覺得不舒服後，才再度回到中醫診所看病，發現我的血糖值又恢復未治療前的原狀；中醫師告訴我，中斷治療會影響未來的治療效果，可惜時間的流逝已讓我無力挽回。這次，我再以原先的中藥治療半年，但效果眞的變差，血糖始終降不下來，即使後來因爲方便及增加服藥次數而改服科學中藥，血糖仍然無法有效控制。

病情加重快撐不住了

民國九十四年底，我不再看中醫，可是我的工作壓力還是很大，因此病情更爲加重。當時飯前血糖三百多，飯後血糖五百多，常年的腰痠背痛、肩膀痛麻、四肢痠麻冰冷、容易疲倦、走路腳步沉重、體力很差，如果不扶著東西，身體的平衡感就有問題，好像隨時會倒地不起一樣。也因爲身體健康出了問題，個性變得相當急躁，只要一點刺激就發很大的脾氣，一整天都疲倦不堪、精神耗弱，完全靠意志力在支撐。

我太太看我病情至此，堅持要我再到醫院看病。後來我到醫學中心看西醫，檢查胰島素分泌量是一·四一，平均血糖值是一二·七（mmol/l），飯前血糖三百多，飯後血糖五百多。經過一年服用控制血糖藥物，加上注意飲食的搭配，到民國九十五年四月間，我的飯前血糖二百三十，飯後血糖三百多，其實藥物控制的效果不如預期。醫生告訴我一定要開始運動，糖尿病才有可能改善。我依照醫囑，服用同樣的藥物，每週開始打二至四次高爾夫球，才將飯前血糖維持在一百九十、飯後血糖二百八十的狀態，體重也略增加至七十公斤；此時，胰島素分泌量爲三，平均血糖值是九。

雖然配合運動之後看檢查數字，狀況似乎略有改善，但心悸、胸悶、腰痠背痛、四肢痠麻冰冷、疲倦沉重、體力差、身體不平衡、抗壓力不足、容易發脾氣等等問題依然存在，連最親近的家人跟同事見到我，都無不小心翼翼甚至退避三舍。我很想回到當年那個和善可親的我，但總覺力不從心。

重新找回生命能量

友人介紹我到劉醫師診所求診。劉醫師以傅爾電針幫我選擇適當的中、西藥及維他命讓我服用，配合醫學芳療替我按摩，再運用「螯合療法」爲我清除體內重金屬，恢復全身心血管彈性，治療至今約八個月。目前我的胰島素分泌量是八・七一，平均血糖值是八・一，飯前血糖一百零六、飯後血糖一百六十左右，檢查報告的數字令人欣喜，過去身體的症狀，像是腰痠背痛等，也有了顯著改善，心悸、胸悶、手腳冰冷麻痺、平衡感的問題更是不復存在；雖然工作壓力更爲沉重，但精神、體力變佳，因此我的情緒管理能力也比過去進步許多，大家都說我的氣色變好了。我想，這是另類醫學賦予我的新生命，它讓我的血糖與身體得到妥善的照顧，讓我重新拾回生活的品質。

劉醫師診治說明

「補與養」要同步進行

成人型糖尿病屬於退化性疾病的一種，常會有多重併發症，諸如視網膜病變（導致失明）、尿毒（導致洗腎）、末梢循環病變（導致截肢）、心血管病變（導致心肌梗塞）。事實上，上述病變仔細檢討，均爲血管病變，也就是老化與退化的病變。

對所有老化與退化疾病，治療原則都是相同的，那就是運用「補與養」的療法。一定要補充足夠的營養素、礦物質、胺基酸及微量元素……等，並使用中醫辨證論治的方法，精準下藥，配合主流醫學選用適當的降血糖藥物，隨時調整正確的藥物種類與劑量控制血糖。在疾病好轉過程中，降血糖藥物用量必然會逐漸減少。

我發現有毒重金屬在體內累積，是造成血管疾病相當重要的原因之一，這是一個近代主流醫學無法突破的因素。因此，當我使用「螯合療法」清除患者體內重金屬、改善血管病變的同時，許多老化或退化疾病的症狀，包括糖尿病及其併發症……等臨床症狀，也都同時能獲得大幅度的改善。除了可以有效控制患者的血糖值外，同時還可以預防併發症的發生或減輕併發症嚴重的程度。當然，提高患者的胰島素分泌量是我們所樂見的，但我們仍須強調，早期的預防與治療，是我們認爲有高度遺傳基因的家屬們應該極度重視的。

芳療改善末梢神經病變

一般而言，除了前述糖尿病併發症外，其他最常見的併發症是神經病變，此即爲患者所提到的腰痠背痛、四肢麻痺冰冷。在西醫的治療中，使用的藥物爲甲基B_{12}（Methylcobalamine），但實際上的療效卻相當有限，一方面因爲保險給付的關係，一方面因爲醫師多未使用在預防階段，而是使用在神經病變已嚴重受損時，所以臨床上所見療效相當有限。

中醫古籍認爲神經病變是氣滯血瘀的表現，即爲末梢循環不良（詳見附錄四）。而氣滯的治療方法極爲簡易，我們可以在患者的膻中穴及膻中穴上下（任脈）處尋找痛點予以按摩；或運用醫學芳療，選用導入心經及腎經的精油爲患者按摩經絡。在臨床上，可以有效改善患者末梢神經病變，緩解末梢肢體麻痺達80％以上，幫助患者重新恢復身體及末梢肢體的感覺，並能自在的運動。

紅斑性狼瘡不再上身

個案七：王小姐／二十五歲／影視媒體工作者／居住台北
症狀：大量掉髮、感冒不易好、怕光、關節痛

我是女生，我有雄性禿

因爲不斷的掉髮已持續了好一陣子，我去看過業界頗知名的皮膚科醫生，醫生問了幾個簡單的問題，好比說「掉了多少頭髮？」「怎麼掉的？」……我告訴醫生，我無法明確的說掉了幾根，但就是在洗頭、梳頭的時候會掉個一把，而我相信那個掉髮量，應該不是正常的「新陳代謝」，因爲以前洗頭時並不是這樣子的。另外，我的頭髮並不是光掉一個地方，並沒有禿得一塊一塊……醫生一面聽我嘰哩咕嚕地說著，一面在我的病歷空白處振筆書寫，好不容易寫到一個段落，他才抬起頭來告訴我：「別擔心！妳是『雄性禿』。」

我眞不曉得該怎麼形容答案揭曉時，心裡那種既驚訝又啼笑皆非的感覺。當然，我知道女生也會得雄性禿，但……套在我身上總覺得哪裡不對勁，卻又說不上來。於是我只能吶吶的在醫生處方下領了擦在頭皮上的藥水和口服藥丸回家。

吃了幾餐藥，擦了幾次藥水，我內心的疑惑更重了，「眞的是雄性禿嗎？」與其這麼自問下去卻找不到答案，我決定去做一次健康檢查，看看自己的身體到底有沒有問題。我選擇了一般健檢，身高、體重、視力、聽覺、抽血、X光、大小便……都囊括其中，心想檢查這些項目應該夠了吧！畢竟我實在無法聯想掉頭髮跟內臟器官會有什麼關係；總之，幾天後我拿到報告，雖然對上面某些數值的意義並不太清楚，但一切都在正常值之內，結論應該是「沒問題」。可是，我仍然在掉髮中……

每天抱著不安的心情，終於連工作的夥伴們都看出來了。利用休息的空檔，我大略描述了掉髮以及求醫的狀況，一位夥伴說：「我認識一個很特別的醫師，妳要不要去看看？」

「好吧！」我想，反正我無計可施了。

咦！你怎麼知道？

就這麼依著名片上的地址來到劉醫師的「大元聯合診所」。老實說，先別管醫師特不特別，光是這間「診所」就夠特別的了，如果不是門口的的確確掛著招牌，我眞以爲我要走進人家客廳去了。推門而入，沒有刺鼻的藥味，也沒有醫療院所那種凝結沉重的氣氛，讓我原本略微緊繃的情緒稍稍放鬆了些。我掛了號，安心地在沙發上等待著。

「妳有什麼問題？」輪到我看診時，劉醫師開宗明義的問。

「掉頭髮，不是禿一塊的那種，而是洗頭、梳頭時會掉一把，那個掉髮量很可怕。」我說。

「妳有沒有去看過醫生？」

「有啊！看過皮膚科，醫生說是雄性禿，可是爲什麼我會得雄性禿？我覺得有點誇張。」

「有沒有去做抽血檢查呢？」

「有啊！所有的指數都正常。」

然後，劉醫師不說話了。他要我右手握著桌上一台儀器所連接出來沾濕的銅管，並把左手交給他。只見劉醫師不斷唸著一些號碼，他的助理便把各式各樣不同的藥物依次放在儀器上。他專注地用儀器另一端在我左手手指上不斷測試，儀器便頻頻發出嗶、嗶的聲音；我發現，沒有嗶聲的藥物被篩選出來放在桌子上。

檢測的程序彷彿告一段落後，劉醫師又問我：「除了掉頭髮，還有沒有其他症狀？」

我很努力的回想：「嗯……以前我感冒很快就好了，可是現在如果感冒的話，卻不容易好。」

「我建議妳，先去大醫院的『免疫風濕科』檢查。」

劉醫師給我開了一道奇怪的藥方子，我忍不住「啊」出聲來。

「聽起來好像是嚴重的科，爲什麼我要去那邊？去了我要說什麼？」

「妳的眼睛會不會怕光？」劉醫師用其他的問題來「回答」我的問題。

「咦！」我又忍不住：「你怎麼知道？」

「妳身體各處的關節會不會覺得疼痛？」

「咦！」我還是忍不住：「你怎麼會知道？」

「妳別問我怎麼知道的，問題是，妳有這些症狀剛剛怎麼不說？」劉醫師顯得有些嚴厲。

「因爲關節會痛，又不是一次痛，而是輪流痛，我以爲那是運動過度的結果，睡一覺就好了，眼睛怕光也不是經常……」我支支吾吾的解釋著。

「妳還是先去免疫風濕科檢查，等報告出來我們再討論好了，要記得把妳所有症狀全部告訴醫生。」劉醫師如此交代我。

始料未及的青天霹靂

懷著更爲忐忑的心情，我依照劉醫師的指示來到免疫風濕科。沒想到檢查之後，醫生竟然告訴我患了「紅斑性狼瘡」，需要用類固醇治療。我依稀聽過這個疾病的嚴重性，也知道類固醇對人體的傷害，可是……都沒有像這個答案給我如青天霹靂般震撼。我想都沒有想過，爲什麼我會得紅斑性狼瘡？

我做了什麼？

我急急地上網去搜尋有關紅斑性狼瘡的資訊，想了解它可不可以被治好？我看到的答案多半是：「它是一種慢性發炎疾病……如今已不再是令人聞之色變的絕症……在醫生妥善的治療下，可用類固醇等藥物來控制病情……適當的治療，十年存活率可達80～90％。」

什麼叫做「在醫生的妥善治療下」？什麼叫做「十年的存活率可達80～90％」？什麼叫做「不再是令人聞之色變的絕症」？意思是，它曾經是絕症嗎？我才二十五歲！爲什麼這個病會找上我？而類固醇這種「美國仙丹」，據說「副作用」就如同它的療效一樣驚人，我要吃它嗎？我的未來會怎麼樣？

螯合療法改善自體免疫

這一次再踏進劉醫師的診所，我的腳步不再輕快，因爲我有滿腹疑問卻沒有令人放心的解答，可是我相信劉醫師，畢竟我眞正的問題是劉醫師發現的；而他也說過，等我去檢查後，可以隨時回去找他討論。

我愁眉苦臉的告訴劉醫師檢查的結果，但他似乎早預料到這樣的結果，之所以上次不說，是爲了避免在不確定的情況下造成我過度的恐慌。我問劉醫師該怎麼辦？我必須要吃類固醇嗎？我到底還可以活幾年？

劉醫師的說法卻安撫了我的心：「如果選擇了正確而適當的類固醇，在短時間內使用的副作用極爲輕微，甚至不會有副作用的感覺，而且可以快速的控制病情，所以類固醇仍然有存在的必要性；可是長時間的控制和調養，我建議妳用含有大量維他命、礦物質、胺基酸的螯合療法，來改善自體免疫功能，可以使紅斑性狼瘡獲得有效的治療。」

劉醫師並向我解釋：「醫學界對於紅斑性狼瘡的成因尚未確認，藉由臨床經驗，僅知是由免疫系統、遺傳、內分泌及環境等因素所造成；前三者屬於內在基因，也許我們無從改變，但環境對身體的傷害是我們可以去除的。而螯合療法是透過靜脈注射，將體內有害的重金屬排出體外，改善自體免疫疾病病人的體質，能夠有效輔助控制病情，並且不必擔心副作用。」

劉醫師接著玩笑似的說：「至於妳問我還能活幾年？這個變動因素太多了，人不一定是老或病才會走，妳說對嗎？」我聽到這兒已經忍不住地笑了起來。「只要妳好好的、專心的、不要東想西想的開車過馬路，我相信妳還有很長的時間要活呢！」

劉醫師三言兩語就解開了我的心結，我也決定聽從劉醫師的建議進行螯合療法，來改善體質、控制病情。至今我掉髮的狀況已減緩，畏光及關節疼痛的狀況都已消失，睡眠品質也無形中提升，讓我的精神變好了。我很慶幸自己能夠遇見劉醫師，及早了解病情並獲得改善；藉此並要特別感謝劉醫師對於我的治療，讓我可以放心且自在地過正常的生活。

劉醫師診治說明

了解病人才能真正治癒

現代醫學靠什麼診斷？中醫說「望聞問切」，其實西醫大抵也不脫離這個範圍。只是因爲得藉助更多的儀器，如聽診器、血壓計來幫助了解，所以只要少了其中一個檢查，就有可能會對整個治療造成全盤的錯誤；更何況，病人對於自己病痛的描述大多有問題。

台灣有很多醫生，只靠著病人的主訴來決定治療和檢查的方向，甚至連檢查都不做。病人主訴完了，藥就開出來了，這會產生幾個問題：一、病人的描述完全是錯誤的，重點沒有講到，只講了無關緊要的事，而醫生也沒有詳細追問問題在哪裡，造成後面的治療完全錯誤。二、醫生發覺不對而去追問，但病人完全聽不懂醫生在問什麼；因爲醫生是站在自己的角度，以爲「這麼簡單的道理，病人應該聽得懂」。但事實上，真的很多人都聽不懂，所以醫病之間存在溝通的嚴重落差。三、醫生根本不知道該怎麼問，所提出來的問題根本就是錯誤的。

你覺得我說的事很荒謬嗎？舉個例子好了。以「頭暈」來說，西醫通常將頭暈分爲兩種，一種是dizziness，翻譯成中文是「暈眩的、頭暈眼花的」；一種是vertigo，翻譯成中文居然是「暈眩、眼花的、頭暈的」（見《大陸簡明英漢辭典》），兩者幾乎一模一樣。可是在醫學上，dizziness是「頭重重的」，傾向於「持續的暈」，vertigo是「天旋地轉」，傾向於「眩」，整個房子都在轉的感覺，患者甚至不能起床、不能抬頭或低頭，急性發作後，持續伴隨著不舒服感。但醫生經常聽到病人說：「我感覺像地震般的暈。」

這種地震般的暈也有幾個特點：一、偶爾發生，且並不持續；二、暈的時候晃幾下；三、晃完就恢復正常。天哪！歸納起來完全不符合醫學上常用的兩種。不論在西醫、中醫的詞彙中，並沒有任何一項叫做「像地震般的暈」的症狀，而病人表達和醫生的詢問都未必清楚，雙方認知有落差，醫生只好勉爲其難的將之歸類爲其中一種去做治療，很容易造成誤診和誤治。而事實是：病人藥吃久了也會好，因爲內科醫師間流傳著一句名言是：「不死的都會好。」

醫學分科容易有盲點

另一個日趨嚴重的問題是醫學分科。分科越細、醫學越進步、醫生越專業，診斷和治療的範圍越顯狹隘。由於西醫分科過細，醫生看病時，就診的患者多爲同一類型的病人，往往專科醫生在聽患者陳述症狀後，對疾病的診斷很容易呈現反射性的判斷，有時對患者病情整體的判斷容易失之偏頗。

患者同時看數個專科醫生，在現代是很普遍的狀況，醫生對患者的病情，要靠拼圖的方式才能了解。但用拼圖的方式去了解患者的病情是危險的，因爲很多患者發現，同一個時間、兩個不同科的專科醫生，竟然會給予不同的醫療意見與處方，令患者無所適從。

耳鼻喉科只看耳鼻喉，皮膚科僅就皮膚做治療，所以王小姐因爲掉髮去看皮膚科，就說她是雄性禿，做一般健檢也看不出免疫功能的問題，正是缺乏通才醫學的觀念。若說聯合各科醫師會診病人，乍聽之下是很好的方法，不過通常得等病情嚴重到某一個程度才會施行，且有時容易出現溝通盲點。因此，中西整合醫療由同一個醫師來執行，是現今衛生署極力推動的方向；但在現有醫療體系因爲門戶之見，中西醫雙方互不見容於對方，中醫更關閉了讓西醫師學習中醫的大門，讓我深感遺憾。

一個好的醫師需要兼備專才與通才，只有開放西醫學習中醫，相互合作與整合，才能在腦力激盪下，協調出對病人最佳的醫療方式。我深切冀望，醫學院的西醫系可以加開中醫課程，而中醫系也能增加西醫的基本理論課程，從學校教育開始紮根。

藥物診斷學找出病因

傅爾電針屬於「另類醫學」中「能量醫學」的範疇，它是傅爾醫師Reinhold Voll所創。他設計出最初始的傅爾電針儀器原型，藉以觀察器官電位的變化，判斷疾病方向。研發至今，傅爾電針還可以協助醫生選擇正確的藥物種類與劑量。當微電流流經人體時，會將身體所需的藥物訊息傳遞出來。若該藥物不被身體所需要，儀器數值會無法平衡；反之，若該藥物被身體所需要，則儀器數值便回到平衡的刻度。

如同上一段文中所述，當我發現醫病之間溝通的落差，以及電針能幫我選擇藥物的功能後，我便改變了醫師治病的程序。一般醫師通常是先做診斷，再做治療，可是我反過來先幫病人設定好一個「藥物測試組」，替病人篩選過濾他所需要的藥物是什麼，再從他所需要的藥物去推論診斷他的症狀，並與病人做比對；如果比對正確的話，再重新回來看診斷和治療。

以王小姐的例子而言，通常來診所的年輕女性提到「大量的掉髮」，我會警覺到是免疫系統出現問題，便以「類固醇藥物組」及「免疫抑制劑藥物組」作爲首先篩選的對象。若王小姐的確符合其中某一種類固醇及免疫抑制藥物，我們再詳細問診、檢查，來確認她身上所發生的症狀，是否與篩選出來的藥物所治療的疾病症狀相符合，如此就可以獲得相對正確的診斷。

我將這個程序稱之爲「藥物診斷學」，由患者所需要的治療藥物及適當的劑量，去診斷病人的疾病和嚴重程度。也許病人和醫師都不懂得表達，但從藥物中可以窺其全貌。所以病人常對我說：「劉醫師，你講得比我講得還要清楚。」或是「我去看別的醫生時，他都聽不懂我說的話，可是你卻早我一步說出我要說的，甚至還講得更清楚、更多。」王小姐的例子即是如此。

我不知道你為何會好

我將美國《再見吧！心臟繞道手術》（*Bypassing Bypass*）一書裡的一段話翻譯成中文如下，它正代表了我目前的窘境：

「從事螯合療法的醫師們覺得不好意思和困窘是大於喜悅的，因為他們看到病人在類風濕性關節炎、多發性硬化症、巴金森氏症、乾癬……等疾病的症狀上，有復原和好轉現象，本來應該很高興螯合療法對這些疾病有很大的幫助，但我們卻無法解釋他們復原背後的理由。」意思是病人問：「醫生，我為什麼會好？」醫生雖然大幅地改善患者的疾病症狀，卻不知道自己是怎麼把病人給治好的。的確！這是很尷尬的情況。

可是爲什麼會發生這種情況？書上有另一個故事來解釋和說明：

西元一八五〇年，一位匈牙利的婦產科醫師Dr. Ignaz Semmelweiss發現「醫師幫產婦接生之前先洗手」，有助於把產婦25%的死亡率降低到少於1%。到了一八六五年，這位匈牙利醫師過世時，還沒有辦法讓他的同僚們接受這個能夠拯救生命的好處——僅僅是洗手而已。直到一九一二年——事隔五十年之後，這個理論才被細菌學家Dr. Joseph Lister和Dr. Louis Pasteur給揭露出來，並為大家所接受。若非如此，「先洗手、再接生」這個如今被視為理所當然的事，他們都不做，也不能認同。

相同的道理，目前醫學界尚未開始大舉研究螯合療法，那是因為重金屬的理論和濫用是近幾十年來的事，它確切的傷害還未被定論，更何況治療的方式？唯有無數的病人被治癒（curable），才會反推回去證實「螯合療法治好了什麼」，也才會知道重金屬的傷害究竟是怎樣。「診斷」和「治療」之間的關係，一定是「無數次原本被懷疑的重複診斷，經過這種診斷之下所做治療而治癒之後的推論」。

我舉這些過去的事例，來說明螯合療法的驚人療效，卻仍未被大眾普遍接受。其實不只螯合療法，所有新的療法都曾有同樣的經歷；我只希望螯合療法被接受和認同的時間能盡快縮短，才能讓更多的患者受惠。

奇蹟似的治好我的病

個案八：王小姐／三十四歲／會計／居住台北
症狀：全身關節紅腫脹痛、小腿發疳潰爛、大量掉髮、胸悶胸痛

我罹患了紅斑性狼瘡

十年前我二十三歲，第一次感覺到全身關節紅腫脹痛，起先我一直沒去理會它，也沒有到醫院求診，後來因爲腳痛到完全無法蹲下，我才去一家醫學中心求診。剛開始，醫師診斷說我是因爲背部有一顆纖維瘤壓迫到神經導致無法蹲下，建議我開刀取出纖維瘤。我便依照醫師建議開刀，但纖維瘤取出後，症狀完全沒有改善，背部反而更疼痛，腿部的腫脹與無法蹲下的情況始終持續，嚴重困擾著我。

後來醫師會診血液科爲我抽血檢查，告訴我罹患了紅斑性狼瘡，之後的三、四年間，我就一直在這家醫學中心長期服用類固醇控制疾病。這幾年除了冬天會有關節疼痛的狀況發生外，服用類固醇的副作用也尚未顯現。

四年前，我開始發生嚴重胸悶與胸痛、頭髮大量掉落的症狀，看起來怵目驚心。我轉往其他三家更大的醫學中心看病，但發現這三家醫學中心開出的藥物一模一樣，只是劑量不同而已。後來因爲交通便利性的考量，我又回到原來的醫學中心看診。

藥物副作用傾囊而出

三年前至今，我每年都有不明原因的高燒不退，一定要到醫院住院一週以上，施打大量的類固醇才能控制病情。同時間，我的指甲顏色開始發黑、左眼凸出、全身水腫，即使未發生碰撞，全身開始出現不明原因的瘀青，臉色發黑、精神變差、整天疲憊不堪；睡眠品質更糟，一躺下就覺得吸不到空氣，經常睡睡醒醒，幾乎都靠安眠藥才能入睡。至於胸悶、胸痛的問題，醫師爲我做過心電圖與心臟超音波後，告訴我不是心臟的問題，因此只開給我止痛劑與消炎藥服用。

兩年半前，我的雙腿開始發黑，小腿更嚴重的變成黑紫色。有一天，我發現我的右小腿內側無緣無故破了一個大洞，傷口又深又大，連肌腱都看得到。醫師說我的腳破洞，是因爲血管阻塞造成潰爛，開始開抗凝血劑的藥物讓我服用，再加施打通血管的針劑。這一次右小腿的潰爛，整整醫了一年才癒合。

沒想到右腳剛好，左腳小腿又開始潰爛，傷口從一個變到三個，而且每個傷口都比右腳嚴重，我從血液科看到整形外科，再看皮膚科，完全無效，每天傷口都疼痛無比。醫師說，傷口若一直無法癒合，就可能須面臨截肢的狀況，類固醇、抗凝血劑、止痛劑都必須持續服用。長期服用抗凝血劑，吃到牙齦出血，經常無故流鼻血，而且全身都瘀青與皮下出血；褪下衣服，我全身每不到五公分方圓就有一處瘀血，只是顏色深淺、瘀青大小不同而已，用慘不忍睹形容也不爲過。

民國九十六年底，我開始噁心、嘔吐，還會吐出咖啡色液體，醫師告訴我，這是長期服用類固醇導致全身水腫，雖然現在看起來腎功能還是正常，但只要腎功能一開始變壞，我就很快要洗腎，不像一般人或許可以拖很久。

民國九十七年元月，醫師看我出血嚴重，終於將抗凝血劑停掉了。長期服用免疫抑制劑的結果，導致我三十三歲就停經。我覺得我像將要燒光的蠟燭，心情低落到極點。

親自體驗另類奇蹟

九十七年元月，我到劉醫師診所求診，劉醫師以「傅爾電針」爲我檢測。他告訴我，心臟與腎臟功能都已受傷嚴重，傷口是因爲血液循環不良及細菌感染造成的，如果持續服用錯誤的類固醇，很可能馬上面臨需要洗腎的狀況。劉醫師除了選用正確的中、西藥物與劑量讓我服用外，又大量補充我所需要的維他命。另外加上以「螯合療法」清除我身上的重金屬，總共治療四次，我的進步與改變，讓我自己與家人都認爲是奇蹟。

首先，我臉上的暗黑膚色褪去，回復正常膚色；其次，我的指甲也由黑紫色漸漸變成正常的粉膚色；接著我感覺到精神體力變好，左小腿三個大傷口從潮濕潰爛變乾，新生的肌肉也奇蹟似的長出來了，傷口逐漸變小、變淺，腰背的痠痛不再，胸悶、胸痛不見，全身的瘀青也變少、變淡；最不可思議的是，全身的水腫也消了，劉醫師真是我人生中的大貴人！

劉醫師診治說明

疾病未被妥善控制

這個案例依我的診斷，是由於她的紅斑性狼瘡完全未被控制所導致的結果，而我的處理治療如下：

傷口潰爛	以正確的抗生素治療，再補充身體復原所需的營養素。
全身水腫	正確使用藥物，使紅斑性狼瘡控制得宜，不再傷害腎臟，並選用適合的類固醇，讓藥物不再傷害腎臟。
胸悶、胸痛	運用螯合療法迅速改善胸悶、胸痛症狀。
睡眠不好	選用正確的類固醇及中藥，使紅斑性狼瘡控制得宜，並合併使用螯合療法改善循環、改善睡眠。
下背疼痛	結合中醫辨證論治方法，再加上正確的荷爾蒙療法，背痛立止。
全身瘀青、牙齦出血、上消化道出血等	此乃藥物副作用，停用錯誤藥物，再加上正確的止血劑。
末梢循環不良	用螯合療法迅速改善循環不良症狀。

整合各種方式多管齊下

我判斷她在主流醫學所服用的類固醇與抗生素種類需要改變，而且我對血液循環不良的原因與治療的看法與主流醫學不同。主流醫學以抗凝血劑治療血管阻塞的問題，結果反而造成患者全身出血傾向增加與凝血不良，造成末梢血液循環更差，傷口當然更難癒合。殊不知傷口癒合，除了必須改善患者的血液循環，使用正確的抗生素控制感染外，尚須補充足夠的營養素，才能對傷口癒合有眞正的幫助。

而胸口悶痛，中醫認爲是心血管硬化造成的缺氧現象，指甲發疳發黑，是末梢血管病變所造成，全身水腫是腎臟病變所造成，而腎臟病變多爲腎絲球內動脈血管病變所造成的，三者均是血管病，這些都可以「螯合療法」治療。中醫云：「心主血脈，心主神志。」故合併使用一些作用在心經與心包經的中藥，即可改善患者血管病變與睡眠的問題，上述均爲「急則治標」的治療原則。

不再需要考慮「截肢」

這個患者在整形外科面臨抉擇是否要「截肢」，血液循環不好表示動脈阻塞，就好像路上塞車，而大量抗凝血劑的使用造成出血，就好像把路炸壞了，末梢血液循環更糟。此時，同時使用止血劑，先止住不正常出血，然後以螯合療法讓阻塞的動脈暢通，則傷口慢慢的恢復，軟組織也長出來，當然不再需要考慮「截肢」了。此時，整形外科建議「植皮」，我們看見傷口一直在變小，所以「植皮」也就容後考慮，患者的恢復是令我們欣喜，也是可被期待的。

我的孩子終於醒過來了

個案九：吳小姐／四十五歲／醫學美容研究人員／居住雲林
症狀：孩子為自體免疫功能患者，罹患幼年型類風濕關節炎，傷及中樞神經系統

兒子變成呆滯的小孩

我的小孩在民國九十一年十二月二十四日因爲間歇性發燒、骨頭痠痛而就醫。當時天氣濕冷，我們以爲他只是普通感冒，將他帶至一般診所就診；可是看病吃藥後，卻發現症狀不但沒有好轉，反而在身上出現許多紅疹子，因此我趕緊將他帶至皮膚科診所就診。由於看過兩個醫師後，他的病情依然沒有緩解，又有逐漸惡化的傾向，於是火速將他送到地區性醫院就醫，評估病情後，便輾轉送到某醫學中心做詳細檢查與診治。

在某醫學中心住院期間，他從手腳痠痛及不定時發燒、起紅疹現象，逐漸變成語言表達功能不佳，神情呆滯的小孩，醫學中心醫生在經過全力治療卻無法控制日漸惡化的症狀下，建議我們馬上將他轉送到中部某免疫風濕科教學醫學中心。到院後做全面例行檢查時，由於他的病情急轉直下，該醫學中心醫療團隊決定用脈衝針劑的「類固醇」，來改善當時已完全面無表情，似乎與外在世界無法連結的他。在大量「類固醇」的注射下，他的身體僵硬症狀有稍微緩解，但在神志的恢復上，效果卻很有限。

醫療團隊在診治一段時間後，告訴我們，他們只能對孩子的身體功能與間歇性發燒做較有效的控制，但是精神與神志上的異常現象，就要看疾病得到緩解之後，恢復到何種程度，再決定如何做進一步

的治療，但要有尋求精神科協助治療的心理準備。

後來，我們雖然同時尋求精神科醫師的治療，但是在他接受精神科治療的過程中，發現他不是神情越來越呆滯，就是躁動到全家人都束手無策。

在求助無門下，讓我想起十七年前治好我猛爆性肝炎的劉大元醫師。經過劉醫師以「傅爾電針」爲診測基礎，一連串的另類整合醫學加上花精療法做穩定情緒的合併治療，三個月後，我的孩子在身體與精神上都獲得了明顯改善。於是，在老師們的協助下，再度就學。由於對免疫疾病的預防沒有正確的觀念，我的孩子在身體好轉後，就未再持續治療與保養，因此兩年後發作了更嚴重的免疫功能疾病。

再度發病不能說話

後來，孩子在經過一連串的考試後，突然話變少、肢體僵硬。我們直覺不妙，馬上將他送至大型醫學中心就診，被診斷出罹患「幼年型類風濕關節炎」，傷及中樞神經系統。不到一天的時間，他病情快速降到谷底，起初神情混亂，後來神情呆滯，最後完全無法言語。此次住院，身體的症狀確有改善，但是他就是不會講話，而且神情越來越呆滯。

於是我們幫他辦理出院手續，再帶至劉醫師的診所就醫；此時的他神情呆滯，生活已全然不能自理，不會說話，連行動與呑嚥都有極大的困難。我很擔心他後半生會不會就像一個活死人一樣，完全無法與外界溝通，且需要被照顧一輩子，不但他的人生全毀，或許全家人的幸福都要一起陪葬。

劉醫師改變他的一生

這一次，由於他病情比上一次發病時更爲嚴重，要將他救回來，確是一個很艱難的挑戰。可是劉醫師將醫療行爲臻於至境，以無比的耐心、細心與創造力，治療即使醫學中心也覺得甚感無力的孩子，使用維他命療法、營養療法、免疫調整劑、花精療法、荷爾蒙療法、螯合療法、酵素療法……等，經過一段時間的治療，我的孩子在身體與精神狀態上都有了明顯的進步，語言功能恢復正常，生活可以完全自理，一年後，甚至考上國立大學，完成他的人生夢想。我們一家都很感恩劉醫師精湛的醫術，不只改變了孩子的人生，也幫助我們家庭免於失親的痛苦。

劉醫師診治說明

救與不救，幾番掙扎

看到這個病患時，我已清楚知道他是一個自體免疫功能異常的患者，當「幼年型類風濕性關節炎」侵犯腦部中樞神經系統時，患者身心即會有不同程度的疾病變化，可能一個急性發作就會導致中風，甚至生命就此畫下休止符。因此，是否接手治療這位患者，我曾經非常猶豫。其間我與許多同學（包括醫學中心主治他的主任也是我同學）討論過，很多醫生告訴我：「放棄吧！就讓他回主流醫學中心，你才能避免醫療糾紛。」因為這種疾病有高度的危險性，而且很多是病情惡化急轉直下而死亡的案例，這種結果會讓醫生與家屬都無法接受。

也有同學告訴我：「你就試試看，了不起就中風吧！」但說實在的，因為這種疾病造成中風，它的後遺症與高度可能再發作的併發症，其結果未必比死亡好。再說，若患者在主流醫學中心死亡或中風，家屬會認為醫生群已經盡力了，是患者本身疾病太過嚴重；但是在另類醫學的世界中，任何不幸的結果都難以被接受。所以如何選擇適當的患者，並找出適合的醫療方法，對走另類醫學的醫師們是一堂嚴峻的功課。幾經掙扎的結果，我還是接受了這個困難的挑戰。

陪他熬過人生難關

針對這位棘手的患者，第一要務是選用適合他的類固醇及免疫調整劑，同時合併使用大量維他命及情緒上的用藥，再輔以花精療法，加上使用營養療法與螯合療法。在急性發作期，我讓這孩子整天都待在診所內和我住在一起，以便我隨時觀察他臨床症狀的變化。

在我穿插運用各種不同的另類醫療方法一個月後，終於讓完全無法言語的他慢慢的恢復言語功能；但情緒仍嫌不穩定，對人事物的反應能力也稍嫌遲鈍，我再合併使用荷爾蒙療法與酵素療法，並繼續加強使用花精療法，最後他的情緒與反應能力終於恢復正常了。

患者來找我之前，已經為前次發作的疾病休學過一年，這次發病後，他所唸的高中為了怕他影響學校的升學率，一直要求他休學，以同等學力報考大學。為了不讓他高中唸五年，我堅持在治療過程中讓他請假而非休學。在高中基礎測驗前的模擬考，他每科分數都是個位數，可是在持續治療後，不但高中順利畢業，還考上國立大學，成績更是全校畢業生的前三分之一。

自體免疫疾病仍是原因不明的一大類疾病，我只能盡量使用支持與補充性療法，在面對這類難纏的疾病時，另類醫學的各種療法就成了幫助患者康復最重要的輔助工具。我相信，在這個看似奇蹟的案例中，老天爺給了許多的祝福與幫助；但對這樣的孩子，他的人生路還相當漫長，且需要更多的勇氣與祝福。

螯合療法還我美麗自信

個案十：李小姐／四十歲／老師／居住台北
症狀：全身性乾癬、皮膚紅腫癢痛

乾癬無時無刻折磨我

三十二歲的我，全身性乾癬已經跟著我五年了。這五年來，皮膚紅、腫、癢、痛，尋遍名醫，乾癬不但折磨著我的身體，也使我的心理受到莫大的創傷。

想想看，跟我一般年紀的女性朋友，下班後最喜歡偕伴去逛百貨公司買保養品、化妝品和衣服，把自己打扮得光鮮亮麗；可是我的皮膚總是東一塊、西一塊的「癬」，表面還有一層剝落的皮屑，不要說是別人了，連我自己看了都覺得厭惡，怎麼還有心情妝扮。爲了不掃別人的興，面對同事的邀約，我常藉口有事加班或回家，落寞地目送他們Go Shopping的開心背影遠去，獨自跟我深惡痛絕的乾癬爲伴。

我在醫學中心長期治療均不見效果，醫學中心的皮膚科醫生最後連副作用極大的口服A酸都讓我嘗試。使用後，皮膚一塊塊粗糙的感覺的確不見了，但相對的，我的毛細孔、汗毛也都不見了，皮膚光亮亮的，好像會反光的玻璃紙一般。醫學中心的醫生表示，這是服用A酸的副作用，要我停止服用A酸，但也告訴我，停藥後我的皮膚症狀可能會發作得更爲嚴重，要我有心理準備。果然，停藥後症狀更爲嚴重，我的心情隨著皮膚症狀的變化也跌到了谷底。

一試試出好效果

親戚介紹我到劉醫師診所就診，與劉醫師接觸後，他建議我使用維他命療法、營養療法及中、西醫整合療法，再合併使用螯合療法來改善免疫功能，調整內分泌與新陳代謝，乾癬或許會慢慢改善。

反正我已無路可走，劉醫師鼓勵我先做幾次的治療看看效果如何再說。老實說，我的確是抱著半信半疑的心情「試試看」而已，畢竟經過五年來的希望又失望，我不知道自己還能不能相信？會不會換來更深的絕望？

可是沒想到，劉醫師真的重建了我的信心。經過三、四次的治療後，我就明顯感覺自己的皮膚紅腫消褪了許多，慢慢地不再那麼奇癢難耐了。持續做完一個螯合療程之後，我的皮膚不但已回復原有的光采，而且更為緊緻有彈性，眞想大聲地告訴所有人：都是另類整合醫學還給我美麗自信，讓我重新回到Pink Lady的行列。從今以後，又可以看到我跟同事穿梭在各大專櫃之間的身影了。

劉醫師診治說明

清除重金屬，重建活細胞

乾癬是一種令人苦惱的皮膚疾病，一般皮膚科治療大多數給予類固醇或維他命D藥膏外敷，少數患者會內服抗組織胺或抗代謝藥物，以及照射人造紫外線PUVA、UVB光來治療。不過，主流醫學所能提供者多屬支持性療法，大多效果不明顯，且僅止於症狀治療。狀況好的話，也許可以控制幾個月或幾年不發作，但一旦發作，往往會比前一次更來勢洶洶，卻始終無法找出根治之道。

綜觀乾癬的致病原因，是自體細胞分泌出有損表皮的蛋白，使皮膚細胞異常分裂，造成表皮角質化。疲勞、感冒、焦慮、恐懼、緊張、抑鬱、暴躁、熬夜、飲食不正常、重金屬汙染等等，都會使體內臟器失調，導致新陳代謝混亂和免疫系統功能急速下降而發病；也就是說，乾癬並非外來黴菌的傳染，而是身體機能循環不良所致。

如同前面許多篇章所述，皮膚病變最主要是需要補充足量的維他命A、C、D、E，合併使用正確的營養補充。螯合療法最大的功效在於清除體內重金屬、改善身體的血液循環、增強免疫功能、重建及活化正常細胞等等，在在皆直搗乾癬的病原。因此，李小姐在接受螯合療法之後，便能由內而外脫胎換骨。其實治療李小姐的每一個步驟都在我們的意料之中，只是有些人在主流醫學無謂地繞了一圈之後，難免灰心迷惘罷了。

解除甲狀腺機能亢進危機

個案十一：朱小姐／五十五歲／補教界名師／居住台北
症狀：無法睡眠、情緒極度焦躁不安、頭痛、胸悶、眼角膜擦傷、淚流不止、耳鳴、暈眩

轉科、轉院，轉入谷底

當我縱橫於補教界，全身穿著名牌來往穿梭於各種高級社交場合，過著悠遊快意自在的名流生活時，我怎麼樣也沒想到自己會生病，乃至於衆人見了我都退避三舍的一天。

事情的發生其實很平常，我相信很多人也跟我一樣會有睡眠障礙的問題，只是當時因睡眠不足，眼睛非常乾澀疼痛。於是我到某醫學中心的神經內科求診，經過醫生初步檢查後，建議我住院檢查，我心想也好，花點時間徹底把這個惱人的問題給解決吧！卻沒想到，住院檢查的那一刻，也是我惡夢的開始。這是民國九十五年二月間的事。

起初，我被神經內科轉往新陳代謝科，因爲醫生判斷我的甲狀腺有點問題；新陳代謝科醫生開了四天抑制甲狀腺機能亢進的藥物和安眠藥給我吃，睡眠障礙和眼睛疼痛卻都依然存在，甚至還出現胸悶與心痛的症狀。

不知道是不是這家醫學中心沒有辦法有效處理我的問題，便將我轉介到另一家更大型的醫學中心就診。這次他們請了眼科、新陳代謝科及身心科替我會診與治療，並建議我使用類固醇來改善甲狀腺的問題，我都相當尊重醫生的專業並配合診治。可是五個月之後，我所有的症狀並未見改善，反而在照鏡子的時候，發現自己的眼球有突出的狀況，這對愛美如命的我實在是非常大的打擊；但醫生要我放心，持續的治療，待甲狀腺功能恢復後，眼球突出的問題自然會消失。

是的，我說服自己放心，聽醫生的話應該沒有錯，事實上我也別無選擇。如此治療到第六個月，我的睡眠問題似乎略有起色，但眼球好像更爲突出了；加上身心科醫生剛好出差一個月，我只能懷著忐忑的心繼續吃藥，希望那只是自己神經緊張的錯覺而已。但第八個月時，我確定那不是錯覺，因爲我的眼球突出到令人不敢直視，黑眼球部分一高一低，眼球嚴重的拉扯，甚至連睡覺時眼睛都無法閉上，導致眼角膜嚴重擦傷。

另類醫學成絕處生機

在又驚又怒的情緒下，我拒絕再回到醫學中心接受任何治療，而是接受了另一位醫生朋友的介紹，來到劉醫師的診所。疲憊的我，什麼也無力多說，卻見劉醫師運用傅爾電針把我的症狀，包括甲狀腺機能亢進、無法睡眠、情緒極度焦躁不安、頭痛、胸悶、眼角膜擦傷、淚流不止、耳鳴、暈眩等等說得一清二楚，讓原本相當沮喪的我又萌起了一線生機。

接著劉醫師除了使用中西醫、維他命、醫學芳療、磁療及低頻療法、大腸水療等另類醫學療法為我治療外，對我而言，其中最具顯著功效的要算是螯合療法了。

經過幾次的螯合針劑注射，我便發現自己突出的眼球縮回到正常的範圍，黑眼球的高低差距也變小了。眼睛可以閉合之後，經過眼科醫師的複診確認，角膜損傷部分也已恢復，連睡眠障礙也不復存在。更奇妙的是，我身上與手上本來就有一些白斑，竟然也都不知不覺的消失了。問劉醫師這到底是怎麼一回事？才知道原來螯合療法的「附加價值」，就是具有很好的美容效果，在治療我的同時，也讓我由裡到外年輕漂亮起來。只是劉醫師覺得，因為每個人對「美」的定義不同，所以不願意特別去強調螯合療法的美容功效。

讓我學會謙卑和感恩

總之，這段與螯合療法美麗的相遇，不但讓我的身體變得健康，也讓我的心境有了重大的轉變，因為這一場病讓我對所謂的「上流社會」有了更深刻的體認——就是冷漠和疏離。反而是我從不曾注意的家裡幫傭，在我最需要關懷的時候，細心的陪伴與照顧，讓我頓悟生活的本質應是單純、簡樸、溫暖；還有在我無法走路和開車的歲月中，那些曾為我加油打氣的計程車司機朋友們，在在都令我感動。

認真的思索，我想這場病是幫助我學習和成長的良師，讓我學會了謙卑和感恩，要不是這場病，我也沒有辦法認識這樣一個視病如親、能綜合運用各種另類療法的好醫師。藉著劉醫師這本書出版的機會，我想好好的、誠摯的表達我的感謝和祝福之意，期盼每一個人在遭遇困境時，都能遇到引領我們安然度過低潮的良師。

劉醫師診治說明

各歸各位，問題自然浮現

老實說，朱小姐的病情相當複雜且詭異，治療她的時候，還得思考她之前可能遭到誤治與誤下藥物等情況。當我不知該從何著手治療時，一般來說，我就不從疾病的本身著手，也就是先不去處理她主要的疾病，而是去調理她整個身體的本質，把次要症狀處理好。

當然，我注意到朱小姐在主流醫學中被診斷爲甲狀腺機能亢進，可是我先不朝甲狀腺方面去治療，而是從其他地方開始治療，把主要的問題擺在次要的地位。只是在短時間內，我仍然讓朱小姐服用適合她的類固醇控制甲狀腺的問題，然後逐次遞減類固醇的量，終至於零。

打個比方，可使各位更加明白，就像我們要在一個家具及物品擺放得亂七八糟的屋子裡找顆球，可能會人仰馬翻還不一定找得到。所以，這時候我們不應該先找球，而是先把亂七八糟的屋子整理一遍，將家具和物品都歸位，或者在搬沙發時，可以注意一下有沒有球，搬桌子時注意一下有沒有球？也許搬床的時候會發現球在床底下，也或許必須一直到全部歸位後，球才會出現，可是我們終能找到球在哪裡。

同樣的道理，我暫時不管朱小姐究竟是什麼病，只是先好好調理她的每一個症狀，運用螯合療法配合大量的維他命，盡量去平衡她的五臟六腑，讓其機能回復正常；最後就可以看見疾病的本質，終極的問題就會浮現，這時候再針對疾病加以治療，必能事半功倍。在治療朱小姐的過程中，我發現將她頭痛、胸悶、睡不好等問題一樣樣解決後，她眼睛的症狀便好了一半，剩下的那一半也持續在進步中，甲狀腺功能也獲得良好的控制，這證明了我們的方法確實是正確的。

見樹又見林才是好醫學

現代主流醫學的診療程序是——問、檢查、診斷，可是這會有盲點，越是精細的檢查越有盲點，怎麼說呢？所謂「見樹不見林」，主流醫學最大的缺點就在於——太專科。每個醫生在學習的過程中，還會學習其他科的東西，但當他進入某個專科之後，他每天看上百個都是這個專科的病人，譬如新陳代謝科只看新陳代謝的問題，那麼醫生的眼睛和思考會慢慢變成「只看是否爲新陳代謝的問題」，然後施予固定的治療，而忽略掉其他地方。

譬如朱小姐的睡眠障礙，看了神經內科，發現不是神經內科的問題就轉到新陳代謝科，甚至轉到更大型的醫院；可是大醫院的新陳代謝科還是沒有辦法處理朱小姐的睡眠，於是請來了身心科醫師會診，投予安眠藥……但萬一還是沒有用，怎麼辦呢？患者只能自求多福，這是很令人沮喪的事情。

醫生只在他的領域裡找答案，沒有全面性的看，這不是錯誤，但對應講求完整的醫療行爲而言，它是有缺點的。主流醫學的基本理論是正確的，但另類醫學是希望「樹跟林都要看」。我們先靠近患者來看這棵「樹」，再把眼光放遠來看整座「林」；重要的是，我們結合主流醫學，再合併運用各種不同的另類療法，從不同的角度來看這個疾病，這就是我們一直認爲，另類醫學需要在主流醫學的領域內推廣與運用的精神所在。

從遲緩兒變成第一名

個案十二：王太太／四十八歲／經商／居住台中
症狀：女兒為發展遲緩患者，生活功能嚴重退化、經常失神與恍神、月經不正常

小學就領殘障手冊

我女兒出生時，因爲產程過長，在我的產道中受壓迫，導致她腦部受傷，學齡前即被診斷爲發展遲緩兒童。國小三年級做智力測驗，智商爲七十。出生後身體就差，抵抗力不佳，經常發燒感冒，甲狀腺功能不好，情緒上經常處在緊張與低落的狀況，語言表達能力不良。在幼稚園大班到小學二年級期間，做過爲期三年的感覺統合訓練，這三年的感統訓練，讓她的平衡感與反應均有進步，動作也較協調。

我的女兒從小在學習上，記憶力尚可，因此一些需要記憶的科目，如國語、社會成績尚可，但相對的，理解力一直很不理想，邏輯、抽象、思考、符號……等學習的狀況就很差。小學二年級時，學校老師向我表示，我女兒有嚴重的學習障礙；我帶著她去醫院做鑑定，做過腦部斷層後，發現她有腦部萎縮的情形。國小三年級時，功課完全跟不上同學進度，又合併情緒障礙，常被同學欺侮，導致她自卑感極重，逃避上學，在學校經常躲到廁所內，讓老師、同學都找不到她。五年級時，晚上開始無法睡覺，我帶她去看神經內科，也爲她申請殘障手冊。

年紀越大失神越嚴重

國中時代，我決定讓女兒上特教班。國中到高二，她每天服用精神科藥物穩定情緒，後來，她生活自理能力變差、反應變慢，我第一次將她帶到劉醫師診所診治，雖有起色，但因故未再前往。直到高中三年級開學時，她不只學習上面臨極大的障礙，生活功能也有嚴重退化的趨勢，有時說去上廁所，但經過一個多小時後，心想人怎麼不見了，找到洗手間時，才發現她坐在馬桶上，連褲子都沒脫，連她自己要做什麼都不知道。上學時，站在公車站牌旁，車子一班一班過，她也不知道要上車；在家裡經常失神與恍神，不跟人家講話，每天愁眉苦臉，體力與精神狀況都很差。在身體方面，她高中時才來第一次月經，之後停了三、四個月，後來雖然偶爾再來月經，但每次的量都很稀少。

劉醫師讓我女兒變聰明

女兒的身體與情緒障礙日趨嚴重，我帶她第二次到劉醫師診所求診。經過劉醫師以「傅爾電針」檢測，使用中西醫整合療法與螯合療法共同治療，以西藥及維他命爲她治療情緒問題，以中藥爲她調整婦科疾病，再補充她所需維他命、礦物質、胺基酸……等，配合螯合療法清除身體上的重金屬汙染。

經過治療後，現在她的月經週期非常正常，月經量正常；最不可思議的是，她的胸部也開始發育了。行動由遲緩變爲俐落，表達能力變好，人際關係也較爲主動；過去家裡有客人時，她從不與客人打招呼，現在她會主動到家中開的店面招呼客人，且會幫我賣簡單的貨品給客人，並能正確的找錢。女兒過去晚上睡覺都不安穩，現在可以安穩的一覺到天亮，因此精神、體力都有長足的進步。

最讓我們做父母高興的是，她的學習能力，包括記憶、理解能力都有明顯的進步。女兒告訴我們，以前唸書記不住重點，現在有讀就會記住；班上有十五個同學，原本成績都一直在第十三名，三月月考進步到第九名，畢業時的期末考，她居然進步到全班第一名。她得到進步獎與第一名的獎狀，讓我們都覺得「劉醫師的醫術」與「螯合療法」眞是不可思議！

劉醫師診治說明

人體自然擁有自癒力

看到這個小女孩時，心想她是一個腦部缺氧造成腦部萎縮，生長、行爲一起退化的患者。事實上，我們都知道，人類利用腦部的功能連1%都不到，如果能讓一個腦部受傷的患者，運用更大比例的腦部功能，自然能改善她的行爲與學習能力。

我們常見中風的患者，經過良好的復健治療，加上家人與患者本身的努力，很多是可以恢復到和正常人幾乎相同的情況。以我的父親爲例，四十一歲中風，距今五十年前哪有復健科呢？但是當時，他靠著自己運動，三年後就可自己行走並且工作；老年後，雖然仍會感覺右側身體麻痺與無力，但經過各種另類療法與螯合療法治療後，如今沒有人看得出來他是個曾經中風過的九十一歲老人。

人的自癒能力，遠超過我們的想像。曾經有報導說，有一個一隻眼睛被筷子插入的患者，研究人員發現她眼睛受傷部位的附近充滿了幹細胞，而幹細胞分化成各種不同組織的細胞，對眼睛受傷的組織做修復的動作。其實，我們人體任何一個器官受傷後，體內的幹細胞自然會動員起來，此時，我們需要的是足夠且比例正確的維他命、胺基酸、礦物質、微量元素與抗氧化劑……等，來讓幹細胞去做組織與器官修復的工作。

喚醒沉睡的腦細胞

相同的道理，我們要讓一個原本沉睡、未被利用的腦細胞，能在某種程度上得到開發，必須有幾個條件：一、血液循環須改善；二、營養補充須足夠；三、生化反應所需的酵素須供應充足；四、荷爾蒙促進生長的能力要能發揮。所以，我合併使用螯合療法來改善血液循環（「螯合療法」在另類醫學中的另一名稱是「非手術性改善血液循環的醫療方式」），我又為患者補充足夠的維他命、必需胺基酸、礦物質、微量元素及一些抗氧化劑，希望她體內的幹細胞也能分化成她身體修復所需的細胞組織；再使用酵素療法，讓患者所有的生化反應更完整；同時併用荷爾蒙療法，去平衡患者身體不平衡的荷爾蒙[1]。以婦科的疾病來說，中藥確實是最好的治療劑。

針對患者的精神情緒問題，我合併使用一些情緒與精神藥物增加患者的注意力，幫助她學業成績進步。另外，使用抗躁藥物，平衡患者不穩定的情緒，讓患者變得活潑，可以和人溝通，並且臉上充滿笑意，自然改善她的人際關係，也提升了她的生活自理能力。

註1：對不同的患者使用荷爾蒙療法要非常謹慎小心，因為每個人體內正常荷爾蒙濃度差異極大，正常值的落差常超過一、二十倍以上，補充過少，看不見效果；補充過多，容易造成不可挽回的傷害。

拯救我免受躁鬱之苦

個案十三：劉先生／四十一歲／業務工作／居住新竹
症狀：情緒暴躁、易怒、胸悶

逐漸失控，誰來幫我？

四十歲的時候，升上副理的我因爲龐大的工作壓力，不能吃也不能睡，情緒也暴躁易怒，常常對著太太、孩子發脾氣。脾氣發完，我自己心裡清楚那是在借題發揮，但怎麼也不能控制自己的情緒，只要有一點小小的不如意或不順眼，就把家裡搞得雞飛狗跳。你以爲這樣的我在工作上一定是豪氣干雲，擁有出人意表的表現嗎？不，我在公司反而是一個很窩囊的主管，承上轉下，完全不敢有自己的聲音。

工作那麼痛苦，我也想拍桌子走人，大喊一聲：「我不幹了！」可是不行，我有老婆、孩子，還有房貸要背，生活豈是我想怎樣就怎樣的？於是，下班後常借酒澆愁，菸也越抽越多，可是清醒後，我的問題依然沒有解決，反而體重突然掉了快十公斤，臉色焦黃，精神和力氣都感覺很差，老是覺得累。老婆一直勸我去看醫生，但我總是吼叫著：「我又沒有怎樣，有什麼好看的？」

幸好，殘存的一點點自覺讓我意識到，我這麼極端的情緒起伏，眞的應該去看看醫生了，應該接受治療，讓自己恢復健康和活力才是。結果果如預期的，我被醫療中心診斷爲躁鬱症，開了一些藥給我，並要我每週回去接受心理追蹤治療。

藥按時吃了，心理也按時追蹤了，可是治療一段時間後，我覺得自己並沒有任何改善，一樣吃不好、睡不好，老婆、小孩見了我像見到鬼似的，常常往娘家跑。而我一想到要去上班，就會被一種莫名的恐慌抓住，渾身冰冷且會不由自主的抽搐，連老闆都開始質疑我的工作能力，我面臨了中年失業的危機感。

該怎麼辦呢？我也不知道。連醫生都不能幫助我，我還能找誰？剛好我堂哥來家裡，發現空盪盪的家只有我一個人在喝悶酒，問我到底怎麼了？我大概跟他說了一下我的情況，他便介紹我到劉醫師這邊來看看。

原來這就是胸悶啊！

說也奇怪！連醫療中心都拿我的躁鬱症沒辦法，可是到了劉醫師這裡，用電針測一測，他就說：「你是『躁』、『鬱』、『亂』三種情緒在跳著出現，所以當人家以為你『憂鬱』來安慰你時，你『躁』的情緒就會馬上跳出來罵：『不要來吵我！』但人家不理你時，你又會很沮喪人家為什麼不理你，對不對？」我聽了只能點頭稱是，因為我的婚姻和家庭就是這樣，已經快瀕臨破碎的邊緣了。

劉醫師接著測了一些藥物後，問我會不會胸悶？我說好像不會。他又追著問：「那你會不會這樣……」他做了一個深深吸氣和吐氣的動作，「……常常想要深呼吸？」我連忙說會，我經常想要深呼吸，想要深深的嘆一口氣。劉醫師便告訴我：「常常想要深呼吸就是吸不到氣、胸悶，不然好好的為什麼要深呼吸呢？」我這才恍然大悟。

螯合療法挽救我的人生

當下劉醫師建議我做螯合療法，清除我體內累積的重金屬，使胸悶和體力的問題迅速獲得改善，情緒的問題也能夠迎刃而解。老實說，當時我半信半疑，心想哪有那麼好的東西？但劉醫師測了一些藥物，請護士小姐爲我做靜脈注射後，才短短十幾分鐘，我便覺得精神變好了，情緒好像也沒有那麼低落了，而且可以一口氣深吸到底的感覺還滿舒暢的。劉醫師說，這就是運用螯合療法清除體內重金屬，並替身體補充大量維他命的功效。

於是我聽從劉醫師的建議，每週進行一至兩次的螯合療法，幾次之後不但臉色不再焦黃，想深呼吸的感覺也漸漸減少，甚至不見。經過整個螯合療程後，令我驚訝的是，我竟然不再畏懼工作，也不會亂發脾氣了，工作得心應手許多。本來在沙發上看電視的老婆、孩子，也不會一見到我回來便鳥獸散，我的家庭又回復了往日的甜蜜與溫馨。我要不諱言的說，是螯合療法拯救我於水深火熱之中，眞的很感謝劉醫師重建了我的生命。

劉醫師診治說明

無法診斷並不表示沒有

臨床上，我經常碰到這種令人憂慮的例子：當你告訴他是心臟的問題時（當然這個「心」指的是中醫的「心」，也就是「心主神志」、「心主血脈」），患者還不自覺，嚴重缺乏病識感。有些病人則長期把「病態」當「常態」，他們不覺得自己胸悶、胸痛（最簡易的自我判定是「是否經常不自覺的深呼吸」）、肩頸僵硬痠痛，早已習慣與疾病爲伍。

中風還有個高血壓作爲指標，但心肌梗塞卻是突如其來，有多少人的健康報告檢查爲正常，卻在急診室被診斷爲缺氧性心臟病（心肌梗塞），甚至DOA（到院前死亡）的？因爲若不是在心臟問題發作的當下前往診斷，心臟內科的檢查很難做出診斷，但「無法診斷並不表示沒有」。

西醫將人體切成不同的器官來檢視，中醫卻用系統來看疾病。我們有太多心臟病的案例是表現在肩膀關節痠痛、手舉不起來、腳後跟痛到走不了路、兩個膝蓋痠軟無力、便秘、痔瘡、脹氣、咳嗽、胃痛、排便不乾淨、拉肚子……等，這些症狀從主流醫學的觀點來看，會覺得怎麼跟心臟病有關？可是以中醫或另類醫學來看，它的確是與「心」有關的問題。

咳嗽、胃痛都與心臟有關

我曾經在某個座談會的場合遇到一位治療感冒相當著名的中醫師，大家很尊敬他在醫療上的專業，紛紛站起來迎接他的到來；反而他自己頻頻對我們表示非常慚愧，因為他竟然咳了半年也無法治好，痰一絲絲的、咳不出來，薄薄的、又吞不進去，還有坐骨神經痛的毛病也久治不癒。我聽了，忍不住建議他改用天王補心湯與炙甘草湯，並請他兩週後再告訴我他的狀況，結果咳嗽和坐骨神經痛果然都好了。因為他痛在環跳穴，下病上取對應到天宗穴（屬手太陽小腸經），是跟心臟（心經與小腸經為表裡經）有關的穴道，而咳嗽用治療感冒的方式又醫不好，我才判定他是心臟的問題。

還有很多人說胃痛，可是我用傅爾電針測試幾種胃藥都不合，但心臟病的藥卻適合，我就可以百分之百的肯定，病人的胃部不適是心臟缺氧引起的。曾有位七十幾歲的老先生就是吃了十六年的胃藥卻從來沒好過，但他服用治療心臟的藥兩個星期後，胃就不痛了，類似的例子比比皆是。

基因是炸彈，血脈是引信

在中醫裡，火者心經、心包經，心主血脈、神志，因此心與血管、情緒有極大的關係。

我常比喻基因就好像「炸彈殼」，造成血管硬化的因素就好像「火藥」，而劇烈起伏的情緒反應、不正常節氣的變化（如三月雪、十月颱）就好像「引信」，三者齊聚，則重病或死亡。基因醫學是未來我們要進一步研究的課題，不正常的節氣變化因爲聖嬰現象，只會越來越嚴重，這是上帝在管理的事情；我們能處理的只有「造成血管硬化的因素」以及「劇烈起伏的情緒反應」，這就是「心主血脈，心主神志」。

每個人的情緒變化，有可能是很強的情緒基因，如果裡面「火藥」充足，外界只要輕微的刺激便會爆發；也有可能是比較弱的情緒基因，它雖沒有那麼容易被刺激而爆發，但很有可能因爲血管的不能暢通，造成血流量不足，此時他的情緒起伏也會造成疾病的發生。也就是說，面對一個比較強的憂鬱症患者基因，假設他的血液循環是好的（火藥較少），他就可以讓他腦細胞的其他部分發揮功能，維持在正常狀態，他就不會發病（炸彈就不會爆炸）；而一個即使憂鬱症基因沒有那麼強的人，但他腦部血管循環不良的話（火藥較多），他就會發病。所以腦部血管循環不良造成情緒障礙的比例，甚而有可能大過於情緒障礙基因強、但腦部血管循環優良的比例。當然，重度基因遺傳，絕不是單一一種醫療方法即可以治療的。

學習與自己身心對話

螯合療法最主要的功能是排除體內的有毒重金屬，而有毒重金屬在體內對人體產生最大的傷害，是動脈硬化與血液循環的障礙。因爲螯合療法可以改善全身的血液循環與動脈硬化，包括腦部的血管動脈硬化，因此我們使用螯合療法改善了劉先生腦部的血液循環，加上他本身並不是躁鬱症基因很強的人，他的恢復就會比預期來得好。

我們使用螯合療法來改善人體的疾病，勢必有一個理由是——「血管動脈硬化」是「加重」這個疾病的原因，那麼螯合療法便能達到近乎「戲劇性」的治療效果。因爲有研究報告指出，人類使用腦部的比例只有1％而已，這也就是爲什麼有人腦中風、20％的腦部受到傷害之後，還能夠恢復的原因。像我的父親中風後半身不遂，雖然肢體動作慢慢的恢復了，但是半身的麻木感覺，數十年來從未眞正完全復原；我運用螯合療法爲他治療，讓他的腦細胞及全身血管活化之後，改善了他身體的健康情況，半身麻木的感覺就消失了，現在已完全看不出我父親曾經中風過。

我一再強調「患者要學習與自己的身心對話」，希望每一個人去感覺和重視自己身體的細微反應，唯有如此才能及早做因應，在疾病尚未生成之前防範於未然。螯合療法是我所有研究中成效最爲卓越的方法之一，因爲就算重金屬的累積不是造成疾病的主要原因，它也是加重疾病的重要因素；所以，螯合療法當然是現代人治療及預防疾病所需要做的第一個步驟。

擺脫惱人的頭痛和止痛藥

個案十四：林小姐／五十歲／公職人員／居住台北

症狀：頭痛、肩頸痛、胸口痛、眼壓高

靠意志力支撐過日子

任職於公家單位的我，過去五、六年來每天都被頭痛困擾著，從無一刻得閒；肩頸也痛，兩肩與頸部都硬得像石頭一樣，眼壓高到好像眼球要被擠壓出來似的。長期的疼痛讓我的生活品質很差，去看過西醫，他們只給我止痛劑和肌肉鬆弛劑這兩種藥，吃了未必不痛，但爲求心安，只好服用，藥效一過，痛感又更加劇烈，治標不治本。所以非到必要我絕不輕言吃藥，也不喜歡去看醫生，工作、唸書（當時還一面進修唸研究所）……我都靠著意志力在撐著過日子，學習與頭痛和平共存。

未到劉醫師的診所求診前，我曾接觸過一位從事另類醫學的醫生，到她的診所時，她會要求所有的患者先到洗手間小便，然後利用患者自己尿液做成反波的「訊號水」，並要患者以緩慢的方式慢慢飲下這杯訊號水。可能因爲當年我經常打坐的關係，身體的敏感度較高，因此那杯訊號水順著我的喉嚨滑進體內之後，我可以感覺到一股氣從海底輪（人體能量系統的一種說法，共有七個輪脈，海底輪屬於人體氣場的根源，位於脊椎底部）沿著督脈向上衝，沒多久，我體內的脹氣被排出，頸部與雙肩的疼痛感都消失，頭痛舒緩許多，眼壓也減低了，我自己都覺得有些不可思議。六年來我身體的那種不舒服和緊繃感，很難用言語形容，可是在那一刻，我頓時有整個兒鬆開的感覺。

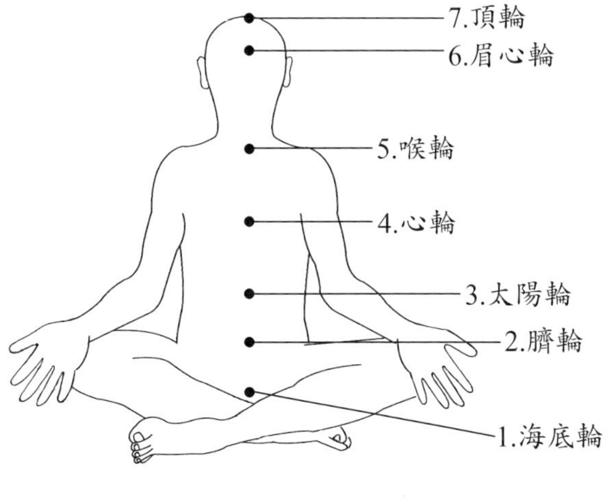

▲七輪位置圖

接著，醫生使用針灸、拔罐……等方式爲我合併治療，離開診所後，我的頭不痛了，眼睛也放鬆了。那個經驗讓我對另類醫學一直存在著某種程度的信心，也積極尋求專精於這個領域的醫師，因此才有機會認識劉醫師（沒想到巧合的是，這兩位醫師竟然師出同門）。

頭痛非頭，腳痛非腳

接觸劉醫師之後，我才知道我的頭痛並非完全是「頭」的問題，而是身體某些器官所反應出來的警訊。劉醫師向我解釋我測出來的三種藥分別代表的問題和功用：其一是腎臟的問題，會讓我感覺腦子裡像盛了半桶水般搖晃的暈以及脹痛；其二是子宮和血管收縮不良，讓我的太陽穴會有抽痛感；其三是腦部有異常放電的現象，因為劉醫師測出我適合一種抗癲癇的藥物，表示我腦部有異常放電。劉醫師問我的頭部是否受過傷？推測應該是我小時候頭部曾經受過撞擊，所遺留下來的後遺症。

劉醫師還說我的心臟功能也不好，我心想「應該不至於吧」！雖然偶爾胸口會毫無預兆、沒什麼特別的情緒起伏就痛起來，有時從喉嚨痛到胃部，有時從前胸痛到後背，一痛就超過半個鐘頭，讓人坐也不是，站也不是，非常不舒服。但我總以為那是神經痛，所以每次就利用打坐讓自己放鬆地撐過去，對這個症狀並沒有特別感到害怕，可是劉醫師說我這種症狀就是「心絞痛」，不可輕忽。

讓我從此擺脫頭痛藥

聽了劉醫師的診斷，才想起我們家族的確有心臟病史，我卻一直忽略了身體所發出的警訊，幸好劉醫師提醒了我，沒有等到不可收拾的地步才悔不當初。

剛開始，劉醫師運用中西藥來調理我的身體，後來再用螯合療法清除我體內的重金屬。本來我的藥中與頭痛有關的藥有三種：一種是腦部異常放電，一種是子宮及血管收縮劑，以及腎虛所造成的暈痛中藥，慢慢地變成只需要其中一種。到目前為止，我不再需要它們，頭也幾乎不痛了，就算有時候面臨壓力或情緒起伏，可能只要二分之一，甚至四分之一顆藥就夠了，最明顯的是，肩頸也放鬆了。長久以來，我都快忘記自己身體舒適和輕盈是什麼樣愉快的感受，若不是劉醫師運用另類醫學方面的專業，我又怎能找回屬於自己的健康呢？

劉醫師診治說明

別忽視頭痛和暈眩

許多台灣人都有「習慣性頭痛」的毛病，或脹痛，或抽痛，或合併暈眩……求助於主流醫學各科門診，往往都是開立止痛藥了事；再加上「普拿疼」大力廣告促銷，從未明白告知民眾長期大量服用後會造成肝、腎損傷的問題，造成民眾產生「我何必上醫院，自己買藥來吃就行了」的心態。這種「知其然，而不知其所以然」的用藥習慣，對服藥者將會產生很大的影響和副作用。我藉此個案的機會，將各種「頭痛」及「暈眩」的症狀、原因與治療方式逐一介紹，希望能釐清並改善民眾對「頭痛」及「暈眩」的不正確認知，與危險的用藥觀。

抽痛：其特色是頭部單側或兩側太陽穴抽痛，又稱為偏頭痛，會合併視力模糊與心悸、噁心等症狀，患者的頭不能碰。這種型態的頭痛屬於腦部血管擴張性的疼痛，在女性身上，多是合併子宮收縮不良所導致的疼痛。女性有此種頭部抽痛者，經常也會有經痛、月經量過多或過少、經期過長、經血排不乾淨或血塊大的問題，此種型態的頭痛應以子宮收縮劑來治療。

暈痛：暈痛的特色，是患者會合併有兩肩及後頸部僵硬感，這種型態的頭痛係屬於曾經有過頭部外傷（如車禍或碰撞）的後遺症，或出生時在產道時間過長，腦部輕度受損，導致腦部局部異常放電所造成的頭痛。臨床治療應使用低劑量的抗癲癇藥物，即可明顯改善不適之的症狀。

脹痛：此種型態的頭痛相當常見，在中醫的看法是屬於體液在全身分布不均所造成的頭痛，主要因為體液大多集中在上半身，故患者經常合併有「眼皮浮腫」以及「地震般的頭暈」的症狀。

「地震般的頭暈」特色如下：偶爾發生、發生時會感到晃一下、晃過後，感覺即恢復正常。

此類型的頭痛發作時，以手按壓頭部的疼痛部位，會有舒緩頭痛的效果。由於此種頭痛是因體液集中在人體上半身的原因，所以最有效的中藥代表方爲「苓桂朮甘湯」。若合併有清鼻水，則使用中藥的代表方爲「小青龍湯」，兩者均可代謝出身體上半身多餘的水分，可舒緩此種脹痛感及暈眩。

前額悶痛：此種型態的頭痛多合併鼻塞、鼻蓄膿，係因鼻竇炎所引起。此時應使用抗組織胺或加上抗生素，以緩解因鼻塞、鼻蓄膿等鼻竇炎所導致的前額悶痛。

急性上呼吸道感染所造成的頭痛：此種型態的頭痛大多會合併有發燒的症狀，此種頭痛係以止痛劑NSAID（Non-Steroidal Anti-Inflammatory Drug，非類固醇抗發炎藥）來治療。

眩：在西醫大致可分爲兩種，一種爲dizziness（暈），另一種爲vertigo（眩）：「暈是頭昏、頭重重與昏昏沉沉的感覺」，「眩是一種天旋地轉的暈」。

「眩」在中醫認爲多因肝氣不足所造成，而西醫則認爲是梅尼爾氏症候群、前庭迷路炎或因爲中耳、內耳不平衡所造成。因此西醫使用抑制前庭器的興奮劑來治療「眩」的問題，中醫則以養肝氣的藥物或針灸（針「陽陵泉」穴）來解決人們「眩」的問題。而針「陽陵泉」穴有奇效，屢試不爽。若無針灸經驗的醫生或怕針感疼痛的患者，可使用「磁療」代替「針」。

暈（dizziness）：多因腦部血流量不足所引起，主因爲腦動脈硬化症，使用擴張腦血管的藥物即可改善，但使用「螯合療法」改善腦動脈硬化才是根本解決之道。「螯合療法」同時可以改善全身動脈硬化的問題，並強化人們心、肝、腎的功能。

改變姿態時所引起的暈眩（如由蹲到站）：此種暈眩有兩種可能，一爲「貧血」，二爲「姿態性低血壓」。貧血可以維他命B_{12}、葉酸與鐵劑來改善症狀，台灣大多數的人都缺乏維他命B_{12}，而維他命B_{12}可解除疲勞。有些維他命缺乏患者，初期症狀並不明顯，如甲狀腺的機能健全時，維他命B_{12}的吸收才能順利進行，維他命B_{12}缺乏症的顯現，要在體內蓄積的維他命B_{12}全部被用完後開始算起五年後才會顯現出來。多攝取身體需要的維他命，不僅可以維持身體健康，更可抗老化。

「姿態性低血壓」多爲患者本身體質或使用降血壓藥物不正確所導致，必須找心臟科醫生或神經內科醫生商討改變處方，才能改善症狀。

如地震的暈：這是一種最爲常見、而西醫卻不知道怎麼醫的疾病，因爲在西醫的教科書上幾乎沒有提及此類型的疾病。但在我國臨床上，卻經常碰到這類型的求診者，甚而有人因爲這種疾病去掛急診。中醫理論認爲，這種暈多爲腎氣不足所造成，體液分布在上半身，是瘀滯的水與氣的上衝，此時以中藥將上半身的氣與水代謝掉，即可改善此種疾病。

螯合療法根治頭痛

而以林小姐的狀況，我運用傅爾電針測出適合她的藥物分別爲抗癲癇藥、子宮收縮藥及與腎臟有關的藥，經與林小姐反覆確認後，確定她的頭痛是由這三者所引起，而服藥後頭痛緩解，證明診斷與治療正確。

爲了更進一步根治林小姐的問題，我便建議她從能改善全身血液循環的螯合療法著手，讓動脈血管硬化改善、組織細胞含氧量增加，同時也可活化冠狀動脈、腦動脈及腎臟的血管，如此可改善林小姐胸痛及背痛的問題；並且可以根本改善頭痛問題，擺脫對止痛藥物的依賴，回復輕鬆自在的人生。

揮別巴金森氏症找回幸福

個案十五：鄭太太／五十二歲／退休教師，現為家庭主婦／居住台北
症狀：先生罹患巴金森氏症退化性疾病

不知道何時開始的

回想起來，我甚至不知道外子的異常究竟是從何時開始的？

外子今年五十六歲，身兼企業負責人與作家的雙重身分。他常說，公司的經營是責任，而寫作才是興趣，所以即便是忙了一天的公事，看他已拖著一身疲憊的回到家，吃完我替他準備的消夜、閒聊個兩句之後，仍不肯就此休息，總要戴著老花眼鏡、挑燈振筆，埋首數千才肯心滿意足的回房睡覺，可那通常已經是半夜一、兩點的事了。雖然我總覺得這樣熬夜，長久下來會對他的身體不好，但每每看他拿著自己出版的作品，比他公司接了什麼大訂單更開心的樣子，我怎麼也不忍心剝奪他僅有的樂趣。

渾然未覺的改變

大約半年前，他下班回家的時間變早了，甚至可以一塊兒吃晚飯，全家可以相聚在餐桌上是一段難得的時光，我更是樂得搬出許多陳年的拿手好菜；只是，外子的筷子動得並不多，問他怎麼不多吃點？他總說牙齒不好，沒什麼胃口。晚飯後他會看一會兒新聞、喝杯茶，就再打起精神去攤開稿紙，但過不了多少時間，他便熄燈去洗澡睡覺了。我曾經隱約覺得外子哪裡不對勁而跟他討論過，可是他總回答說大概是工作壓力，人感到很疲倦，所以沒什麼靈感。我想想也有道理，就沒把這個問題放在心上，誰知道……

那天經過他的書桌旁，看到他寫好的稿子就擱在桌上，我心血來潮想看看他最近在寫些什麼？不看還好，一看卻是滿肚子的疑惑，直覺這眞是他寫的嗎？因爲外子的字跡一向工整有勁，可是這稿紙上的字……歪歪斜斜、扭曲變形，有些字若不是上下文意連貫，我還眞猜不出來寫的是什麼？一點也不像是出自於他的手筆。但仔細看內容，又明明是他的口吻，這到底是怎麼一回事？

當天晚上，我仔細觀察了他的一舉一動，發現他的行動在很多時候顯得緩慢而艱難，譬如坐下和起身、拿筷子、按搖控器、掀起茶杯的杯蓋……甚至連要握住筆桿，他都好像要花很大的力氣般，書寫時更是搖晃、顫抖不已。我忍不住輕聲詢問他怎麼了？結果他抬臉看我的眼神裡盡是迷惘和茫然。

揮別巴金森氏症的陰霾

隔天，我立刻陪外子到某大醫學中心神經內科就診，被醫生診斷爲「巴金森氏症」，並告訴我們它是一種退化性疾病，無法根治，要我們用樂觀的心情和態度準備與它長期抗戰，包括吃藥和運動等等，現階段的醫學治療已經可以讓外子得到很好的效果。雖然如此，可是外子服藥後一直伴隨著噁心和心悸的副作用，加上他作家纖細敏感的天性，總覺得自己得了「不治之症」而意志消沉，即使在我或兒女的陪伴下也不肯運動，弄得家裡一片愁雲慘霧。

幸好透過外子的好友推薦而認識了劉醫師。經過劉醫師診斷與溝通之後，我們知道螯合療法對於巴金森氏症這種退化性疾病具有很好的治療效果，當下我們就二話不說，決定接受治療。

說也奇怪！幾次螯合治療之後，我就感覺到他手腳顫抖情況有了明顯的改善；最重要的是，他不再悲觀的看待他的疾病，精神和情緒都變好了起來。持續螯合治療之後，再看他的書稿，發現他的字體也慢慢地清楚整齊，進而恢復往日的神采，現在的日常行動更與一般正常人無異。每天送他出門上班、接他下班，看他又可以埋首於燈下振筆疾書，我突然覺得能夠守護著這樣平安健康的日子，眞是莫大的幸福。而這份幸福，若不是劉醫師和螯合療法，我又怎敢作夢它會回到我身邊呢？

劉醫師診治說明

自由基是慢性病元凶

目前醫學研究將巴金森氏症的病因，指向人類大腦的巴胺神經細胞退化所造成。巴胺神經細胞會分泌一種「多巴胺」的物質，用以協調我們的運動功能，並且平穩、精確的完成動作。正常來說，每一個人都會隨著年齡的增長而減少巴胺神經細胞的數量，繼而多巴胺的分泌也變少；但巴金森氏症患者的減少速度，卻比正常人來得快了許多。至於為什麼他們的巴胺神經細胞會退化得比較快？醫界普遍認爲跟體內代謝出來的自由基破壞了細胞組織有關。

人體內本來就有許多的自由基，因爲活動本身需要氧化來產生能量，而自由基也伴隨而生，這些好的自由基可以幫助殺菌，但大部分的自由基卻是來自於環境的重金屬汙染、飲食不當、作息不正常，它們都具有活潑的氧分子，會帶來強烈的氧化作用，使人老化而產生疾病，尤以慢性病爲最，巴金森氏症即是一例。

螯合療法清除自由基

以鄭先生的例子來說，巴金森氏症的特性之一就是「漸進式」的發作，起初的疲累和倦怠感，會讓患者自己都不易覺察身體的改變，更何況是周遭的親人；尤其現代的壓力和情緒性疾病，症狀又往往跟巴金森氏症的初期極爲類似。

現階段的主流醫學中多用「左多巴」這種藥物，自體外補充細胞遭到破壞而減少分泌的多巴胺；而在臨床上左多巴對於改善肢體僵硬的效果較好，對於顫抖的效果則較不明顯，且須隨著時間變長、症狀加重來增加劑量，同時因爲會伴隨噁心、嘔吐、食欲不振、便秘、低血壓、心悸等副作用，對患者來說，的確需要極大的勇氣和長期抗戰的準備與信心來因應。

而如同前面的篇章所述，螯合療法最爲顯著的功用即在於螯合體內的重金屬，透過尿液排出體外，並排除破壞身體細胞的自由基、減緩退化的程度與速度、增強身體的免疫系統、改善自體免疫疾病患者的體質、有效地輔助控制病情等等，因此鄭先生在接受螯合療法之後，其顫抖、情緒，乃至於提筆書寫這種細緻的動作，都獲得很好的調理與改善，原本就是能夠冀望和預期的。

發生在母親身上的奇蹟

事實上，三年前我母親也在南部某醫學中心被診斷爲「巴金森氏症」，但在兩年前的某一天，她的病況卻急遽惡化，被送到台北醫學中心某院區住院治療。隔天下午，我小阿姨前往探視我母親之後，心痛的說：「她已經不認識任何人，無法進食了，躺在病床上，雙手還向空中揮舞，一面叫越傭幫忙趕鬼。」當場小阿姨摟著我父親痛哭失聲，並召集所有的親友隔天一起到醫院來見我母親「最後一面」。

可是當天晚上，我採用醫學芳香療法，爲母親調配精油做全身按摩，再合併使用「螯合療法」，結果隔天早上十點半，被通知來醫院探望母親的阿姨，說的第一句話是：「很好嘛！哪有說的那麼嚴重呢？」當天中午，母親還能起床看著大家吃炸雞與披薩，談笑寒暄。另類醫學有這樣的「神效」，除了讓我鬆了一口氣之外，我只能將之歸於「奇蹟」而不敢居功。畢竟不是每個在鬼門關前走一遭的人，都能幸運的被拉回來。而我的母親在密集而持續的「螯合療法」治療下，直到現在，已可以在完全不用他人攙扶的情況下行走，且可以自行用餐，從頭到尾吃完整頓酒席。對於螯合療法和另類療法，我眞的滿懷感激。

莫待病末才投醫

個案十六：曾小姐／三十五歲／文字工作者／居住台北
症狀：不自覺的深呼吸、情緒低潮、腹瀉、蕁麻疹

因爲擔任採訪編輯的關係而認識了劉醫師，實在令人「憂喜參半」。

認識劉醫師之前，我就常發現自己會不自覺的深呼吸，即使很用力的吸氣也會有吸不飽的感覺；有時會無來由的覺得喘，或突如其來有心臟被搥打之感，更別說肩頸的僵硬和疼痛、喉頭緊縮的異物感等等，早令我「習以爲常」。這些症狀，藉著跟在劉醫師身邊看診的次數多了，連我自己都懂得一定有心臟方面的問題，只是還沒到「病入膏肓」的地步，但正朝著這條道上前進準沒錯。

我的朋友總是問，既然妳清楚自身的問題，又認識一位那麼好的醫師，爲什麼還「擱著不用」呢？可是我總覺得自己沒有「立即性」的問題，也不好意思利用工作之便來近水樓台。

無可自拔的情緒低潮

直到今年年初，劉醫師的書還在緊鑼密鼓的進行中，新增的事務伴隨著怨懟的情緒雜沓而來；我悶、我急，做甲事時掛念乙事，做乙事時計畫丙事，以至於什麼事都做不成……工作效率非常差，心情低落；我有一種不如死掉的念頭，不知道人活著究竟所為何來？

幸好殘存的理性讓我知道應該要尋求幫助，因為我已經沒辦法處理自己的情緒了，再這麼輪迴下去，我一定一事無成，更落得裡外不是人的下場。於是我求助於劉醫師，告訴他我那種欲哭無淚的低潮，請他幫我測花精、測藥。

結果測出兩瓶花精。其中一瓶，代表的意義是：渙散、呆掉、注意力無法集中。劉醫師說表示我正被這樣的情緒所困擾，難怪工作效率不彰；另一瓶代表的意義是：疏離感。劉醫師解釋說，是我會有種「天下之大，人海茫茫，竟無一依歸之所」的感覺。其剖析之精準，讓問題的根源浮現，令我立時有種豁然開朗之感。

接著再測了中藥、西藥，不但有憂鬱症的藥，還有躁鬱症的藥，其中一味中藥疊起來竟高達四罐之多，好像症狀嚴重到需要那麼多的藥物才能夠解決。劉醫師忍不住對我說：「妳不但又憂又躁，妳還有恨喔！而且妳的恨是發不出來的，因為無法恨別人，所以恨自己。」

我聽了之後，眼淚奪眶而出，因為從來沒有一個人能像劉醫師一樣，將我的情緒分析得那樣深刻，甚至是連我自己都無法明白的內心深處。但在我和劉醫師之間溝通的橋梁，不過就是傅爾電針和各種各樣的藥罐子而已，而除了工作，我從來不曾向劉醫師提起有關於自己的任何事，因此測藥的效果實是不言可喻。大概見我哭得傷心，劉醫師半開玩笑的問我：「妳覺得我像不像個乩童？」我只能含著眼淚，又哭又笑的點點頭，因為除了乩童通靈之外，我不知道還有誰可以這樣直指人的內心？

依著劉醫師的處方和指示，我隨即吞下一包中藥、兩顆情緒方面的藥物，以及兩管花精。說也奇怪！半個小時後，我明顯的感到情緒回復到平穩的狀態，不再害怕與人溝通，也會發自內心的笑；就那麼一次，至今半年多，我沒再沉淪在負面的情緒裡，也沒有一般人擔心的藥物依賴問題。劉醫師說，情緒的問題處理好了，接下來應該要處理我的心臟，但我並沒做個聽話的病人，硬是要拖到不得不為時……

夜半突來的腹瀉不止

這天半夜三點多，腹痛如絞。雖然我的腸胃很敏感，尤其外食後一、兩個小時就頻跑廁所的情況屢見不鮮，但這麼毫無徵兆的痛起來拉肚子還是頭一遭。更糟糕的是，症狀之慘烈，並沒有往常那種把髒東西排出來便能善罷干休之勢；直至天亮，我不知來回房間與廁所多少次，甚至已經刮肚竭腸，還是忍不住往廁所跑。而除了拉肚子之外，並沒有任何其他的症狀。

我心裡想，這點小事別勞師動眾的麻煩劉醫師，在自家附近的內科診所看看就算了。即使我很清楚去一般診所看醫生，對我這樣的情況大多「不知其所以然」，頂多只能獲得止瀉藥的待遇；不過，我本來就只是拉肚子而已，吃藥止瀉應該就夠了吧！

看了醫生，不出所料的拿了止瀉藥回家，我吞了一顆，以為就能癱倒在床上好好補足我前一晚被肚痛折騰不足的睡眠，但事實卻非我所算計的那樣——吃了藥後，不但腹瀉未止，全身也跟著不對勁，我病癱在床上，不能吃也不能睡，難過極了。

傍晚時分，劉醫師的特別助理正好有事與我聯絡，聽我病懨懨的聲音，驚問我怎麼了？我虛弱無力的陳述我的狀況，結果被她責備說：「生病了怎麼不快過來看看呢？」昏昏沉沉的我這才搭車直赴劉醫師的診間報到。

瓶瓶罐罐的藥測了一陣，劉醫師告訴我，與腹瀉有關的藥測起來都與我不合，但心臟方面的藥卻都跟我有關，診斷我是心臟的問題表現在大腸上，標準的「火剋金」模式。於是劉醫師運用螯合療法來清除我體內的重金屬汙染，認爲改善心臟的毛病便能使拉肚子緩解；果然自點滴開始注射的那一刻起，我的肚痛和腹瀉立止；吊完點滴之後，身體恢復、心情也好轉的我，只覺肚子餓得令人難受而已。

可是這一次，還是沒能讓我學乖、懂得愛惜保養身體之道。不想麻煩劉醫師，卻每次都把問題弄得很棘手了，還是得回頭來麻煩他，包括近來這次蕁麻疹大發作。

來勢洶洶的蕁麻疹

雖然我知道自己屬於過敏體質，卻從來沒有特定的過敏原，飲食也不須忌口。六月中旬的一天晚上，蕁麻疹對我而言就這麼莫名且來勢洶洶，全身的紅腫疹塊發癢使我徹夜未眠；顧不得什麼行或不行，酒精、白花油、各式含有薄荷的軟膏拿了就往身上抹，只求劇癢能暫時停歇而已。天一亮，我先求助於一般的皮膚科，但吃了藥也不見任何起色；好不容易捱到了下午劉醫師看診的時間，劉醫師測完藥後說我得的是一種「最單純、但最不容易治好」的病，因爲它在用藥的第一時間被壓制之後，仍然會反覆的發作，只是程度會漸漸減輕，終至於無的狀態。

即使不容易治好，可是在接下來的三、四天中，劉醫師用了許多方法來減輕我發作的症狀，包括中西藥、去除汙染的針劑、泡醋澡、醫學芳療、刮痧、磁療，甚至是穴道注射等等，每次都能得到很好的緩解作用；尤其是注射去除汙染的針劑之後，配合泡醋澡的神奇效果最令我驚訝。因爲布滿全身的風疹塊在短短半小時內就會消逝無蹤、不著痕跡，要不然我整天都被此起彼落的疹塊所苦，對它完全一愁莫展。

治療應持之以恆

經過劉醫師的調理，當蕁麻疹漸消、生活回到常軌之後，我感覺自己的精神比在病前更好、注意力更集中了。劉醫師說，從我的症狀看來，這次的蕁麻疹是一個「好轉反應」，因爲我五、六歲時曾患過一次（這次的發作應是過去症狀重現），而這次發作後的身體狀況更佳，都是好轉反應的重要機制。不過劉醫師對於我這種「自作聰明又不太配合」的病人，顯得很傷腦筋。他語重心長告訴我，即便是遇到再厲害的神醫，也不要等到病末再投醫，尤其在改善體質的過程中，會遇到短暫的「清除水溝汙泥造成的反應」，也就是身體在短時間內會有比較多的變化，就像我們在清理水溝時，水溝裡的水會有短時間的污濁一樣，需要持續穩定的治療，才能使身體恢復清澈和健康；如果我每次才剛有起色便停止治療，不但會使混濁的時間變長，疾病的源頭將更難以處理。

其實，歷經這幾番折騰，我自己也嚇壞了，這回眞的痛定思痛，決定把身體調養好才是萬事萬物的根本，我不想再被什麼奇怪的症狀給纏上了。

跟隨劉醫師的這段時間裡，我從中獲得許多關於醫學方面的知識，解開許多過去對主流醫學許多的疑問，並且讓身體逐漸恢復健康……能夠認識這樣一位醫師，喜的是何其有幸！但是，自從認識劉醫師之後，對於目前充斥社會的醫學謬論備感無所適從、戒愼恐懼，實是憂慮之所在。如今我終於能了解，過去採訪時患者們拜託劉醫師要好好保重身體的心情，因爲唯有健康的劉醫師，才是我們的福氣。

劉醫師診治說明

見招拆招逐步調整

曾小姐是一個標準的一般性患者，總是能爲自己身體不適的病因如鴕鳥般的找到理由。但這是一個標準的「心火旺」而「火剋金」的病人，因爲「心主神」，所以我們朝神志及心臟方面處理，應用了中西醫整合療法、花精療法以及螯合療法。由花精療法，我們切入了她心理層面的最深處，螯合療法清除她體內的重金屬，改變了她的心血管及體內循環系統，同時治療了她的「神志」及「心」，當然也平撫了她的情緒。

因爲她一直沒有持續追蹤治療，這次的嚴重腹瀉，起初我們以爲只是細菌感染，但經過「傅爾電針」檢查發現，完全不是那麼一回事，而是她的「心」一直沒有處理好，嚴重的傷到了她的大腸，也就是「火剋金」。所以，我們僅僅只以螯合療法，就非常漂亮的解決了她嚴重的腹瀉問題。

蕁麻疹從西醫的角度而言，是一個過敏反應，可能是由食物、溫度、壓力、灰塵、黴菌……等所造成的過敏反應，但她這次的發作當天，經過使用抗組織胺針劑治療，只有一個小時的效果。當時，依我的判斷，這應該是一種「好轉反應」，也是一種「排毒反應」。當時我詢問她是否從前有這種類似情況發生，她告訴我：「小時曾患過蕁麻疹。」所以我告訴她：「可能需要一到兩週才能恢復，但恢復後，妳的身體健康又會向前邁進一大步。」接著我們開始見招拆招，用了螯合療法、中西醫整合療法，再加上醫學芳香療法，配合刮痧、磁療、穴位注射、順勢療法……等，終於，她的蕁麻疹完全恢復，精神、體力、睡眠狀況都比從前好太多了。

追本溯源揪出主要病因

綜觀這個案例，從中醫的角度看是標準的「火剋金」案例，她的病在心經，卻表現在肺、鼻子、氣管與大腸、皮膚上。中醫所說的「肺開竅於鼻」、「肺與大腸爲表裡經」、「肺主皮毛」，在這個案例上，可清楚地表現出來也是有道理的，讓醫界是否能重新多了解另類醫學中不同的面向。而此案例從螯合療法的角度而言，則知道重金屬對人體的傷害是無遠弗屆的，遠超過我們的認知與想像。

CHAPTER 5

群醫的見證與推薦

窮則變、變則通的另類醫療

台北榮總傳統醫學中心主治醫師

當醫療方法有時而窮，是需要變通，而醫學教育更需要正視，提早因應。如果要開Complementary & Alternative Medicine的大學，劉醫師應是當然的校長人選。

認識劉醫師，是因爲他是陽明學長；而眞正接觸他，是民國八十五、八十六年在中國醫藥學院上中醫課程的那幾年。記得每次週末上完課後，我都會驅車前往他在雲林的診所，因爲彼此對現行醫療制度與醫療盲點的認知，都轉向對另類療法產生興趣，常常一聊到午夜，才拖著疲憊的身子趕回台北。沿途夜幕籠罩，燈光倏亮倏滅，我卻沒有一點睡意，腦中迴盪的，盡是與大元兄談話的內容。

醫療是漫長之路，以前醫療先進們在渾沌未知的道上走，是孤獨寂寞的。而在現今的健保體制下，不斷的開藥是常規，「三長兩短」的看診模式司空見慣，醫療品質有誰在乎？醫療專業被踐踏，緊張的醫療關係時有所聞，不禁感慨再三。雖然這些令人扼腕的事情，總是在被某些大醫院宣判無效治療後才「轉診」到自己的診所；然而，經由另類療法得到痊癒時，卻又是一陣驚呼與訝異，眼角泛上一線生機，靈光一閃，似乎重拾醫者的尊嚴。畢竟病家在絕望之際，尋覓更好的醫療，由失望沮喪到因醫者的妙手回春而重回健康，已非單純的良好醫病關係所可形容。而這些劉醫師所稱「變通醫療」的另類療法（Alternative Medicine），竟也重燃我們對醫療的原始熱情與信心，以及那種開路先鋒般的豪情壯志、熱血沸騰。

記得民國九十二年台灣爆發SARS疫情時，醫界深陷一片慌亂。當台大醫院急診關診，且疫情由台北延燒到高雄長庚時，疑似病例更蜂擁而出，民眾不禁再問：除了「口罩」、「洗手」之外，難道都沒有可供運用的預防或治療手段嗎？適時，我在《中西醫學會訊》發表〈對新興傳染病治療，宜由整合醫學入手〉一文，呼籲重視另類療法的教育及資源；同年九月二十八日也在中央研究院舉辦的「二十一世紀治療病毒的新思維研討會」上，提出除了抗病毒的西醫主流治療思維方法外，如何以排出病毒爲著眼的另類療法角度，掀起另一番熱烈的討論。其實，這些事件的發生，也不過是讓醫界重新省思——當醫療方法有時而窮，是需要變通，而醫學教育更需要正視，提早因應。

往後幾年，因自己順利考上中醫師，又兼任台北榮總傳統醫學中心的門診及教學演講，研究方向偏於《傷寒雜病論》及中西整合療法；而劉醫師在這段期間也不斷研究醫學芳香療法、磁玉色三合一療法、同類療法、螯合療法、能量轉換療法、花精療法等新的療法，且都有不錯的療效。在非傳統療法的領域，劉醫師已經將如此繁複多樣的治療，具體而微地展現在診間中；更難能可貴的是，他在這麼繁忙的業務中，還研究出不少科技產品，如EAV系列的神農21（現在我診間使用的就是這一型）。我常在談笑間說，如果要開Complementary & Alternative Medicine的大學，劉醫師應是當然的校長人選。

疾駛在人生的高速公路上，雖然美景消失背後，但前程總是另外一番風味展現，雖累值得，但苦甘願；有夢最美，築夢踏實。

人體健康另類選擇

台北醫學大學附設醫院婦產科主治醫師

阮正雄

醫師治療疾病，不一定要拘泥在某一特定的治療方法上，只要能把疾病治好即可。

醫學有主流與非主流之別，主流醫學是指目前治療疾病的醫療模式，非主流醫學則指目前主流醫學以外的治療方法及民俗療法。世界各國皆有其特殊的民俗療法，在亞洲，中國五千年來由神農嚐百草，扁鵲、華佗、張仲景、孫思邈、李時珍、葉天士……一直傳下來的醫療模式，曾外傳到韓國、日本；其他地區也都有其特殊的醫療方式，如印度的治療法、西藏的藏傳醫學……等。隨著時代的進步，這些方法都不斷地在改變。

以我婦產科醫師的經歷爲例，臨床上接生最重要的是耐心等候，在必要的時機出手（科學的定義obstetrics即爲observation及stand by，觀察與等候，在適當的時候出手協助）。我常在指導青年住院醫師時，特別強調四不規則——「不可太快，不可太慢，不可太多，也不可太少。」因爲太快、太慢、太多、太少都會出事，生孩子以自然產爲主，在不得已的情況下，爲了搶救產婦或胎兒的生命，才施行剖腹產。以往剖腹產率都在10％以下，不像現在，許多醫院動不動就施行剖腹產，造成剖腹產率居高不下；甚至於某醫學中心一個月九十個生產例中，居然有四十五個剖腹產。

爲了尋求婦產醫術的突破，我開始學習針灸、整脊、磁療、營養免疫學、中藥之治療，並加入能量醫學會，也因而認識了劉大元醫師。劉醫師是陽明大學第二屆畢業生，原爲家醫科、內科醫師，再修學中醫、針灸，改良傅爾電針；凡另類醫學可臨床使用的方法，都經劉醫師整合運用，形成獨創一格、另類組合的醫療方式。以往我的高血壓依靠主流醫學方法來醫治，成效不大，以致血壓高高低低，不太穩定，經劉大元醫師以另類醫學的方法中西醫合治，才得以完全控制。

以往許多民俗療法經常有所謂「祖傳祕方氣死名醫」的事例，外國將許多民俗療法稱爲另類療法，近來由於國外許多大牌醫師及領導者的相繼投入，進而改名爲Complementary & Alternative Medicine，如花精療法、芳香療法、尿療、螯合療法……等，稱之爲整合療法（Integration Medicine）。

我在劉醫師的診所看他處治病患的情形，感受良多。劉醫師治療病患時，先以神農21儀器測定病人的能量，經充放電平衡能量，並將身體的雜訊去除後，由手指關節穴道的探測，找出病患身體適合的中西藥或花精等，即可了解病患的身心疾病，並精準的給予所需的藥物與劑量。

除了中西藥合用外，運用尿療的正負波訊息，將尿液的訊息傳遞至水中，讓病患喝水，來平衡身體的毒素與刺激身體的免疫功能，與一般的尿療法喝尿不一樣。另有磁玉色三合一療法、針灸、拍打穴道、經絡，及多種維他命、營養調理、過敏食物篩檢……等。許多慢性病在主流醫學無法立竿見影時，加入螯合療法，先去除體內重金屬汙染，往往能得到非常滿意與意想不到的效果。有醫師認爲，心性的汙染與煩惱爲百病之源，劉醫師所運用的花精療法即可紓解情緒的問題，所以花精療法也形成獨特、有效的另類情緒與人格治療法。

總之，醫師要治療疾病，首重正確的診斷，無論中醫的望、聞、問、切，或西醫的問診、聽診……等，最主要的是要找出身心疾病的根源，並加以診治。在其過程中會有好轉反應——雖有不適症狀，但身體並沒有變壞，而是排毒反應；但這些症狀多爲病患過去所曾有過的症狀，而重現的次序，是依原有症狀發生的時間以倒序狀況出現。好轉反應，就是身體自我療癒（self-healing）的能力。

人若溺水，可以用不同的方法，例如：救生圈、竹竿、繩索……等，將人救上岸，所以個人以爲醫師治療疾病，不一定要拘泥在某一特定的治療方法上，只要能把疾病治好即可。因此能量整合醫學應用於現今醫療體系中，應有其特殊的醫療功效與意義，也提供病患一個「另類選擇」的機會。

另類醫師另類思考

中壢弘恩牙醫診所醫師 李漢平

劉大元醫師將其一生的功力及經驗，完全無私的分享並做了非常有系統及科學化的整理，書中涵蓋了各種病例的探討與科學理論的驗證。這本書實可作為二十一世紀最完整的另類醫學教科書。

墨子曰：「醫之攻人之疾者，必知疾之所自起，方能攻之；不知疾之所自起，則弗能攻。」故古人常以用藥如用兵來比喻和警戒，蓋爲將者如果敵情不明，妄自用兵，則必貽誤戎機，輕則喪師喪命，重則動搖國本。

醫司人命之鑰，若不能洞悉病情，輕易投藥，亦必貽誤病機，不但不能解患者疾苦且更傷人，造成嚴重後果。

現代醫學在探求疾病的診斷及治療上遭遇了越來越多的瓶頸，另類醫學因此廣受歡迎，未來主流醫學診療絕非單憑一點專業醫學智識，他更需要包容不同學問的知識、經驗、膽識、智慧與臨證應變的靈感來研判分析，才能給患者做最適當的治療，妙手回春。

目前另類醫學的醫師地位在人們心目中的比重已越來越重，劉大元醫師不愧是其中的佼佼者。筆者認識劉醫師已十多年了，第一次看到中醫所形容的「上醫治未病」，在劉醫師身上用的眞是爐火純青。劉大元醫師綜合運用了各種另類醫學的診治精華，歸納與演繹出他的特殊技巧，並融會貫通所謂察言、觀色、切脈（ＥＡＶ），讓患者身心尚未覺察、還無痛苦的小病，都能被預先治癒，不使它們轉爲大病；尤其面對各種疑難雜症，劉大元醫師都有其特殊的治療見解與不可思議的治療效果。

劉大元醫師將其一生的功力及經驗，完全無私的分享並做了非常有系統及科學化的整理，書中涵蓋了各種病例的探討與科學理論的驗證，這本書實可作爲二十一世紀最完整的另類醫學教科書。在可預見的未來，另類醫學很快就能與主流醫學整合，誠國家之幸，患者之福也！

另一種想法與刺激

值此所有都要以實證基礎為主的現代醫學，另類醫學提供的是追求健康的另一個選擇。

杏美皮膚科診所院長
林長熙

認識劉大元醫師多年，我與劉醫師均系出國立陽明大學醫學系，劉醫師是我學弟。

他是位怪醫師，不僅個性怪、脾氣怪，治病想法與邏輯更怪！西醫是辨病施治，中醫是辨證論治，他是結合西醫、中醫與各種另類醫學，截長補短，形成自我的治病哲學。與其說他在治病，不如說他是在維持人體良好的身體功能，讓病患活得下去且活得健康。有許多慢性病、癌症及其他疑難雜症患者，經多年正統醫學治療後，再經過劉醫師悉心調養，都能得到更好的生活品質。

我知道劉醫師平時勇於嘗試及研發各種新的療法及產品，並親身體驗、改良。值此所有都要以 Evidence-Based（實證基礎）爲主的現代醫學，也許有許多醫師不認同他，但也有醫師開始接受他。我曾聽到病患開玩笑，稱他爲「神醫」，但我不認爲他是神醫，他只是在走一條孤獨路上的醫師。但是，他畢竟在提供我們另一種想法，另一種刺激。

遠離疾病，擁抱健康

台北完全優（整合醫學）診所院長

林承箕

劉醫師將過去專心執著所學的心得與病例經驗和大家分享；細心設計，周詳規劃螯合療法，以便順利執行；用心提出幹細胞理論療法之說；熱心的拜訪同道與誠心的說明、溝通……處處可見其推廣另類醫學的決心與對病患的愛心。

當代主流的西方醫學發展至今不到兩百年，以科學實證的精神對人類的急性病、傳染病、創傷及外科手術等方面確有相當大的貢獻。若方向正確，人們應該越來越健康，生病應該越來越少、越來越輕才對。可是，發展現代主流西醫至今只見到：醫院越來越大，醫療人員又多又專業，設備越來越昂貴先進，藥物越來越多，作用越精準、越強效……結果，家家大醫院門診部門庭若市、萬頭攢動，住院部人滿為患、一床難求，慢性病、癌症、精神疾病患者越來越多，醫療成本及民衆自付花費越來越高，中小型醫院及診所停業的越來越多……在當前醫療體制及生態下，實值得身為醫師的我們與所有醫療夥伴及病患共同深思、反省、檢討，及面對缺失，勇於做出改變。

我們究竟要什麼

是平日不太唸書，等學期要結束前、明確知道要留級時才趕緊補習以求補考過關，等下學期又要留級時再如法炮製，以求再次僥倖過關？這樣，總有一次會被當掉的。還是我們平日就該隨時了解學習上的障礙，及早接受輔導，改進唸書的態度及方法，這樣不但不會補考、留級，而且可以經常名列前茅，成爲資優生？

補考沒過，頂多留級；病沒治好，可是要走人的。所以我們仍要傳統地繼續花大金錢、大工夫發展疾病的診斷、疾病的對抗治療及治療不好疾病後的復健？還是應該轉向，在評估健康、調理健康及促進健康方面多下工夫？

無論民眾、病患、醫療人員、醫政單位，應該都同意：在觀念上，促進健康比治療疾病、預防疾病先進；在花費上，以治療疾病爲最多；但效益上，則屬促進健康最好。

如何遠離疾病，擁抱健康

一、**在評估健康方面**：現今以化學、影像及病理變化做確定疾病診斷的主流西醫可能有所不足，不夠敏銳。自然醫學、順勢（同類）療法、中醫、印度醫學、功能醫學、生物能信息醫學……等，無論在病史、家族史、地理環境、氣候變化的詢問分析、病人體質的分類及判斷、簡易而不失準確的理學觀察及檢查、深度的化學及物理學檢測……等方面，可提供更多了解疾病及健康的方法。

二、**在調理健康方面**：以往以對抗療法爲主，常常人病兩傷，較多偏頗的治病治標、較少從基礎全盤改善體質以治本的主流西醫，可能方法有限，力猶未逮。而上述諸多傳統、古老的醫學及方法，若配上袪邪的大腸水療、高溫療法、水療……扶正的飲食療法、營養醫學、分子矯正醫學……調整氣血的整脊、氣功、瑜珈……由心靈著手的芳香療法、花精療法、色彩療法、聲音療法、意念療法……等，則提供了豐富的治療疾病、調理及促進健康的作爲及效果。

所學既廣博又精深、經驗豐富的劉大元醫師，很智慧、謙虛、溫和的綜合了上述內容，以提倡另類醫學的方式切入；而所學及經驗都有限、卻過於理想化的我，則不自量力、大膽妄爲的逕行以整合醫學爲名，至各處演講、介紹與推廣。但不論以何名、何種方式爲之，大家都希望居主流的西醫能強化由疾病而健康的醫學深度，敞開胸懷以科學實證的精神，對數百、數千年延用至今仍頗受一般民衆喜愛及使用的各種經驗法則爲主的醫學及方法，多加以了解、研究、實證後，融入西醫加以推廣應用，讓大家由治已病的下醫朝治未病的上醫邁進，眞正嘉惠我們本應提供最佳服務的普羅大衆。

從民國八十五年我開始接觸、學習傳統西醫以外的醫學領域起，就經常在不同場合聽到同道提及劉大元醫師的大名，但都無緣認識，直到最近一、兩個月才有幸與劉醫師見面並求教數次。在粗獷、隨性、不拘小節的表象下，我看到劉醫師將過去專心執著所學的心得與病例經驗和大家分享；細心設計，周詳規劃螯合療法，以便順利執行；用心提出幹細胞理論療法之說；熱心的拜訪同道與誠心的說明、溝通……處處可見其推廣另類醫學的決心與對病患的愛心。

榮幸在此，特予爲文，以表恭喜及祝福之意。

完整療效和超強檢查力的新醫學

正觀診所院長 張文韜

劉大元醫師是當今醫學界中，用能量觀念去整合各個領域的翹楚。另類醫學和現代中西醫學以及能量醫學巧妙地搭配，成為一種值得期待的新醫學。

整合醫學，不管是中、西醫學的整合，傳統與現代醫學的整合，或者是身、心、靈各層醫療的整合，都需要憑藉共通的語言，才能讓相異的領域互作溝通，進而去異求同。在文學、藝術、宗教、哲學等領域，或許需要一些新的共創語言來達成整合的目的，然而醫學領域卻是一項巧具科學屬性的學問，可以就地應用基礎數學理化的觀念，拿世界公認的單位、數量，來當作共同溝通的工具；經由單純的演繹與歸納，就能將看似複雜的醫學區塊，完全地「整合」搭配在一起。

「能量」是一種既存的，能夠對物質、肉體等生命或非生命現象，以及時空中一切交互作用關係加以量測的最優勢指標。運用能量測試，對各項須整合的名詞和內容加以定義，並依此將各類生命現象加以描述，即可建構出完整且具獨特性的新醫學——「另類整合醫學」，譬如食物、藥物、電磁波、心靈等等效應，都能輕易透過激發測試或共振比對，看出人體對它們的反應，或直接看出病變的程度。

我並不認爲典範轉移一定得帶有革命性的色彩。主流與非主流、傳統與現代的分野，都會讓醫學各領域發生衝突，甚至削減原本得以用來幫助人群獲致健康的能量與美意。我認爲劉大元醫師是當今醫學界中用能量觀念去整合各個領域的翹楚，透過他天才般的獨到見解，將螯合療法、醫學芳香療法、花精、整脊、針灸、磁療、色療等十數種公認爲另類醫學的學問，和現代中、西醫學以及能量醫學巧妙地搭配在一起，成爲別具完整療效和超強檢查能力的新醫學。

最令人由衷欽佩的是，劉醫師將另類療法、替代療法等種種具有貶低含意的名詞，與主流醫學做了結合，而重新提升這些治療方法的價值，不再是一些非專業人士拿來詐欺病患的方法；且能在主流醫學有不足時，產生互補的功能，簡簡單單地消弭了各類醫學之間歷經數個世紀難以解決的衝突。

在醫學底下，沒有一種現存的主流或另類醫學可以保證，對於五花八門的身、心、靈狀態都有辦法百分百確立診斷與成功地醫治。因此，以不強去區別你、我，致廣大而盡精微的精神，藉由整合能對蒼生有所助益的另類療法，才是當代醫學於未來得以開花結果、更上一層樓的憑藉與保證。

身心靈整體觀照的未來醫學

奇美醫學中心神經內科主治醫師

張嘉祐

若是我們能重新以極微觀的視野來觀照人體這個小宇宙，整體觀的身心靈醫學將不會是另類醫學，而是未來的主流。

若以現代的科學知識來理解現在所謂的另類醫學，必然會覺得不可思議，甚至還認爲它是怪力亂神。但是我們若能突破眼睛所見的物質表象，重新以極微觀的視野來觀照人體這個小宇宙，過去不明瞭的就可以得到解釋了。

未來醫學一定是身心靈的整體醫療，其中靈療層次高於心理治療，而心理治療更在身體治療之上。若要得到眞正的療癒，一定得從心靈上著手，才能眞正處理疾病的根源。若以此一觀點來看，目前的西方主流醫學實在是相當落後的醫學。將來的人類看現代的西方醫學，有可能就像我們現在看十八、十九世紀的西方醫學一樣。

身心靈整體醫學爲何不能爲當代醫學界所理解？除了因爲目前人類的宇宙觀受限於肉眼的束縛而形成狹隘的物質宇宙觀，最主要還在於觀測極微觀現象的儀器尚未發展出來，因此阻礙了我們了解看不見超微觀世界的眞相。

由於人體的器官組織在正常或病態下皆會放射出不同頻率的波長，因此能量醫學的醫療者使用檢測波動的儀器，如：放射機器，或捕捉經絡微弱電流的機器（傅爾電針檢測儀），便可知人體的健康狀況，甚至情緒、心靈的問題都可以得知，而且往往情緒、心靈的障礙才是疾病眞正的原因。處理情緒、心靈的問題之後，肉體的問題往往也就不藥而癒了，這也正是俗語所說的「身病可醫，心病難治」的癥結所在。

所以，若是你看到整體醫療的醫師使用花精、精油來調理情緒便不足爲奇，而且通常必須先處理「心靈」問題，才好處理「身」的問題。一個好的醫師一定要能處理好病患的「心靈」問題，才能眞正治理疾病。但是這談何容易，大部分的人都希望能一藥而病除，你想可能嗎？所以，若是你有幸能遇到一位願意整體處理你身心靈問題的醫師，你還能不懷著感恩的心來面對嗎？

牙醫在整合醫學的角色

中壢弘恩牙醫診所院長
許毅豪

劉醫師診治患者實可謂面面俱到，利用傅爾電針搭配中西藥，將患者的病症說得鉅細靡遺，甚至比患者的主訴更為清楚，往往使患者佩服萬分；治療的方法令人歎為觀止。

民國八十七年，我跟隨崔玖教授學習穴道電檢法（亦即傅爾電針），在圓山診所見識到能量信息水的功效，令我大開眼界。傅爾電針竟然可以將人體所需的藥物精準地測量出來，不免揣想，國內是否也有醫學前輩應用這樣的技術服務患者？後經鍾傑主任介紹，得知劉大元醫師已純熟應用多年，聞此訊息高興萬分，隨即聯繫並造訪劉醫師的診所。

劉醫師診治患者實可謂面面俱到，利用傅爾電針搭配中西藥，將患者的病症說得鉅細靡遺，甚至比患者的主訴更爲清楚，往往使患者佩服萬分；說到治療的方法，更是令人歎爲觀止。低頻電流、營養補充、中西藥、順勢療法、針灸、酵素療法……近年來更研發多種有效的方法來幫助病家，如：醫學芳療、磁玉色療、整脊療法、螯合療法、尿液正反波訊號轉換法……等。

在傅爾電針靈活的搭配下，使用這麼多的方法，可不是亂槍打鳥，而是每發必中，俐落得很。醫界有此怪傑，總是尋求更好的方式加以整合，以求病患好得更快，劉醫師的仁心仁術讓我尊敬不已；患者得此照顧，也眞是幸福、幸運。

身為醫界的一分子，我也迫不及待地希望能為牙醫界介紹能量醫學，茲將心得簡述如下：

一、**從經典中汲取智慧**：口腔是人體的一部分，口腔的健康狀態與個人整體的健康息息相關。從中國傳統醫學來看，《內經·靈樞經脈篇》云：「大腸手陽明之脈……其支者，從缺盆上頸，貫頰，入下齒中……還出挾口，交人中……是動，則病齒痛，頸腫。胃足陽明之脈……下循鼻外，入上齒中……」《內經·素問·上古天眞論》云：「女子七歲，腎氣盛，齒更髮長……三七腎氣平均，故眞牙生而長極……丈夫八歲，腎氣實，髮長齒更……三八腎氣平均，筋骨勁強，故眞牙生而長極……五八腎氣衰，髮墮齒槁。」而《藏象學說》又云：「腎主骨，齒為骨之餘。」歷代醫書如：《甲乙經》、《千金方》、《針灸資生經》、《針灸大全》……則記載數十個關於治療口腔疾患的針灸穴位；凡是牙痛、牙周病、顳顎關節痛、牙冠周圍炎、牙本質過敏、口腔黏膜潰瘍等口腔疾病，均可在合谷、內庭、太谿、下關、頰車等穴位施治，而達到治療的效果。

二、**口腔病灶不容忽視**：現代牙醫學發現，全身性疾病和口腔疾病有密切的相關性，如「牙周感染」是心肌梗塞與腦中風的危險因子，會影響糖尿病患者的血糖控制，亦使孕婦生出早產兒，甚至使臥床病弱老人較易罹患吸入性肺炎。因此，在診治牙齒時，眞可謂牽一「齒」而動全身，實在不可輕忽。

三、**革命性的新發現**：一九五〇年代，德國傅爾醫師根據經絡學說及電針測量，結合同類療法的藥物、病理製劑、器官製劑，他發現身體上一些難治的痼疾往往與口腔內殘餘的骨炎、異物、囊腫、齲齒、不合適的充填物等有關；而生病的器官也會使牙齒容易遭受侵蝕。傅爾發現身體上許多疾病的病灶是來自於口腔疾病，例如：難治的肛門濕疹、肛裂、尾椎痛，往往與上下顎門牙齲齒或牙髓病變、骨質病變有關；頑固的視網膜炎、慢性子宮附件炎、坐骨神經痛，往往與上下顎犬齒或其齒槽骨病變有關；難治的頭暈、胃痛，往往與上顎小臼齒或其齒槽骨病變有關。傅爾醫師更進一步將口腔中三十二顆牙齒及臼齒後區，一一對應至身體內的臟腑、脊髓節與神經叢、關節、脊柱節、肌肉群、內分泌腺體與乳腺、感覺器官、副鼻竇、扁桃體。

四、臨床應用：這些年在臨床上實際運用傅爾電針的能量理論，得出以下確實可行的診斷與治療：(1)可運用傅爾電針檢測出牙齒病灶，篩選合適的牙齒充填物、贗復體材料。(2)依口腔牙電位之高低，決定牙齒治療的最佳順序。(3)將適當的同類療法製劑信息轉換至麻醉藥劑中，減少患者術後腫脹、疼痛、出血等副作用。(4)在傅爾電針系統穴位上施以負磁能，可減輕牙科手術後的副作用。(5)口內的金屬贗復體會產生口腔電流，電位差若高於一百（MV）會干擾正常的生理功能，有此現象表示須置換合適的材料。

民國九十五年底，有幸跟隨劉大元醫師及一群對另類醫學有興趣的醫師們，一起籌組設立「中華民國另類醫學醫學會」，期盼透過學會的運作，大力推廣另類醫學，讓患者們有更多醫療選擇權，眞正造福民眾。

重整身體防禦機制

從免疫學的觀點來看，整合中西醫療法適足以幫助患者的身體防禦機制重回最佳狀態。

員林時代牙醫診所院長
陳信利

科學的發達，創造了輝煌的物質文明，卻也使得生活的空間縮小，並產生日益嚴重的環境汙染，人類的健康面臨著前所未有的威脅。因此，在疾病的治療與健康的維護上，花費了龐大的人力、物力及腦力，其目的無不在於能延年益壽，能夠活得更健康、更自在。

六、七年前，家母因爲C型肝炎而身體衰弱、食不下嚥，雖然於台北某大醫學中心服藥年餘，卻未見起色，後由台南某位小兒科醫師口中輾轉得知劉醫師有別於他人的另類醫學療法，於是得以認識劉醫師。家母的病情在兩個月後逐漸有起色，食量日益增進，並從此遠離在飯桌前像「蠹鴣雞仔」的樣子。目前家母仍持續接受劉醫師的調養，不僅氣血紅潤，並早已能忙於農事。

四、五年前，朋友之妻因過敏性皮膚炎看過無數皮膚科醫師，卻只能治標而無法治本，朋友之妻爲此困擾不已，經劉醫師以傅爾電針診療，始知其病因乃因維他命攝取不平衡所致。經劉醫師給予維他命療法後，終將其病因連根拔起，從此不再爲「皮癢」所困擾。

近來，劉醫師更致力於「螯合療法」的研究。「螯合術」應用在牙科之根管治療早已行之有年——即利用EDTA將阻塞神經管的物質抓住並予以去除，使得神經管能夠打通，而完成根管治療（俗稱

「抽神經」）的步驟。「螯合療法」對於重金屬的治療尤見療效。環境汙染，尤其是重金屬汙染無所不在，重金屬沉澱在血管壁中易形成血栓，是間接造成高血壓的原因之一。目前家母亦正接受「螯合療法」治療，原本有高血壓症狀的她，目前血壓極為穩定，幾乎不曾再有突然「心血來潮」之感。

西諺說：「一兩的預防勝於一磅的治療。」由於正統療法忽視身體免疫防禦機制的重要性，而中醫治療法具有扶正固本，可以改善西醫治療的副作用。從免疫學的觀點來看，整合中西醫療法適足以幫助患者的身體防禦機制重回最佳狀態。

劉醫師具備完整的西醫正統醫學背景，又致力於中醫藥、針灸及能量醫學的研究，其勞心與勞力令人敬佩。「智及之，而仁能守之」，以筆者牙科臨床之經驗，「螯合療法」的成效是令人期待的。今欣聞劉大元醫師將出版《你不可不知的另類健康法》，將多年研究及臨床心得編著成書，讓外界對於「看醫生」的定義有更深一層的了解與期許。祝福劉醫師，也祝福所有接受另類醫學的朋友。

開拓新視野的另類醫學

泰達牙醫診所院長　彭年達

劉大元醫師在台灣另類醫學界，一直扮演著開拓先鋒和領航者的角色，行醫二十餘年來，始終秉持著要給病患最佳、最適當醫療照顧的最高指導原則。

健保於民國八十四年三月一日開辦至今，我發現：除非走學術、研究路線，否則一般開業醫師若非財團奧援、萬貫家財，或者大醫院精密儀器設備、人力資源的力挺，能不運用健保資源而存活下來的，實在是個異數。從事另類醫學研究並加以臨床應用多年，爲了要獲得社會大衆的認同，期間所經歷的辛酸、挫折，絕非一般醫師所能體會。

好友劉大元醫師在台灣另類醫學界，一直扮演著開拓先鋒和領航者的角色，行醫二十餘年來，他一直秉持著要給病患最佳、最適當醫療照顧的最高指導原則。除了有中西醫完整醫學背景、豐富的臨床經驗，並精通各種醫療技術外，還用心的將臨床診治的心得摘記下來，出版專書，介紹目前在台灣另類醫學所探討的各式各樣醫療方法，提供給有緣的讀者和病患。除了知識的統合傳遞之外，他還呼籲病患重視自身的「醫療選擇權」；有幸恭讀《劉大元醫師談能量整合醫學——你的醫療選擇權》一書，雖然只是一本一百九十頁的小冊子，卻能言簡意賅、深入淺出地描述能量醫學的面面觀。現在又欣聞將出版新書《你不可不知的另類健康法》，廣爲有緣人敘說新知，實在爲劉醫師及他的家人、助理感到驕傲和敬佩。

有鑑於「同劑量施打疫苗」和「同質廣效性抗生素與其他內服藥物隨機和長期投予」的可議處，以及「殘留藥物、重金屬長期累積體內可能引發的副作用」，能量醫學會於焉成立，迄今已十二寒暑。從最初探討投予或施打什麼藥物、多少劑量是適當的？予以定性、適性、定量、適量；到口服或施打藥物在個體體內如何運行？到達哪個部位、臟腑？予以定向、定位，意即中醫講的「歸經」；現在，透過EAV、秦値儀、食物適性儀或量子偵測儀器和其他生物能檢測儀，已可窺見全貌。

現在更有部分另類醫學急先鋒推出所謂的「能量訊息轉換傳遞療法」，不必透過補品實體的給予，只要將補品的振動頻譜訊息，透過精密電子儀器抓取並轉換到載體——通常是水或低百分比的酒精溶液，再讓病患口服或施打俗稱的水針。經由這樣的過程，這些補品好的訊息就會在個體體內產生奇妙的作用——補元氣；反之，若將有害、有毒物品壞的訊息抓出並轉換到載體，直接反轉訊息讓病患口服或接受施打，病患體內的免疫系統就會被啓動，達到袪邪、產生抗體、增加有效NK細胞的效果。

另類醫學已經發展到毋須實體投予，只用電子訊息傳遞就可醫病的境地。因爲沒有了實體投予，只給病患適當的藥物或補品訊息，所以沒有色、聲、香、味、觸對應的感受，相當容易引發醫學界與社會大衆的猜疑和爭議。所以，從事另類醫學研究的愛好者，不可不愼！

看見未來醫療趨勢

當西醫界開始評估整合醫學的可行性時，病人們早已在進行整合醫學的治療模式了。

署立台中醫院中醫部主任

楊士樑

由西醫醫學的專業進入中醫醫學領域，再進入另類醫學的範疇，我深刻地體認到：沒有一種醫療行為可以治療所有的疾病。不同的療法之間如果可以各取所長、相輔相成，將可提高患者的治癒機會，所以整合醫學模式在國外的醫學教育體系或臨床醫療系統中，正逐漸發展茁壯。在台灣，我謹引用呂鴻章教授說過的一段話：「當西醫界開始接觸、嘗試了解其他的醫療模式，並評估整合醫學的可行性時，我們的病人早已在進行整合醫學的治療模式了。」

無論在醫學、藝術、科學、宗教、政治等各種領域，不同的時空背景均有主流與非主流之分，而主流派若能包容與融入非主流的長處與優勢，才能得以久居主導之位。所以，當我們接觸、面臨各式各樣的輔助、替代、另類療法（Complementary and Alternative Medicine）時，理應以一定的信心來接受治療，但同時卻不可以過度「迷信」：一如我時常大聲疾呼的——這些形形色色的療法「是療法的選擇，而非有效率的保證」（choice of therapy, not guarantee of efficacy）。

（註：以西醫治療癌症為例，手術、放射線治療與化學治療也是療法的選擇，而非有效率的保證。）

分享、創新與研究

劉醫師不只成功的將所學應用於臨床治療，得到患者的高度肯定；另一個更值得肯定的成就，是他研究與創新的能力。

中華民國能量醫學學會副理事長

楊孝峰

欣見劉大元醫師之新著作，不但為台灣能量醫學界增添一樁美事，亦為台灣整合另類醫學（Complementary and Alternative Medicine，簡稱CAM）注入一股強勁的推力。

一直以來，台灣的主流醫學（即所謂的西醫系統）和美國始終保持緊密的接軌。但曾幾何時，在美國一百二十五個醫學院當中，已有多達80％開課納入自然療法的課程，並且在臨床治療中積極整合；反觀台灣西醫界在這方面的發展，尚保持十分保守與質疑的態度。慶幸的是，在過去二十年的時間裡，有一群醫師（包含中醫與西醫）以無比的毅力，敞開心靈，辛苦的從國內外取經，投入許多精神與金錢努力學習，一點一滴累積寶貴的臨床經驗，終於能夠整合所學運用於臨床治療，並且在療效上突破傳統中、西醫的瓶頸，創造出另一種醫療生態及更高的病人滿意度，為台灣的醫學整合自然療法奠定了非常重要的基礎。

在這一群醫師當中，除了勞苦功高的前輩名醫鍾傑與崔玖醫師外，首推劉大元醫師。最難能可貴的是，劉醫師不只成功的將所學應用於臨床治療，得到患者的高度肯定；另一個更值得肯定的成就，是他研究與創新的能力。在拜讀劉大元醫師的新著作時，除了對他慷慨的經驗分享心存感激，也為台灣地區所有人感到慶幸。藉此祝福未來的醫學整合，能為人類健康帶來更多的助益。

創造一個自癒的可能

對於複雜而又麻煩，以及內科醫師找不出病因的疾病，另類醫學是不錯的選擇。

高雄靜和醫院精神科主治醫師
謝佳峰

我的醫學生涯崎嶇坎坷，對精神疾病治療及心理治療從憧憬到失望；爾後一度離開精神科，遊走各個不同的醫院、不同的科別，最後還是回到精神科，看了許多、學了許多，還是覺得醫術不夠用。西方醫學所標榜的「科學」，乃至所謂的「實證醫學」，在臨床實際運用上無法自圓其說，對許多病症也常束手無策。我身爲被患者及家屬寄付信任的醫者，免不了感到挫折、沮喪。

八、九年前，我開始涉獵其他醫學領域——針灸、全息療法、耳針、中藥，乃至於風水命理，嘗試解開精神疾病的奧祕。在追求的過程中，諸多的不確定感以及其他同行的質疑，讓我一路走來相當孤寂。

在探索學習的過程中，如果有所收穫，總令我感到萬分驚喜！那份滿足感足以讓人忘卻艱辛。另類醫學就是這探索過程中讓我心儀的其中之一。之前，也曾接觸過另類醫學，但總有許多的質疑；偶然間聽到劉大元醫師的演講，許多觀念茅塞頓開，再加上劉醫師生動的解說，許多思索已久的疑惑也一一豁然開朗。之後，我前往劉醫師的診所跟診許久，更讓我體認到劉醫師「傳爾電針」的神奇。經過劉醫師的檢測，可以看出患者的「心理毛病」，有時這比起心理治療、心理測驗來得更準確許多。因爲，人的精神問題常隱藏於意識之下，這也常是最麻煩又難以發現的狀況；但藉由電針及花波的配對，不論是意識或意識之下的問題都無所遁形，眞是神奇啊！看到這麼科學的診測方式，讓身爲精神醫師的我不禁汗顏，因爲這比我精神科專業更厲害多了。

舉一個我所看到的實例：曾有一位女性患者常有怕黑、作惡夢的情況，經過多年仍無法痊癒；經由另類醫學花精療法的診斷發現，原來這位女性年幼時曾被性侵害，但這個痛苦記憶被深埋在潛意識中，只要碰上類似當年被侵害的情境，這些創傷就會突然湧現，造成患者的不安。類似的例子有許多，不論在診斷上或是治療成效上，另類療法的效果常出乎人意料之外。

我對中醫也極爲推崇，現已通過中醫高考成爲合格中醫師。但個人認爲，中醫診病四診合參，其中不免有醫者主觀的偏頗，不同治療者之間常有極大出入，療效因而極不穩定。借助傅爾電針的檢測，可解決以上困境。另類醫學的精髓就在人體的自癒能力，調整及創造一個合適的自癒環境就是最好的治療，這些觀念和中醫「氣」的概念不謀而合，卻是西醫最大的盲點。

當今社會之複雜、壓力之大，精神抑鬱很難豁免，但精神科藥物仍有許多副作用，效果也未臻理想；而心理治療曠日廢時，患者有能力配合達成效果者，更可說是鳳毛麟角。另類醫學借助花波的幫忙，的確可以獲致相當的成效；對於一些複雜而又麻煩的精神疾病，乃致過度辛勞的神經失調，以及所謂內科醫師找不出病因的問題，甚至說是沒病而是心病的患者，另類醫學是不錯的選擇。

再次感謝劉醫師無私的指導，也在此呼籲不論是患者或醫師，劃地自限不僅矇蔽自己的眼光，更阻礙科學的進步，請以開闊的心胸來了解或參與另類醫學吧！

二十一世紀神農氏

劉醫師將多年研究心得及寶貴的臨床經驗毫無藏私的公諸於世，對想踏入另類醫學殿堂的專業人士，或關心自己健康的普羅大眾，都是一本必備的參考聖經。

高雄韓大夫診所院長

韓天木

劉大元醫師是我大學同學。那時陽明醫學院剛成立不久，我們都是第二屆醫學系公費生，全校師生也才兩百多人，所以大家吃、喝、拉、睡皆是在同一棟大樓裡，彼此間培養的革命情感遠比其他院校來得濃厚。可是因為他是如此的特立獨行，所以當時我們並不熟識，只覺得這位同學絕頂聰明，卻又常不按牌理出牌。想不到，彼此在畢業多年之後，因緣際會，命運又把我們連在一起，我投入另類醫療是因為有一位嚴重異位性皮膚炎的小孩，大元兄則背負著全家大小的各種難纏疾病。

雖然我們都是正統醫學科班出身，卻在傳統主流醫學裡無法找到有效的治療方法去幫助自己的家人，所以轉而尋求其他的方式，因此踏入另類醫療的領域；也由於彼此的心路歷程相同，而有了頻繁的互動。

直到這時，我也才算真正認識到我這位「怪咖」同學，其實在其粗獷、草莽的外表下，有著一顆細膩柔軟的心；因為我知道，他與我一樣也是為了解除家人的病痛而走上這條孤寂、且常被醫界同儕冷嘲熱諷的另類醫學之路。

我在台灣另類醫學領域浸淫多年，也認識了許多同好，雖然大家各有所長、學有專精，但能夠融合各種療法，例如：傅爾電針能量治療、同類療法、芳香療法、螯合療法、磁玉色療法、花精療法……等，並能一直不斷突破傳統而加以改良創新者，我認爲非劉醫師莫屬。尤其當他遇到瓶頸時，更能勇於嘗試新的療法及不斷自行研發新產品，並能身先士卒，先用在自己及家人身上，等經多次改良驗證其療效並確定可行時，再落實到日常的診療中。這猶如古代神農氏親嚐百草，用自己的身體當試驗品，這種捨己爲人的精神，稱之爲現代神農氏，實不爲過。值得慶幸的是，雖然過程極爲艱辛，但是劉醫師也因此累積了相當豐富又寶貴的臨床經驗。

依我這幾年來鑽研自然醫學的經驗，我認爲有三大類的病患，最適合這樣的治療：

一、**無病但半健康的人**：所有經過醫學中心的詳盡檢查皆說沒有問題，卻仍然很不舒服的人。

二、**疾病已很嚴重的病人**：一般正規治療效果欠佳或無法完整，亟待我們幫忙找出另一條道路，來改善病症，延後惡化。

三、**長期「慢性病患」者**：因爲醫藥發達，越來越多的慢性病可以長期控制，但其併發症卻也越來越棘手；爲預防這些慢性病的併發症，如何配合使用另類療法，是未來預防及克服慢性病併發症的新趨勢。

如果到劉醫師的診間走一趟，你將會發現他的診間充斥著以上三類患有各式各樣疑難雜症的病人。而讓人更驚訝的是，這些病患都洋溢著希望與滿意的表情；因爲他們知道在劉醫師的細心照顧下，終有機會邁向健康大道。

當劉醫師拿初稿給我，希望我給予一點意見時，還怕我因醫務繁忙無法抽空細閱，故一直叮嚀我務必盡快閱讀。其實我是如獲至寶，可說是廢寢忘食、欲罷不能，雖經挑燈夜讀，卻仍精神抖擻，最後竟然能一氣呵成的拜讀完畢，深感獲益匪淺，也更佩服劉醫師願意將多年研究心得及寶貴的臨床經驗無私地公諸於世。更難能可貴的是，他以病患爲本，將治病流程用淺顯易懂的方式，條理清晰的描述其臨床思考的邏輯，這不僅是將他的武林祕笈傾囊相授，而且還幫大家提綱挈領。所以，不管是對想踏入另類醫學殿堂的專業人士，或是關心自己健康的普羅大眾來說，這本書都是一本必備的參考聖經。

在此也呼籲更多的學者專家能夠打破成見，以開闊的心胸來探討、了解，並進一步參與另類醫學，讓病患能擁有更多的醫療選擇權。終究，病人的健康才是醫者的最終目標。相信對於過分倚賴醫藥的現代人，以及希望回歸自然方法以找回健康的朋友，絕對是最大的福音。

【附錄一】

四十種另類療法總覽

美國醫學期刊《另類醫學指引》（*Complementary and Alterative Medicine, CAM*）共計歸納出四十種「另類療法」（Complementary and Alterative Therapy）：

英文／中文	英文／中文
Acupuncture／針灸	Applied Kinesiology／應用運動學療法
Aromatherapy／芳香療法	Ayurvedic Medicine／生命科學療法
Biofeedback Training and Neurotherapy／生物反饋訓練與神經療法	Biological Dentistry／生物牙醫學
Bodywork／撫觸療法	Cell Therapy／細胞療法
Chelation Therapy／螯合療法	Chiropractic／脊椎神經矯正（整脊）療法
Craniosacral Therapy／顱薦療法	Detoxification Therapy／解毒療法
Diet／飲食療法	Energy Medicine／能量醫學
Environmental Medicine／環境醫學	Enzyme Therapy／酵素療法
Flower Essences／花精療法	Guided Imagery／意象導引

Herbal Medicine／草本醫學	Homeopathy／順勢療法
Hydrotherapy／水療法	Hyperthermia／高溫療法
Hypnotherapy／催眠療法	Light Therapy／色療法
Longevity Medicine／長壽醫學	Magnetic Field Therapy／磁場療法
Mind/Body Medicine／身心醫學	NAET／蘭氏過敏療法
Natural Hormone Replacement Therapy／自然荷爾蒙補充療法	Naturopathic Medicine／自然療法
Neural Therapy／神經療法	Nutritional Medicine／營養醫學
Orthomolecular Medicine／分子矯正醫學	Osteopathic Medicine／整骨醫學
Oxygen Therapies／有氧療法	Prolotherapy／穴位注射療法
Qigong and Tai Chi／氣功與太極拳	Sound Therapy／聲音療法
Traditional Chinese Medicine／傳統中國醫學	Yoga／瑜珈

【附錄二】

低頻療法治病頻率總覽

歌勞士醫師（Dr. Clauss）在其臨終前五天，將其畢生對電頻治療的經驗列表交給傅爾醫師，後經愛斯金醫師與海倫醫師相繼印證。傳到台灣之後，由國內能量醫學前輩鍾傑醫師整理如下：

症狀／頻率	症狀／頻率
心跳過速／1.2Hz。	膿瘍、癇病／1.7Hz。
交感神經／1.75Hz。	倦怠／2.2Hz。
血液滲出、挫傷、失眠、鼻竇炎、子宮肌瘤所致月經過多、水腫、神經障礙／2.5Hz。	膽平滑肌緊張不全、骨質炎／2.65Hz。
感冒／2.9Hz。	動脈硬化／3.3Hz。
結石、膝無力、顫抖、憂鬱、焦慮、失眠、易激動／3.5Hz。	痙攣、舌燒灼痛／3.8Hz。
神經痛、延遲入眠／3.9Hz。	胰臟病變、內分泌不足、頭痛、頭暈／4.0Hz。
月經困難、頸項僵直／4.9Hz。	血管性痙攣／5.55Hz。
恐懼、失神、暈眩、頭痛／5.8Hz。	痙攣性麻痺／5.9Hz。

迷走神經、高血壓、缺乏工作意志、頸項僵直／6.0Hz。	激怒、不安、頭痛、腦性昏迷／6.3Hz。
肌肉痙攣／6.8Hz。	痙攣性麻痺／7.7Hz。
上行性脊椎麻痺／8.25Hz。	耳病、耳硬化症、濕疹、腎排泄困難、舒張壓上升、腎功能不全／9.2Hz。
膀胱及前列腺症狀、支氣管炎、血管與肺功能障礙引起的濕疹、痛風性關節炎引起的關節痛、胃不適、十二指腸憩室潰瘍、痙攣、腳重、靜脈曲張、痔疾／9.4Hz。	扁眺腺炎、神經性心絞痛、腦垂體及性腺功能障礙／9.45Hz。
痙攣性血壓升高、更年期血壓升高、喉炎、偏頭痛／9.5Hz。	關節炎、風濕病、脊髓損傷／9.6Hz。
坐骨神經痛、風濕症／9.7Hz。	靜脈炎、靜脈曲張性潰瘍／10.0Hz。

二十八個針灸、磁療常用穴位

人體各穴位的位置，在坊間一般的針灸書籍中均有詳述，但宜再參考中醫銅人的穴位爲佳；若尚有出入，則以痛爲愈。所有穴位，除有毛髮處無法貼磁鐵外，均可使用磁療替代。此法可供一般大衆平日運用，若有疑問，可與筆者討論。

針灸、磁療常用穴位	說明
面口合谷收（手陽明大腸經）	多用於治療頭痛（可合併列缺使用），或治療牙痛（可合併陽陵泉使用）。開四關為雙合谷與雙太衝，此法多用於多種器官疾病；症狀甚多者，開完四關後，較輕微的症狀即可解除，其餘較嚴重的疾病，再以其他適當療法或再取適當的穴道醫治。合谷易導致流產，故此穴孕婦禁針，但合谷可合併三陰交作為引產之用。合谷透後谿，中間經過勞宮穴，可治心臟與情緒疾病（因勞宮為手厥陰心包經，後谿為手太陽小腸經）。
頭項尋列缺（手太陰肺經）	列缺取穴不易，若取穴準確，則頭痛立取，詩云：「偏正頭痛尋列缺。」亦即含頭部的疼痛，列缺均可取。列缺取穴，在兩手橈骨上往後，以食指指端找，有一微小橫式裂縫處即是。此穴以四十五度取針最佳，入針二分即可。列缺為任脈主控穴，後谿為督脈主控穴。

腰背委中求（足太陽膀胱經）	腰痛甚為複雜，大致可分為兩側及正中央脊椎處。一般而言，肌肉扭傷造成的疼痛，以委中合併陽陵泉效果最佳；若為婦科腎臟疾病引起，則須合併三陰交使用為佳；但若為下腰正中央脊椎處疼痛，則加用人中穴。此穴與曲澤為相對應穴，故胸悶、腰背痛，若為水火不濟之症，相互輪用，可達奇效。
肚腹三里留（足陽明胃經）	胃痛足三里最有效，但須先區別是否真為胃痛或心絞痛的轉移。若為心絞痛的轉移，則合併內關穴；即便是大腸痛，也可以合併合谷穴，下腹痛則合併三陰交。
內關心胸胃（手厥陰心包經）	內關確為大穴，但以針直下太為刺激。因此穴位為手臂正中神經，所以在臨床上我多以磁療及醫學芳療取代。我通常將磁石以負極貼在內關穴上，或以精油塗抹在患者心包經與心經上，用以治療胸痛、胸悶。若患者久咳不癒，則合併合谷穴、魚際穴；胃痛則合併足三里穴或公孫穴。
脇肋取支溝（手少陽三焦經）	兩側肋骨痛為西醫難以治療的病症，西醫大多以NSAID止痛劑來治療，或合併使用MB12，但患者經常感到副作用大，且肝腎容易造成傷害；往往脇肋痛尚未完全改善，胃潰瘍與胃出血卻已出現。此時三陽絡與支溝穴同等重要，甚而更佳；若合併陽陵泉使用，效果最好。
婦科三陰交（足太陰脾經）	此穴為婦科大穴，一切婦科疾病及各型頭痛均可取此穴，但孕婦禁針。取穴原則為在小腿脛骨後緣、內腳踝上三寸，以痛為俞。婦科、腎臟及膀胱疾病，均可合併使用。
安胎公孫求（足太陰脾經）	懷孕者先下此穴，孕婦使用，皆大歡喜，為婦科安胎大穴。合併三陰交使用，治療多種婦科疾病，效果更佳；治療白帶則以公孫加用三陰交與太衝穴，但取穴必為右側。

筋會陽陵泉（足少陽膽經）	本穴對一切外傷、手術後傷口的止痛消腫均有奇效。本穴尚可治療暈眩症，特別是西醫所謂Vertigo梅尼爾氏症。此穴可用於牙齒矯正綁牙線後牙痛無法進食者，下針陽陵泉後，連牛排均可食，屢試不爽。拔阻生齒，則合用合谷穴；膝蓋痛，多用陰、陽陵泉再加委中穴。
阿是不可缺	即以痛為俞，身上的痛點均是阿是穴。不同的人穴位或有些許差異，因此穴道附近的痛點，即為該人準確之穴位。
人中穴（督脈）	此乃急救之大穴，特別用於督脈、下腰背脊椎骨正中央的疼痛，如無痛分娩與腰椎麻醉後遺症之疼痛。前述兩種疼痛均為西醫難治之症，但下針人中立解，一般而言，三至五次痊癒。
膻中穴（任脈）	為八會穴之一，氣會膻中，主要治療對稱性疼痛，如雙肩、雙膝、雙手腕……等，均有奇效。
魚際穴（手太陰肺經）	可用於治療一切咳嗽、氣喘，合併使用合谷、內關穴更佳。
太衝穴（足厥陰肝經）	可治療嘴苦、嘴乾、嘴臭，可讓眼睛明亮。
陽谷穴（手太陽小腸經）	腰連腿痛，腕骨升，陽谷更佳，與天宗合用最佳。書中多言取對側，臨床上取穴仍以痛側為佳。
天宗穴（手太陽小腸經）	肩、髖關節疼痛有奇效，與陽谷穴為兄弟穴，常合併使用。一般髖關節疼痛、下背痛、坐骨神經痛多取用環跳穴，但臨床上因天宗穴位易取、得氣容易，故常以天宗穴取代。
曲池穴（手陽明大腸經）	為皮膚大穴，淺刺治一切皮膚病，深刺治膝關節痛（同側為佳）。

陰陵泉（足太陰脾經）	合併陽陵泉、委中穴，為治膝關節疼痛之套穴。
腰腿穴（經外奇穴）	治療腰背扭傷，合併委中、陽陵泉更佳。
落枕穴（經外奇穴）	治療頸部扭傷、扭痛，合併陽陵泉更佳。
魚際前後半寸、掌骨內側赤白肉際	此兩點下針，可避免拔阻生齒後的腫痛，可為牙科醫師參考使用。怕針之患者可用磁療，以一千高斯以上為佳；若合併陽陵泉，效果更好。
上半身臟腑病套穴（以橫膈膜為界）	魚際、合谷、內關三穴併用。
下半身臟腑病套穴（以橫膈膜為界）	三陰交、公孫、太衝三穴併用。
風池、風府穴	為外感風寒（感冒）之要穴，但入針太深易傷及腦幹而致命。穴位處頭髮多，不易以磁療取代，故採醫學芳療法，以入腎經、肺經之精油按摩穴位，最為有效，亦較針灸安全。
顏面神經麻痺套穴	一、頰車透地倉；二、顴髎往睛明方向斜刺；三、由攢竹上方一吋刺向攢竹；四、在眼尾平行第三針斜刺；五、合谷；六、陽陵泉穴。
後谿（手太陽小腸經）	後谿為督脈主控穴，與列缺相對應。因此，任脈所經位置有問題取列缺穴，督脈所經位置有問題取後谿與人中穴。
頭痛套穴：古書取穴	前額痛：取足三里穴（足陽明胃經）。 側頭痛：取陽陵泉（足少陽膽經）。 後頭痛：取委中穴（足太陽膀胱經）。 頂上頭痛：取太衝穴（足厥陰肝經）。

八會穴	八會穴是指臟、腑、氣、血、筋、脈、骨、髓等八個聚會穴。在臨床應用時，凡臟、腑、氣、血、筋、脈、骨、髓的病變，都可取其所聚會的俞穴進行治療，如「氣會」膻中穴、「血會」膈俞穴、「骨會」大杼穴、「筋會」陽陵泉穴、「髓會」絕骨穴（即懸鐘穴）、「脈會」太淵穴、「臟會」章門穴、「腑會」太倉穴（即中脘穴）。
少商穴（手太陰肺經）	為手太陰肺經的井穴，少商穴放血主治咽喉腫痛化膿，立有奇效。

合谷	手背第一、二掌骨之間，第二掌骨橈側緣的中點處。
三陰交	內踝高點直上三寸，脛骨內側面後緣。
勞宮	在手掌第二、三掌骨之間，握拳，中指尖下是穴。
委中	膕橫紋中央。
人中	在人中溝的上三分之一與中三分之一交界處。
內關	腕橫紋上二寸，掌長肌腱與橈側腕屈肌腱之間。
公孫	第一跖骨基底部的前下緣，赤白肉際。
三陽絡	支溝穴上四寸，橈骨與尺骨之間。
陽谷	腕背橫紋尺側端，尺骨莖突前凹陷中。
太衝	足背，第一、二趾骨結合部之前凹陷中。
後谿	握拳，第五指掌關節後尺側，橫紋頭赤白肉際。
列缺	橈骨莖突上方，腕橫紋上一．五寸。
陽陵泉	腓骨小頭前下方凹陷中。
足三里	犢鼻穴下三寸，脛骨前脊外一橫指。
魚際	第一掌骨掌側中點，赤白肉際處。
支溝	腕背橫紋上三寸，橈骨與尺骨之間。
膻中	前正中線，平兩側第四肋間隙（兩乳頭中間）。
天宗	肩胛骨崗下窩的中央。

環跳	股骨大轉子高點與骶管裂孔連線的外三分之一與內三分之二交界處。
陰陵泉	脛骨內側髁下緣凹陷中。
落枕	位於手背側，第二、三掌骨間，指掌關節後約〇・五寸處。
風府	後髮際正中直上一寸。
地倉	口角旁〇・四寸。顴髎穴直下取之。
睛明	目內眥旁〇・一寸。
大杼	第一胸椎棘突下，旁開一・五寸。
太淵	掌側腕橫紋上，橈動脈橈側凹陷中。
中脘	前正中線，臍上四寸。
曲池	屈肘，成直角，當肘橫紋外端與肱骨外上髁連線的中點。
腰腿	握拳，第二、三指之間及第三、四指之間，掌指關節前凹陷中。
風池	在胸鎖乳突肌與斜方肌之間凹陷中，平風府穴處。
頰車	在下頜角前上方約一橫指凹陷中，咬肌附著部，咀嚼時咬肌腱起最高點處。
顴髎	目外眥直下，顴骨下緣凹陷中。
攢竹	眉毛內側凹陷中。
絕骨	外踝高點上三寸，腓骨後緣。
章門	第十一肋端。
少商穴	拇指橈側，距指甲角旁約0.1吋處。

【附錄四】

三十種有效改善病症的中藥

中藥	改善病症
柴胡桂枝湯	柴胡可治肝膽病，桂枝主治上逆，故柴胡桂枝湯可治胃酸與腹痛，或合併肝膽病的胃酸與腹痛。主治吐酸水、胃酸與氣的上逆。
十味敗毒散	此湯為體質的解毒劑與改善劑，主治各型皮膚疾病，及像螞蟻爬在皮膚上的癢感（未必有紅點，因肺與大腸互為表裡經，肺主皮毛）。敗毒，有消炎作用，故服用過期或腐壞食物導致腹瀉、腹痛時，可服此劑，立即見效。
半夏厚朴湯	主治氣的上逆與食欲不振，故用於胃悶脹、打嗝及梅核氣（有東西卡在咽喉的感覺）；具神經解毒功能，有幫助睡眠的效果。
當歸芍藥散	用於月經量過多、痛經、經期不順、痔瘡。
血府逐瘀湯	用於月經量過多、痛經、經期不順、痔瘡。
十全大補湯（四君、四物，黃耆、肉桂）	四君行氣，四物化血瘀，故此方為免疫調整劑，有改善體質功能。主治氣血表裡皆虛、易疲勞之疾病，有助於癌症患者手術或化療後身體的修復。
藿香正氣散	主治胃寒，對因寒引起的胃酸、乾嘔均有治療效果。寒天熬夜，清晨起床易乾嘔，此方一服見效。

麻杏甘石湯	主治咳嗽無痰、氣喘、咳嗽有喘哮聲，喘哮聲中風聲大於水聲，及細支氣管炎。若有痰，係很細的痰（此種痰無水，故痰硬且有彈性），飲用此劑，症狀可緩解。
小青龍湯	主治氣喘、咳嗽有稀痰，帶有水聲也有風聲（此種痰為帶水之稀痰）、過敏體質、流清鼻水、支氣管炎、上半身浮腫、如地震般的暈眩，亦可治寒症，此類患者睡覺時會緊抓被子不放。
鐵笛丸	又名響聲破笛丸，主治喉嚨痛與聲啞。
真武湯	此方對心有幫助，因附子為強心劑，主治心室肥大、爬樓梯會喘。
黃連解毒湯	黃連主治心煩、夢多或睡不好，臉紅、心悸，全身濕熱。
半夏瀉心湯	主治軟便、神經過敏、不安。
茵陳五苓散	茵陳利膽，五苓利水，主治肝膽有病時並存之水腫。
五苓散	可把胃酸變為尿液，故可治胃部不適、胃酸、下肢浮腫，及早晨起床時雙手的腫、緊與脹。
豬苓湯	可治血尿、結石或免疫功能造成的血尿。
苓桂朮甘湯	主治好像地震般的暈眩，須用手按住頭部的脹痛，流淚、心悸、胃酸多、上眼皮浮腫、睡眠品質不佳、神經衰弱、心臟功能不佳、心臟缺氧、暈車、暈船。
五淋散	主治尿道感染、小便刺痛與頻尿。
防風通聖散	主治便秘、下腹肥胖症，可通大腸排泄物。

防己黃耆湯	主治腎虛、體汗、腰痠、手汗及下半身的汗，下半身水氣及早晨起床時雙手的腫、緊與脹。
知柏八味丸	主治腎虛症，小便不乾不脆、夜尿、滲尿、殘尿感，早晨腰痛，手足厥冷。此劑可用於糖尿病，因台灣濕熱，故此方較六味丸及桂附八味丸為佳。
龍膽瀉肝湯	主治泌尿生殖系統慢性發炎，用於白帶（若為黃帶則加五淋散）。
酸棗仁湯	主治失眠、多夢或嗜眠、心悸、亢進及上半身盜汗。
炙甘草湯	主治失眠、各型心律不整。
白虎湯	主治三陽，合併用於退燒，比普拿疼等藥物效果佳，且可用於喝水也無法解除渴的口乾及糖尿病。
天王補心丹	主治心臟缺氧、胸悶、胸痛、呼吸困難，睡不好。
養心湯	補血、養心、安神、定志，主治注意力無法集中、胸悶、胸痛、呼吸困難與神經衰弱。
九味羌活湯	主治熱症，患者有黃色濃痰，晚上睡覺會踢被子，喉痛、鼻塞、關節痛。
柴葛解肌湯	主治熱症、嘴苦、嘴乾、眼睛澀，患者有黃色濃痰，晚上睡覺會踢被子，喉痛、鼻塞、肌肉痛，頸項強直。
滋腎通耳湯	主治耳鳴、重聽、腰痠、地震般的暈，上半身水腫。

〈附註〉

1. 九味羌活湯主治關節痛，柴葛解肌湯主治肌肉痛。

2. 「小青龍湯」加「苓桂朮甘湯」加「滋腎通耳湯」主治小孩子聽力不好、注意力不集中及暈眩，走路歪歪斜斜、易摔跤。

3. 「白虎湯」加「知柏八味丸」用於治療糖尿病。

4. 婦女白帶用「龍膽瀉肝湯」，黃帶則加用「五淋散」。

【附錄五】

磁玉色療法臨床取穴標準

色療與玉石療效果加乘

只要有中國人的地方，「玉」就無所不在。數千年來，「玉」在中國傳統生活中一直扮演著相當重要的角色，出土文物中，除了兵器、陶瓷器外，最多的就是各類玉器製品。玉，到底有著什麼樣神奇的力量，讓它可以如此深入生活並傳延千年？我想，在每一塊玉裡蘊藏的神祕能量，就是答案。

根據中國古老傳說，玉器具有「驅邪、避凶」的作用，用「玉」獨具的能量來趨吉避凶的事時有所聞；但用玉石的能量來治病的案例，卻未見任何具體文獻記載。「玉」既然具有如此好用的能量，如何運用玉石來趨吉避凶，進而達到保健養生與治療疾病的功效，絕對值得我們探討。

對於各種寶石所具有的能量，全世界各地都有不同的看法，對人體產生的效用也不盡相同。透過德國傳爾電針EVA（Electro-Acupuncture by Dr. Voll）的檢測，在數千人的體質比對中，選出五種對人體有益的寶石，其中「玉」是和人體最麻吉的寶石，由此可見「玉」的超人氣，絕對令人無法擋。

除了玉石之外，我發現五行的顏色與人體經絡和臟器有密切的關係，我以五種色紙去跟患者的經絡穴道對比，亦即只用色療來減輕疾病症狀，甚而治癒疾病，治療成效不錯。

所以，我進而將「色療」與「寶石療」相互結合，即是以「玉」為主角，結合顏色與五行觀念，以不同質地、不同顏色的玉石——青玉、赤玉、黃玉、白玉、黑玉來治療疾病。「色療」與「寶石療」發揮了相得益彰的效果，療效令人驚訝。

精準取穴善用磁玉石療法

如何運用「色療」與「寶石療」來治病？首先必須了解中醫理論中的取穴原則。

1.不通則痛，通則不痛。此處的「通」指的是氣的通暢與否；氣的通暢與否，正代表著經脈是否受損。

2.取穴時，每人穴位落點均略有不同，因此在穴位附近輕按，最痛點則為穴位所在處，此即阿是穴；與以痛為俞有異曲同工之意。

3.「補瀉」是中醫處理病變最重要的方式，而針灸的補瀉方式，各派別醫師均有不同的說法。事實上，人體的能量是由左側進入人體，右側離開人體，因此，「補」是用人體左側的穴道，而「瀉」是用人體右側的穴道。

在臨床治療上，我舉幾個簡單的例子來說明，如子宮下垂、夜尿等屬腎虛症，左側三陰交壓痛感強，此時只要將黑色玉石貼在患者左側三陰交，即可有效減緩疾病。又如泌尿道感染、黃帶等屬腎實症，則右側三陰交壓痛感強，此時只要將黑色玉石貼在患者左側三陰交，即可有效緩解病症。下痛感較重側爲主穴，左補右瀉。當補瀉理論確定後，則考慮取穴標準：本經補瀉，虛者補其母，實者瀉其子。

例一：急性肝炎，屬肝實症

1.瀉肝火（本經）	青	右	太衝
2.瀉心火（實者瀉其子）	紅	右	內關

例二：腎功能不佳導致失眠，屬腎虛導致心實症（心腎不交）			
1. 補腎虛（本經）	黑	左	三陰交
2. 補肺（虛者補其母）	白	左	曲池
3. 瀉心火（因陰虛火旺）	紅	右	內關

十六個臨床常見症狀處理方式

頭抽痛、脹痛、暈痛，腎陰虛	位置	磁石顏色	穴位
1. 補腎虛（本經）	左	黑	三陰交
2. 補肺（虛者補其母）	左	白	魚際
3. 瀉心火（因陰虛火旺）	右	紅	內關

感冒引起的頭痛，屬肺實症	位置	磁石顏色	穴位
1. 瀉肺火（本經）	右	白	魚際
2. 瀉腎水（實者瀉其子）	右	黑	三陰交
3. 瀉肝火（太陽病入少陽）	右	青	太衝

眼睛痠澀、流淚、視力模糊	位置	磁石顏色	穴位
1. 瀉肝火（本經）	右	青	太衝
2. 瀉心火（實者瀉其子）	右	紅	內關
3. 補腎水（因水不足以榮木）	左	黑	三陰交

耳鳴、重聽	位置	磁石顏色	穴位
1. 補腎虛（本經）	左	黑	三陰交
2. 補肺（虛者補其母）	左	白	魚際

久咳、老人咳	位置	磁石顏色	穴位
1. 補肺虛（本經）	左	白	魚際或中府
2. 補脾（虛者補其母）	左	黃	足三里
3. 滋腎陰	左	黑	三陰交

胸悶、心絞痛	位置	磁石顏色	穴位
1. 補心虛（本經）	左	紅	內關
2. 補肝（虛者補其母）	左	青	陽陵泉
3. 氣會膻中（血管阻塞表血氣不通）	中	紅	膻中
4. 以痛為俞	左	青	胸鎖乳突肌痛點
	左	黑	膻中左側一吋

胃痛（急性）爲實症	位置	磁石顏色	穴位
1. 瀉胃實症（本經）	右	黃	足三里
2. 瀉肺（實者瀉其子）	右	白	曲池
3. 補腎陰（以水反剋土）	左	黑	三陰交

胃痛（慢性）爲虛症	位置	磁石顏色	穴位
1. 補胃虛	左	黃	足三里
2. 補心（虛者補其母）	左	紅	內關
3. 瀉肝火（以防木剋土）	右	青	太衝

急性腸炎拉肚子（十二小時內，實症）	位置	磁石顏色	穴位
1. 瀉肺火	右	白	曲池
2. 瀉腎水（實者瀉其子）	右	黑	三陰交
3. 補肝（以防金剋木）	左	青	太衝

腸炎拉肚子（兩日後，虛症）	位置	磁石顏色	穴位
1. 補肺虛	左	白	曲池
2. 補脾土（虛者補其母）	左	黃	足三里
3. 補腎虛（腎主先天氣）	左	黑	三陰交（免疫功能）

痛經、子宮收縮不良、月經量多或量少	位置	磁石顏色	穴位
1. 補腎虛	左	黑	三陰交
2. 補肺虛	左	白	曲池
3. 補肝木（水不足以榮木）	左	青	陽陵泉

黃帶、白帶	位置	磁石顏色	穴位
1. 瀉腎實症	右	黑	三陰交
2. 瀉肝（實者瀉其子）	右	青	太衝
3. 補脾土（以防土剋水）	左	黃	公孫

	位置	磁石顏色	穴位
上背單側痛，實症	**位置**	**磁石顏色**	**穴位**
1. 同側胸鎖乳突肌痛點	同側	青	痛點
2. 筋會陽陵泉	右	青	陽陵泉
3. 水不足以榮木（故易肌肉痛）	左	黑	三陰交
下背單側痛	**位置**	**磁石顏色**	**穴位**
1. 尋找下背	痛點	青	痛點
2. 筋會陽陵泉	右	青	陽陵泉
3. 水不足以榮木（故易肌肉痛）	左	黑	三陰交
下背雙側痛	**位置**	**磁石顏色**	**穴位**
1. 腎虛（本經）	左	黑	三陰交
2. 補肺（虛者補其母）	左	白	曲池
3. 平肝	右	青	陽陵泉
五十肩	**位置**	**磁石顏色**	**穴位**
1. 同側胸鎖乳突肌	同側	青	痛點
2. 同側天宗穴	同側	紅	痛點
3. 同側肩前痛點	同側	白	痛點

參考書目

1.Earl Mindell著，鍾東明譯，《維他命聖典》，台北市：笛藤。

2.汪坦、謝勒著，溫佑君譯（一九九六），《芳香療法精油寶典》，新店市：世茂。

3.瓦勒莉・安・沃伍德著，溫佑君譯（一九九七），《芳香療法配方寶典》，新店市：世茂。

4.大森隆史著，林庭語譯（二〇〇四），《身體排毒小百科》，新店市：世茂。

5.侯丞、何啟功著（一九九九），〈淺談汞對健康的危害〉，《高醫醫訊月刊》第十八卷第十期。

6.葉政秀「認識磁性、善用磁能」演講內容，二〇〇二年十二月七日。

7.潘致弘編輯（二〇〇二），《鉛對健康危害預防手冊》，行政院勞工委員會勞工安全衛生研究所。

8.洪家偉、劉信良、高雅慧著（二〇〇四），《腎臟與透析》，第十六卷第四期。

9.林杰樑，「常見重金屬中毒」，綠十字健康網。

10.李錦地著，《砷在本省的汙染問題》，台灣省水汙染防治所。

11.Elmer Cranton, M.D. *Bypassing Bypass*, 1997。

12.Elmer Cranton, M.D. *Forty Something Forever*。

國家圖書館出版品預行編目資料

你不可不知的另類健康法／劉大元著. --三版. --臺北市：書泉出版社, 2022.09
面：　公分
ISBN 978-986-451-277-5（平裝）

1.CST：另類療法　2.CST：健康法

418.995　　111012266

3Q08

你不可不知的另類健康法

作　　者 — 劉大元
發 行 人 — 楊榮川
總 經 理 — 楊士清
總 編 輯 — 楊秀麗
副總編輯 — 王俐文
責任編輯 — 金明芬
封面設計 — 黃聖文、姚孝慈
出 版 者 — 書泉出版社
地　　址：106臺北市大安區和平東路二段339號4樓
電　　話：(02)2705-5066　　傳　　真：(02)2706-6100
網　　址：https://www.wunan.com.tw
電子郵件：shuchuan@shuchuan.com.tw
劃撥帳號：01303853
戶　　名：書泉出版社

總 經 銷：貿騰發賣股份有限公司
電　　話：(02)8227-5988　　傳　　真：(02)8227-5989
網　　址：www.namode.com

法律顧問　林勝安律師事務所　林勝安律師

出版日期　2009年5月初版一刷
　　　　　2014年4月二版一刷
　　　　　2022年9月三版一刷
定　　價　新臺幣450元

經典永恆·名著常在

五十週年的獻禮——經典名著文庫

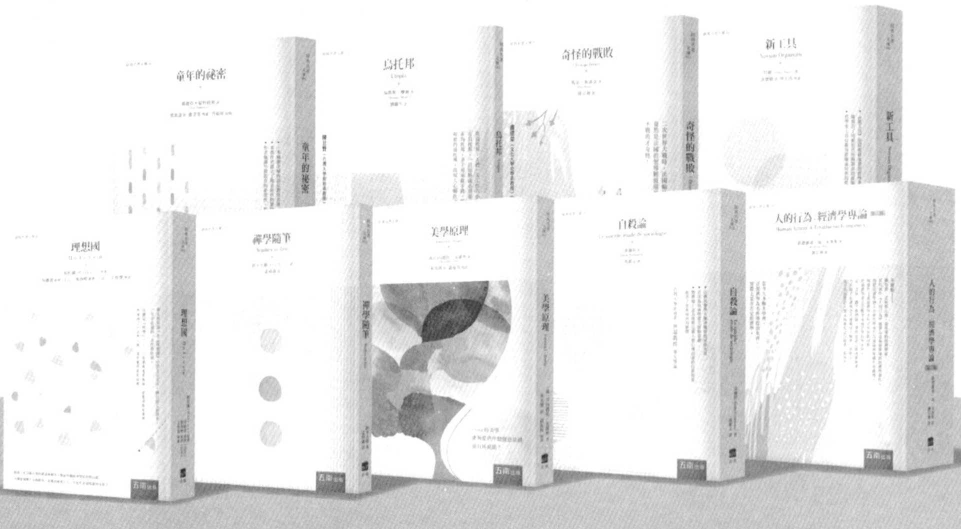

五南，五十年了，半個世紀，人生旅程的一大半，走過來了。
思索著，邁向百年的未來歷程，能為知識界、文化學術界作些什麼？
在速食文化的生態下，有什麼值得讓人雋永品味的？

歷代經典・當今名著，經過時間的洗禮，千錘百鍊，流傳至今，光芒耀人；
不僅使我們能領悟前人的智慧，同時也增深加廣我們思考的深度與視野。
我們決心投入巨資，有計畫的系統梳選，成立「經典名著文庫」，
希望收入古今中外思想性的、充滿睿智與獨見的經典、名著。
這是一項理想性的、永續性的巨大出版工程。
不在意讀者的眾寡，只考慮它的學術價值，力求完整展現先哲思想的軌跡；
為知識界開啟一片智慧之窗，營造一座百花綻放的世界文明公園，
任君遨遊、取菁吸蜜、嘉惠學子！

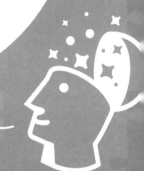